DCCV e.V. (Hrsg.)
Chronisch entzündliche Darmerkrankungen

Chronisch entzündliche Darmerkrankungen

Morbus Crohn / Colitis ulcerosa

Herausgegeben von der
Deutschen Morbus Crohn / Colitis ulcerosa Vereinigung – DCCV e.V.

Unter Mitarbeit von:
T. Andus, S.C. Bischoff, H.J. Buhr, W.F. Caspary, C.F. Dietrich, A. Dignass, A. Eceterski,
N. Engelmann, W.E. Fleig, A. Geissler, K. Herrlinger, V. Keim, K.-M. Keller, R. Kießlich,
A.-J. Kroesen, A. Krummenerl, B. Lembcke, D. Lümmen, H. Malchow, H. Mattes,
G. Möller, G. Moser, S.-D. Müller-Nothmann, A Raedler, R. Raedsch, J. Schölmerich,
G. Schürmann, A. Stallmach, E.F. Stange, K.-H. Vestweber, E. Zillessen

Mit 59 Abbildungen, davon 9 in Farbe, und 42 Tabellen
2., neu bearbeitete Auflage

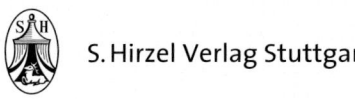 S. Hirzel Verlag Stuttgart

Anschrift des Herausgebers:

Deutsche Morbus Crohn/Colitis ulcerosa Vereinigung – DCCV e. V.
Paracelsusstraße 15
D-51375 Leverkusen

Die 1. Auflage dieses Buches ist 1997 bei medpharm GmbH Scientific Publishers erschienen.

Die in diesem Buch aufgeführten Angaben zur Medikation wurden sorgfältig geprüft. Dennoch können Herausgeber, Autoren und Verlag keine Gewähr für die Richtigkeit der Angaben übernehmen.

Die in diesem Buch verwendeten Personenbegriffe werden der besseren Lesbarkeit wegen in der allgemeinen (männlichen) Form verwendet und gelten selbstverständlich für beide Geschlechter.

Die Deutsche Bibliothek – CIP-Einheitsaufnahme
Die Deutsche Bibliothek verzeichnet diese Publikation in der Deutschen Nationalbibliografie; detaillierte bibliografische Daten sind im Internet über http://dnb.ddb.de abrufbar.

ISBN-10: 3-7776-1377-0
ISBN-13: 978-3-7776-1377-2

© 2006 S. Hirzel Verlag,
Birkenwaldstraße 44, 70191 Stuttgart
Printed in Germany
Satz: Claudia Wild, Stuttgart
Druck: Die Stadtdruckerei, Gebr. Knöller GmbH & Co KG, Stuttgart
Umschlaggestaltung: Atelier Schäfer, Esslingen

Vorwort zur 2. Auflage

Liebe Leserin, lieber Leser,

neun Jahre ist es her, seit die DCCV erstmals ein Buch zu chronisch entzündlichen Darmerkrankungen (CED) veröffentlichte. Für uns als Patientenvereinigung war das damals ein großer Schritt nach vorn auf ein noch gänzlich unbekanntes Terrain. Doch mit Unterstützung zahlreicher Autorinnen und Autoren gelang es uns, ein Gesamtpaket zu schnüren mit Informationen, die vom Aufbau des Verdauungstrakts bis hin zu alternativ- und komplementärmedizinischen Therapieverfahren reichen.

Zweimal wurde das Buch nachgedruckt, bevor wir uns gemeinsam mit dem Verlag daran gemacht haben, eine vollständig überarbeitete Neuauflage zu erstellen, die nicht weniger umfassend als die erste Auflage aus dem Jahr 1997 über die Krankheitsbilder des Morbus Crohn und der Colitis ulcerosa informiert.

Für die Entwicklung in der Medizin sind neun Jahre eine lange Zeit. Das gilt auch für die Behandlung chronisch entzündlicher Darmerkrankungen, über die wir in dieser Zeit viel dazu gelernt haben. Über krankeitsverursachende Gene, Botenstoffe des Immunsystems und die den Darm bewohnenden Bakterien. Neue wirksamere Medikamente wurden zugelassen, die Grenzen zwischen medikamentöser und chirurgischer Therapie verschoben, obwohl auch die Operationstechniken sich wesentlich verändert haben. In allen Bereichen der CED-Therapie wird der Verbesserung der Lebensqualität größere Aufmerksamkeit geschenkt.

Dennoch trifft auch weiterhin zu, was schon in der ersten Auflage zu lesen war: Die Ursachen für CED sind unbekannt, eine Heilung ist daher nicht möglich, sondern ausschließlich die Behandlung der Symptome. Die Abstände zwischen ersten Symptomen und eindeutiger Diagnose sind weiterhin trotz aller Fortschritte zu lang. Die Qualität der Versorgung ist uneinheitlich und auch verbesserungsbedürftig.

Für Patienten bedeutet dies: Wer sich über seine Erkrankung, ihre Ursachen und Therapie informiert, hat bessere Chancen, richtig behandelt zu werden. Daher richtet sich unser Buch auch in erster Linie an CED-Betroffene. Aber auch alle an CED Interessierte, Angehörige und Freunde der Betroffenen werden es mit Gewinn lesen, ebenso wie Ärztinnen und Ärzte, das Pflegepersonal, Ernährungsberater und nicht zuletzt auch Mitarbeiter von Krankenkassen und ihrem medizinischen Dienst.

Für alle genannten Gruppen gilt: Die Information über die Krankheit und der aktive, mündige Patient können viel zum entspannteren Umgang mit der Erkrankung – und damit zur Verbesserung Ihrer Lebensqualität beitragen.

Die medizinischen Teile dieses Buches sind von ausgewiesenen Fachleuten geschrieben, Hilfe zum Leben mit der Erkrankung bieten Aufsätze von selber an CED Erkrankten – aus Betroffenensicht. Auf Hinweise auf Fachliteratur haben wir weitgehend verzichtet. Sie können bei den Autoren über die Geschäftsstelle der DCCV angefordert werden.

Ich möchte mich an dieser Stelle bei allen Autoren dieses Buches bedanken, die auf ein Honorar verzichtet haben und so diese Neuauflage mit ermöglichten. Auch dem S. Hirzel Verlag, Stuttgart, und besonders dem engagierten Lektor, Dr. Hans Muth, gilt mein herzlicher Dank, ebenso der früheren DCCV-Vorsitzenden Gudrun Möller, die dieses Buch in seiner ersten Auflage gestaltet und das Projekt nie aus den Augen verloren hat, sowie Anne Eceterski, die für diese Neuauflage die Beiträge der medizinischen Autoren aus der Sicht einer Betroffenen gelesen und die Arbeit mit dem Verlag koordiniert hat.

„Dies ist Ihr, dies ist unser Buch, liebe Mitbetroffene, ein Patientenratgeber, der sich nicht nur an Patienten richtet, sondern auch von Patienten angeregt, realisiert und teilweise sogar geschrieben wurde", hieß es im Vorwort zur ersten Auflage des damaligen DCCV-Vorsitzenden Reiner Hoeck. Ich hoffe, dass dieses Patientenhandbuch Ihnen, Betroffenen, Angehörigen, Ärzten und Interessierten eine Hilfe beim Umgang mit der Erkrankung bietet, Informationsquelle und zugleich Ratgeber sein kann und die Bindung und das Verstehen zwischen Betroffenen und Nichtbetroffenen fördert.

Ditmar Lümmen
Vorsitzender der Deutschen Morbus Crohn/
Colitis ulcerosa Vereinigung – DCCV – e.V.

Inhaltsverzeichnis

8 *Inhaltsverzeichnis*

Der Verdauungstrakt:
Seine Funktion und seine Aufgaben

H. Malchow

1

Der Verdauungstrakt ist der Teil des Körpers, der direkt durch Morbus Crohn oder Colitis ulcerosa betroffen ist. Daher kann es nur von Nutzen sein, auch die Anatomie und die Funktion zu kennen und zu verstehen.

Der Verdauungstrakt beginnt an den Lippen und endet am After (Abb. 1). Dazwischen liegen *Mund, Rachen, Speiseröhre, Magen, Zwölffingerdarm, oberer* und *unterer Dünndarm, Blinddarm, Dickdarm* und *Mastdarm* – eine lange Strecke, auf der die aufgenommene Nahrung verdaut und deren Rückstände zur Ausscheidung verdichtet werden. Wenn man alles zusammenrechnet, kommt eine Wegstrecke von rund 7 Metern heraus, die innere Oberfläche dieses „Schlauchs" wird jedoch durch Falten und Ausstülpungen zu einer riesigen inneren Oberfläche von der Größe eines Fußballplatzes.

Der Verdauungstrakt ist ein 7 Meter langer Schlauch.

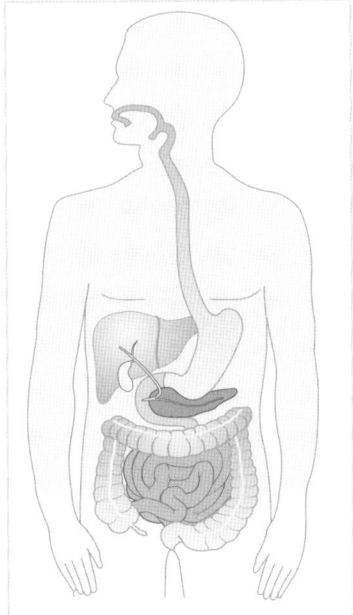

Abb. 1: Der Verdauungstrakt erstreckt sich vom Mund bis zum After. Die schematische Zeichnung zeigt nur die ungefähre Position der Organe, da diese zur besseren Übersicht auseinander gezeichnet worden sind.

Der Mund

Der Mund ist die Pforte zum Verdauungstrakt. Die *Zähne* zerkleinern und zermahlen die Nahrung, die durch Zumischung des Sekrets der *Speicheldrüsen* schluckfähig wird. Die *Zunge* hilft, die Speisen zur Kaufläche der Zähne zu verlagern, und unterstützt das Schlucken des Speisebreis. Während des Schluckaktes verschließt das Gaumensegel den Nasenrachenraum und der Kehldeckel den Eingang zum Kehlkopf und der Luftröhre, sodass Speisen und Getränke am Kehldeckel vorbei in die Speiseröhre gleiten können.

Rachen und Mundhöhle können bei Morbus Crohn direkt erkranken. Das Aussehen der Zunge reflektiert sehr häufig die Gesamtverfassung des Verdauungstrakts, sodass ein Blick in den Mund und auf die Zunge wesentliche Informationen über den Zustand des Verdauungstrakts vermitteln kann.

Die Speiseröhre (der Ösophagus)

Geschluckte Speisen und Getränke werden durch die Speiseröhre in den Magen transportiert. Mit dem Vorgang des Schluckens öffnet sich das obere Ende der Speiseröhre für das Geschluckte, welches dann mittels der dadurch ausgelösten Muskelwelle (Peristaltik) nach Öffnen des unteren Speiseröhrenverschlusses in den Magen gelangt. Der Übergang von der Speiseröhre in den Magen ist einer der kritischen Winkel der menschlichen Anatomie, da hier erstens die Schleimhaut der Speiseröhre in die Schleimhaut des Magens übergeht und zweitens das Zwerchfell eine Lücke (Hiatus) bildet, durch die die Speiseröhre vom Brustraum in den Bauchraum gelangt, wo dann sofort der Magen anfängt. Durch das Auseinanderweichen der Zwerchfellschenkel und ein nicht ausreichendes Schließen des unteren Speiseröhrenverschlusses kann Mageninhalt in die Speiseröhre zurückfließen und dadurch die Schleimhaut der Speiseröhre geschwürig zersetzen (Refluxösophagitis).

Der Übergangsbereich von der Speiseröhre zum Magen ist besonders krankheitsanfällig.

Im Rahmen des Morbus Crohn kann auch eine Miterkrankung der Speiseröhre auftreten.

Der Magen

Der Magen nimmt die geschluckten Speisen und Getränke auf. Während Getränke ohne längere Verweilzeit rasch in den Zwölffingerdarm gelangen, werden solide Mahlzeiten nur portionsweise durch den *Magenpförtner* (Pylorus) freigegeben.

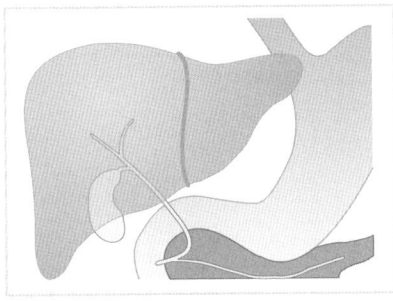

Abb. 2: Hier ist die enge Beziehung von Speiseröhre, Magen, Zwölffingerdarm, der Leber und Galle sowie der Bauchspeicheldrüse dargestellt.

Der Magen ist ein muskelkräftiger Sack, der sich der Menge seines Inhalts gut anpassen kann. Durch Muskeleigenbewegungen wird der Nahrungsbrei in Richtung Magenausgang transportiert. Durch einen fein abgestimmten Mechanismus wird dabei die Bildung des sauren Magensaftes angeregt, der den Speisebrei für die eigentliche Verdauung vorbereitet, die auf den obersten 100 Zentimetern Dünndarm erfolgt (Abb. 2).

Da eine normale Mahlzeit erst nach rund vier Stunden aus dem Magen entleert ist, bleibt reichlich Zeit für die Durchmischung mit der Magensäure. Dies dient auch der Abtötung von Krankheitserregern, die mit der Nahrung aufgenommen werden. Gutartige Magengeschwüre entstehen meistens entlang der Magenstraße, der kürzesten Verbindung zwischen Speiseröhre und Zwölffingerdarm. Bei einer Miterkrankung des Magens durch Morbus Crohn können die erkrankten Stellen jedoch im gesamten Bereich vorkommen.

Der Zwölffingerdarm (das Duodenum)

So lang wie zwölf Finger breit sind (also rund 30 Zentimeter) hat dieser oberste Abschnitt des Dünndarms vielfältige Funktionen – bedingt durch die besondere anatomische Lage. Hinter dem Magenpförtner weitet sich der Zwölffingerdarm erst einmal aus *(Bulbus duodeni)*, bevor der eigentliche *Dünndarmschlauch* mit seiner charakteristischen *Schleimhaut* beginnt, die im gesamten Dünndarm strukturell weitgehend gleich erscheint. Im oberen Drittel des absteigenden Zwölffingerdarms findet sich an der inneren Kurve ein Nippel mit Ventilfunktion für das Zumischen von Galle und Bauchspeicheldrüsensaft, die so genannte *Papille* (Abb. 3). Mit der portionsweisen Abgabe des sauren Mageninhalts in den Zwölffingerdarm wird der Speisebrei durch das Eigensekret des Zwölffingerdarms sowie durch die Vermengung mit dem bikarbonathaltigen Saft der Bauchspeicheldrüse neutralisiert. Enthält die Mahlzeit Fett, so fließt aus der Papille auch noch Galle, die das Fett emulgiert (vergleichbar der fettlösenden Eigenschaft eines Spülmit-

Mit der Zumischung von Galle und Pankreassaft im Duodenum beginnt die Aufspaltung der Fette und Eiweiße

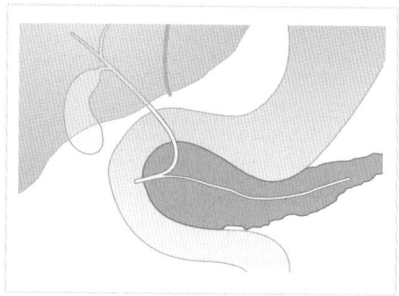

Abb. 3: Im Zwölffingerdarm beginnt die eigentliche Verdauung durch die Zumischung von Gallensaft und Bauchspeicheldrüsensaft.

tels), wodurch die Fett verdauende Kraft des Bauchspeicheldrüsenenzyms Lipase in seiner Wirkung erst möglich wird. Der Zwölffingerdarm liegt an der Rückwand des Bauchraums und schlingt sich um den Kopfteil der Bauchspeicheldrüse. Dadurch liegt er teilweise außerhalb der eigentlichen Bauchhöhle, in die er erst mit dem Übergang in den eigentlichen Dünndarm – am so genannten Treitz'schen Band – gelangt.

Die Galle

Die Galle dient der *Verdauung der Fette*. Sie wird in den Leberzellen gebildet. Die gesamte Tagesproduktion beträgt zwischen 700 und 1200 Milliliter. Über zunächst winzige Kanälchen, dann durch Zusammenfließen in immer dicker werdende Röhrchen gelangt die Galle in die *Gallenblase*, wo sie normalerweise eingedickt und somit konzentriert wird.

Durch einen hormonellen Reiz entspeichert sich die Gallenblase in dem Augenblick, in dem fetthaltiger Speisebrei in den Zwölffingerdarm gelangt. Sie fließt dabei durch den *Hauptgallengang* (Ductus choledochus) und gelangt durch die Papille in den Zwölffingerdarm. Die *Gallenflüssigkeit* hat drei Hauptbestandteile: Bilirubin, Cholesterin (Cholesterol) und Gallensäuren. Durch ein Ungleichgewicht dieser Bestandteile kann es zur Bildung von Gallensteinen kommen, wovon viele Crohn-Patienten betroffen sind. Eine eigenständige Erkrankung der Gallenwege, zwar selten, aber meist in Verbindung mit Colitis ulcerosa, ist die primär sklerosierende Cholangitis, bei der das gesamte Gallengangsystem in Mitleidenschaft gezogen ist.

Die Bauchspeicheldrüse (das Pankreas)

Die Bauchspeicheldrüse liegt im rückwärtigen oberen Bauchbereich, unter und hinter dem Magen, im Kopfbereich vom Zwölffingerdarm umschlungen, unmittelbar vor der Wirbelsäule – somit auch hinter dem Bauchraum (retroperitoneal). Das Organ liegt quer im Körper, wobei der Schwanzbereich fast bis zur Milz reicht. Die Bauchspeicheldrüse produziert auf einen hormonellen Reiz hin einen *alkalischen Saft*, rund 1,5 Liter täglich, der durch die Zumischung im Zwölffingerdarm die Magensäure neutralisiert und den pH-Wert so alkalisch werden lässt, dass die in ihm enthaltenen *Fermente (Enzyme)* die Nahrungsbestandteile aufspalten können: Amylase zur Zerlegung der Kohlenhydrate in Zucker oder kurzkettige Kohlenhydrate, Trypsin und Chymotrypsin zum enzymatischen Abbau der Eiweiße sowie Lipase zur Verdauung der Fette. Das Sekret der Bauchspeicheldrüse wird über den *Hauptpankreasgang* (Ductus pancreaticus) zur Papille befördert und dort in den Zwölffingerdarm entleert.

Das Sekret der Bauchspeicheldrüse neutralisiert die Magensäure und bereitet somit den Boden für die Wirkung der Enzyme.

Unabhängig von der Produktion des Verdauungssaftes hat die Bauchspeicheldrüse noch *Inseln*, deren so genannte Betazellen das *Insulin* produzieren, ein Hormon, das bei der Regulation des Blutzuckerspiegels von eminenter Bedeutung ist, wie sich bei vielen Patienten mit Zuckerkrankheit zeigt.

Weder Morbus Crohn noch Colitis ulcerosa bedingen Krankheiten der Bauchspeicheldrüse, bestimmte Medikamente können aber schädigend wirken und zu einer Entzündung des Organs führen (sog. Pankreatitis).

Der Dünndarm (das Jejunum und das Ileum)

Der *Dünndarm* ist ein etwa 5 Meter langer Schlauch, dessen Hauptaufgabe die Aufnahme (Verdauung) der Speisen und Getränke darstellt. Funktionell und strukturell ist daher der Zwölffingerdarm ein Teil des Dünndarms. Im engeren Sinne beginnt der Dünndarm am Treitz'schen Band. Der obere Teil wird *Jejunum*, der untere Teil *Ileum* genannt.

Die eigentliche Aufnahme (Absorption) der Nahrung erfolgt in den *oberen Dünndarmanteilen*. Wenn der Dünndarm als schlauchförmiges Gebilde beschrieben wird, so bezeichnet dies sehr unvollkommen die eigentliche Funktion dieses Darms, die vielmehr in der Ausnutzung als im Transport zu sehen ist. Damit die Nahrung voll ausgenutzt werden kann, bedient sich der Dünndarm der Pendelperistaltik, das heißt, der Darminhalt wird in verschiedenen Abschnitten mehrfach auf und ab bewegt. Darüber hinaus ist die innere Oberfläche des Darms durch Falten (Kerckring'sche Falten), Zotten und Grübchen sowie Mikrozotten an der Zelloberfläche

Der obere Dünndarm nimmt die Nahrungsbestandteile auf.

um ein Vielfaches vergrößert, was einen intensiven Kontakt mit dem Darminhalt ermöglicht. Elektrolyte, Spurenelemente, Wasser und fettlösliche Vitamine sowie Kohlenhydrate (z. B. in Form von Traubenzucker oder Disacchariden) und Eiweiße (in Form von Aminosäuren oder Dipeptiden) werden in dem oberen Dünndarmabschnitt (Duodenum und Jejunum) durch die Darmzellen aufgenommen und zum Transport über das so genannte Portalgefäßsystem in die Leber weitergeleitet, wo sie nach Bedarf zur Weiterverarbeitung oder späteren Verwendung vorgesehen sind. Eine Ausnahme hiervon bilden lediglich die Fette, die zwar auch noch im Jejunum aufgenommen werden, aber zunächst einmal in Form von Chylomikronen mikroverkapselt durch Zellspalten in das Lymphsystem gelangen und von dort in den großen Kreislauf kommen, sodass sie erst später die Leber erreichen.

Das terminale Ileum nimmt nur noch Vitamin B$_{12}$ und Gallensäuren auf.

Der *untere Dünndarm* (Ileum) ist an dem Verdauungsvorgang nicht beteiligt, kann diese Funktion jedoch übernehmen, wenn der obere Dünndarm dafür ausfällt. Zwei Aufgaben hat er jedoch zu erfüllen: Im unteren Bereich – dem terminalen Ileum – wird das Vitamin B$_{12}$ aufgenommen, das durch die Verbindung mit dem Intrinsic Factor des Magens zur Absorption vorbereitet wurde; außerdem werden die Gallensäuren der Gallenflüssigkeit rückresorbiert und gelangen somit zurück in die Leber.

Der Dünndarm mündet in den Anfangsteil des Dickdarms, das *Zökum* (Abb. 4). Der Übergang in den Dickdarm ist durch die *Ileozökalklappe* verschlossen und öffnet sich nur für die Passage des Darminhalts. Wohl überwiegend durch diese Klappenfunktion ist der Dünndarm üblicherweise nicht mit Bakterien besiedelt.

Unabhängig von der *Transport-* und *Resorptionsfunktion* des Dünndarms ist das Organ immunologisch sehr aktiv und mit einem wirkungsvollen *immunologischen Abwehrmechanismus* ausgestattet. Daher finden sich insbesondere im unteren Dünndarmendbereich Anhäufungen von immunkompetenten Zellen. Die Produktion des Immunglobulin A erfolgt ebenfalls durch lymphatische Zellen im Dünndarm.

Bei der Crohn'schen Erkrankung ist nahezu immer der Dünndarm beteiligt, während bei der Colitis ulcerosa zu beobachtende Veränderungen am Dünndarm anscheinend keinen eigenen Krankheitswert besitzen und mehr durch das Klaffen der Ileozökalklappe bedingt sind.

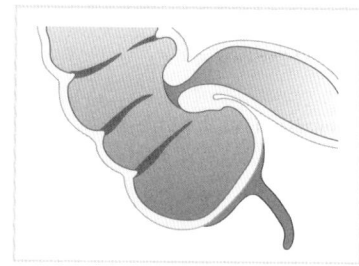

Abb. 4: Übergang von Dünndarm (terminales Ileum) in den Dickdarm (Zökum) mit der Ileozökalklappe, die das Zurückfließen von Dickdarminhalt in den Dünndarm verhindert.

Der Dickdarm (das Kolon)

Der Dickdarm ist ein großes Organ, das viel Platz in der Bauchhöhle beansprucht (Abb. 5). Angeheftet an der rechten hinteren Bauchwand zieht er vom rechten Unterbauch bis zur Unterkante der Leber (Flexura hepatica), biegt dort nach links und zieht quer durch den Bauch – häufig etwas nach unten hängend – bis ganz weit nach oben unter den linken Rippenbogen bis zur Milz – vom Herz nur durch das Zwerchfell getrennt –, um dort spitzwinklig nach unten umzubiegen (Flexura lienalis). Der absteigende Dickdarm ist mit der linken hinteren Bauchwand verwachsen, während der sich daran anschließende *Krummdarm (Sigma)* nur locker aufgehängt ist. Der *End-* oder *Mastdarm* hingegen ist von allen Seiten gut befestigt.

Ein kleines konstruktives Wunderwerk ist der *After* mit seinen Schließmuskeln, unzähligen Nerven und einer reichlichen Blutversorgung, was manche Menschen durch schmerzende oder juckende Hämorrhoiden zu spüren bekommen.

Die *Hauptfunktion* des Dickdarms liegt in der Eindickung des dünnbreiigen Dünndarmstuhls. Dies wird effizient bewerkstelligt, denn die Kolonschleimhaut nimmt Tag für Tag 1 bis 1,5 Liter Wasser aus dem Darminhalt auf.

Das Kolon dickt die Verdauungsrückstände ein.

Durch eine besondere Anordnung von längs- und querverlaufender Muskulatur wird der Darminhalt so lange gemischt, bis die richtige Konzentration erreicht ist.

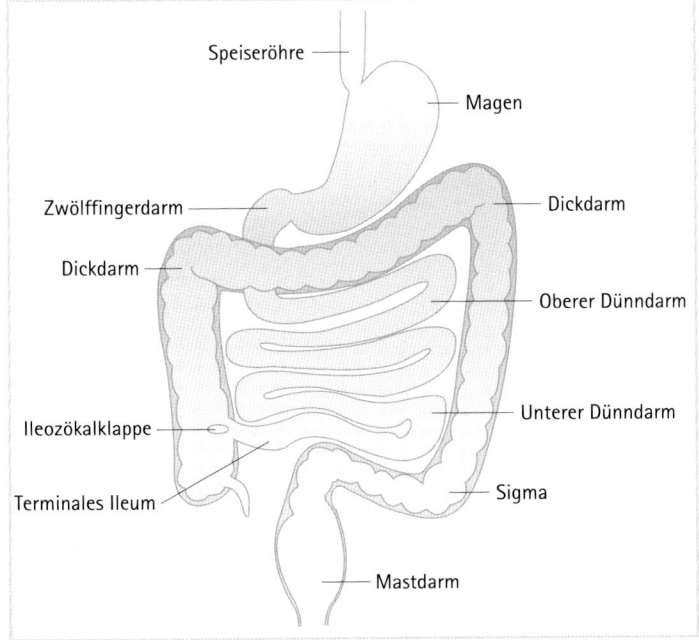

Abb. 5: Schematische Darstellung des Magen-Darm-Traktes mit Benennung der wichtigsten Abschnitte.

Durch eine große vorantreibende Peristaltikwelle wird der Stuhlgang abgesetzt. Der Dickdarm ist mit *Bakterien* besiedelt, die als *aerob* (mit Luft lebend) und *anaerob* (ohne Luft lebend) bezeichnet werden. Die Keimbesiedlung erfolgt nach der Geburt mit der ersten Nahrungsaufnahme. Keimzahl und Keimart variieren beträchtlich. Sie sind abhängig von anatomischen Gegebenheiten, der Nahrung und der Transitzeit des Stuhlgangs durch den Darm. Ein großer Teil des ausgeschiedenen Stuhls besteht aus Darmbakterien. Die Darmbakterien leben von den unverdauten Nahrungsrückständen und versorgen den Körper mit Vitamin K.

Der Dickdarm ist das Organ, das bei Colitis ulcerosa erkrankt ist. Aber auch zwei Drittel aller Crohn-Patienten haben Krankheitszeichen im Dickdarm.

Rund 50 % des ausgeschiedenen Stuhls bestehen aus Bakterien, die den Darm besiedeln.

Begriffsbestimmungen

Der Morbus Crohn ist eine entzündliche, vernarbende und in Schüben verlaufende Darmerkrankung, die erst im 19. Jahrhundert in ihren Einzelheiten beschrieben und benannt worden ist. Die amerikanischen Ärzte B. Crohn, L. Ginzburg und G. Oppenheimer veröffentlichten 1932 einen Bericht über ein Krankheitsbild, das sie „regional ileitis" nannten. In den folgenden Jahrzehnten wurden verschiedene Krankheitsbezeichnungen benutzt, die aber jeweils nur einen Teilaspekt der Erkrankung erfassen konnten:

- *Enteritis regionalis:* Die Entzündung betrifft häufig mehrere Darmsegmente mit gesunden Bereichen dazwischen.
- *Enterocolitis Crohn:* Der gesamte Dickdarm kann betroffen sein.
- *Colitis granulomatosa:* Dickdarmentzündung mit einem bestimmten feingeweblichen Merkmal: dem Granulom (und Riesenzellen).
- *Ileitis terminalis:* Der untere Dünndarm ist am häufigsten (mit-)betroffen.

Im Unterschied zu akuten Darminfekten durch Bakterien mit häufig auf die Schleimhaut begrenzter Entzündung, werden schon frühzeitig *alle Darmschichten* in die Entzündung mit einbezogen. Es handelt sich um ein bei den verschiedenen Erkrankten sehr unterschiedlich ausgeprägtes Krankheitsbild („Chamäleon"), dessen Wesenheit nicht in einem Begriff zu fassen ist und somit am besten wertfrei nach einem der Beschreiber „Morbus Crohn" (Morbus = Krankheit) genannt wird.

„Chamäleon"

Krankheitsursache

Die Krankheitsursache des Morbus Crohn ist letztendlich unbekannt. Ein familiär gehäuftes Auftreten wird beobachtet und es gibt definierte *Vererbungsmerkmale*, die jedoch allein genommen die Krankheitsentstehung bei den meisten Patienten

Ursache unbekannt

nicht erklären; der genaue Erbgang ist nicht bekannt. Als mögliche *Umweltfaktoren* sind Nahrungsbestandteile und chemische Fremdstoffe zu nennen, die über körpereigene vererbungsmäßig festgelegte Abwehrmechanismen zu einer abnormen Reaktion des Darmes führen können *(Autoimmunmechanismen)*.

Infektiöse Krankheitsursachen (bakteriell, viral, parasitär, pilzbedingt; bei immungeschwächten Patienten) müssen unbedingt ausgeschlossen werden. Sie führen selten zu Krankheitsverläufen, die länger als 3 bis 4 Monate dauern und heilen auch meistens spontan aus.

In diesem Zusammenhang ist erwähnenswert, dass eine Infektiosität des Morbus Crohn und der Colitis ulcerosa nicht nachgewiesen werden konnte: Ehepartner von Betroffenen erkranken nicht häufiger als die Normalbevölkerung.

Erkrankungshäufigkeit und Einflussfaktoren

Vorkommenshäufigkeit des Morbus Crohn

Tendenz steigend

Es handelt sich um eine früher seltene Krankheit, für die sich jedoch in Westeuropa und Nordamerika eine steigende Tendenz beider Geschlechter beobachten lässt. Von 100 000 lebenden Menschen sind heutzutage 10 bis 100 in Westeuropa an einem Morbus Crohn erkrankt (= Prävalenz). Zwischen einer und sechs (in Deutschland: 4) Personen erkranken jährlich neu (= Inzidenz) (abhängig von den verschiedenen Einflussfaktoren in den jeweiligen Ländern) (Tab. 1). Während die Zahl an Neuerkrankungen für die Colitis ulcerosa relativ konstant bleibt, nimmt die Zahl der Neuerkrankungen an Morbus Crohn stetig zu.

Tab. 1: Epidemiologie von Morbus Crohn und Colitis ulcerosa.

Faktoren	Colitis ulcerosa	Morbus Crohn
Inzidenz (n/100 000)	2–10, rel. konstant	1–6, ansteigende Tendenz
Prävalenz (n/100 000)	35–100	10–100
Hautfarbe	Mehr Weiße	Mehr Weiße
Geschlecht	Frauen > Männer	Frauen > Männer
Alter zu Beginn der Erkrankung	15–25 Jahre	15–25 Jahre
Rauchen	Weniger Raucher	Mehr Raucher

Geschlecht

Eine eindeutige Geschlechtspräferenz ließ sich bisher nicht aufzeigen. Frauen erkranken etwas häufiger als Männer.

Lebensalter

Kinder sind selten betroffen. Meistens wird die Diagnose „Morbus Crohn" im frühen Erwachsenenalter zwischen dem 15. und 25. Lebensjahr gestellt, jedoch können auch ältere Menschen erkranken. Daten über die Häufigkeit des Morbus Crohn im späteren Lebensalter sind allerdings widersprüchlich.

Hautfarbe und ethnische Inzidenz

Der Morbus Crohn tritt weltweit bei den unterschiedlichsten Rassen auf. Weiße sind allerdings zweimal häufiger betroffen als Farbige.

Die jüdische Bevölkerung in der Region Baltimore in den USA hat eine etwa 3- bis 9fach höhere Inzidenz als die übrige Bevölkerung, während bei Juden in Israel die Inzidenzzahlen niedriger liegen als der allgemeine Durchschnitt für Westeuropa und die USA.

Geographische Einflüsse

Die Diagnose „Morbus Crohn" wird in Nordamerika und Westeuropa häufiger gestellt, als in der übrigen Welt. Es zeigt sich ferner ein Nord-Süd-Gefälle mit der höchsten Inzidenz für skandinavische Länder.

Europa

Ernährungsgewohnheiten

Die geographischen Unterschiede führten zu der Diskussion, welchen Einfluss bestimmte Ernährungsgewohnheiten haben könnten. Jedoch sind in den industrialisierten Ländern häufig auch die diagnostischen Möglichkeiten besser, sodass echte Vergleichsmöglichkeiten fehlen. Trotz der steigenden Inzidenz und der geänderten Lebensgewohnheiten in den modernen Industriestaaten konnten die bisher publizierten Studien keinen Beweis für eine mögliche Rolle der Ernährung in der Ursachenforschung von Morbus Crohn (und Colitis ulcerosa) erbringen.

Ernährung spielt als mögliche Ursache von CED keine Rolle.

Infektiöse Genese

Experimente an Mäusen im Jahre 1970 gaben erstmals Hinweise auf einen möglichen *übertragbaren Faktor* als Ursache für Morbus Crohn. Es folgten zahlreiche
weitere Untersuchungen, die von Übertragungsversuchen mit unterschiedlichen
Techniken und Tiermodellen berichteten, letztendlich jedoch zu widersprüchlichen
Ergebnissen führten. Die Frage nach der Rolle eines infektiösen Agens in der Entstehung von Morbus Crohn bleibt daher nach wie vor offen und wird weiterhin
kontrovers diskutiert.

Allergische Einflüsse

Asthma, Heufieber und Ekzeme finden sich etwas häufiger bei Patienten mit Morbus Crohn sowie in deren Familien im Vergleich zur normalen Bevölkerung, ohne
dass diese Faktoren jedoch ursächlich zu werten sind. Es handelt sich nur um ein
statistisch gehäuftes Vorkommen. Milchallergien konnten bisher nicht ursächlich
nachgewiesen werden, jedoch kann bei manchen Patienten durch eine milchfreie
Diät der Krankheitsverlauf günstig beeinflusst werden.

Genetische Faktoren

*Verwandte
erkranken häufiger*

Verwandte ersten Grades von Patienten mit Morbus Crohn tragen im Vergleich zur
Gesamtbevölkerung ein ca. 10fach höheres Risiko, ebenfalls an Morbus Crohn zu
erkranken. Bei Angehörigen zweiten Grades ist das Risiko deutlich geringer. Sind
beide Eltern an Morbus Crohn erkrankt, kann bei 50 % der Kinder zum Zeitpunkt
des 20. Lebensjahres ein Morbus Crohn nachgewiesen werden. Bei eineiigen Zwillingen findet sich eine Konkordanz von 67 % (Colitis ulcerosa 6,3 %). In mehr als
80 % ist stets derselbe Darmabschnitt befallen und in ca. 70 % tritt die Erkrankung
im selben Lebensalter auf. Bei zweieiigen Zwillingen entspricht das Risiko demjeni-
gen normaler Geschwister. Auch der klinische Verlauf, beispielsweise das Auftreten
von Komplikationen, ist bei Patienten innerhalb einer Familie ähnlich.

Psychosoziale Faktoren

*Keine
psychosomatische
Erkrankung!*

Aufgrund von Untersuchungen aus dem Jahre 1950 wurde vermutet, dass es sich
bei der Colitis ulcerosa um eine psychosomatische Erkrankung handeln könnte. So
wird für den Morbus Crohn *und* die Colitis ulcerosa auf der Basis einer *konstitutionellen Prädisposition (= Veranlagung)*, eines *spezifisch intrapsychischen Konflik-
tes* und *äußerer (exogener) Faktoren* eine Beziehung zwischen psychosozialen
Faktoren und der Entstehung von chronisch entzündlichen Darmerkrankungen
(CED) diskutiert. Die meisten Studien, die eine spezifische Persönlichkeits- und/

oder Konfliktstruktur nachzuweisen versuchten, hielten jedoch wissenschaftlichen Kriterien nicht stand. Die Datenerhebung erfolgte in der Regel retrospektiv (rückblickend), ohne adäquate Kontrollgruppen und meist ohne Berücksichtigung der Krankheitsaktivität. Ebenso wird die Frage diskutiert, ob psychosoziale Faktoren speziell beim Morbus Crohn zu einer *Krankheitsaktivierung* führen können. Unbestritten bleibt, dass belastende Lebensereignisse einen Krankheitsschub mit verursachen können; eine Anhäufung solcher Situationen findet sich allerdings auch bei einer ganzen Reihe anderer Erkrankungen.

Andere untersuchte Faktoren

Berufliche Faktoren spielen nach dem aktuellen Wissenstand keine Rolle, jedoch finden sich Patienten mit CED etwas häufiger bei höherem sozialem Status, was wiederum eher gegen eine infektiöse Krankheitsentstehung spricht. Unter den Patienten mit Morbus Crohn finden sich mehr *Raucher*. Alkoholgenuss ist kein gesicherter Risikofaktor. Bei der Bewertung dieser Einflussfaktoren ist sowohl die relativ geringe Gesamtzahl der Morbus-Crohn-Patienten zu berücksichtigen als auch die Schwierigkeit, unter vergleichbaren Verhältnissen Untersuchungen durchzuführen, die zur Ursachenfindung beitragen können.

Hoher sozialer Status

Beginn und Verlauf

Spezifische Beschwerden des Morbus Crohn gibt es nicht. Jedoch gibt es Konstellationen, die an diese Darmerkrankung denken lassen müssen.

Häufig sind die *ersten Beschwerden* uncharakteristisch und mit wechselnder Ausprägung: Blähungen, Durchfall (bis zu 10- bis 20-mal pro Tag, auch nachts, breiig oder wässrig, manchmal blutig, eitrig), Bauchschmerzen, Störungen des Allgemeinbefindens, Appetitlosigkeit, Übelkeit, Erbrechen und lokale Beschwerden am Darmausgang (Tab. 2).

Die *Laboruntersuchung* ergibt dann häufig eine (leichte) Blutarmut (Anämie), die weißen Blutkörperchen sind vermehrt (Leukozytose) und die Blutsenkungsgeschwindigkeit (BSG) kann erhöht sein. Die genannten Parameter können jedoch auch bei Patienten mit ausgeprägten Beschwerden völlig normal sein.

Am *Anfang der Erkrankung* können Gewichtsabnahme (bei Kindern Gedeihstörungen), Fieberepisoden und vielfältige Begleitbeschwerden stehen. Letztere sind in unterschiedlicher Ausprägung den gesamten Köper betreffende Entzündungsreaktionen (Haut- und Augenentzündungen, Gelenkreizungen inkl. der Wirbelsäule, Leber- und Gallenwegsveränderungen).

Tab. 2: Klinische Zeichen des Morbus Crohn.

- Durchfälle
- Bauchschmerzen
- Blähungen
- Fieber
- Blut im Stuhl
- Engstellungen des Darms
- Fissuren und Fisteln an After, Enddarm, Haut, zwischen Darmschlingen
- Systemischer Befall:
  - Gelenkbeschwerden, Arthritis
  - Augenentzündungen (Iritis, Uveitis)
  - Lebererkrankungen (primär sklerosierende Cholangitis = PSC, Fettleber etc.)
  - Hautveränderungen (z. B. knotige, erhabene und schmerzhafte Rötungen, insbesondere der Unterschenkelvorderseite [Erythema nodosum]; Geschwürbildungen im Bereich des gesamten Körpers möglich, insbesondere stammnah [Pyoderma gangraenosum], etc.)

Als Blinddarment-
zündung fehlgedeutet

Die *ersten Beschwerden* werden nicht selten *als akute Blinddarmentzündung fehlgedeutet.* Die oft daraus resultierende Operation zeigt dann eine entzündlich veränderte untere Dünndarmschlinge. Auch können bei Beginn der Erkrankung *Eiteransammlungen und Fistelgänge am Darmausgang* im Vordergrund stehen, die bei jüngeren Patienten den dringenden Verdacht auf einen Morbus Crohn nahe legen. Die Beschwerden entwickeln sich in der Regel außerordentlich langsam. Pe-

Späte Diagnose

rioden gering ausgeprägter Symptome wechseln sich mit Zeiträumen völliger Beschwerdefreiheit ab, sodass manchmal erst nach Monaten oder Jahren eine entsprechende Diagnose gestellt wird.

Die genannten Symptome können spontan wieder abklingen und völlig verschwinden oder aber immer wiederkehren (rezidivieren) und zu Komplikationen führen, die sich aus dem Darmbefallsmuster ergeben. Da der Krankheitsverlauf nicht vorhersehbar und die Ursache des Morbus Crohn nicht bekannt ist, kann von

Eine Heilung
ist nicht möglich.

einer Heilung nicht gesprochen werden. Jedoch lassen sich durch die therapeutischen medikamentösen Bemühungen anhaltende Ruhephasen erreichen.

Sporadisch auftretende Durchfälle und Bauchschmerzen sind für diese Krankheit nicht spezifisch. Häufig lässt erst der Verlauf mit wiederholten Episoden entscheiden, ob der Verdacht auf eine chronisch entzündliche Erkrankung geäußert werden muss.

Andererseits ist eine große Erfahrung mit chronisch entzündlichen Darmerkrankungen notwendig, um z. B. Bauchschmerzen richtig zu deuten. Sie können nämlich Ausdruck einer aktiven Entzündung sein (rückbildungsfähige Gewebeschwellung = Ödem), die durch entzündungshemmende Medikamente behandelt werden kann. Sie können aber auch durch narbige Verengung des Darmes bedingt sein, sodass dann evtl. eine Operation notwendig wird, da diese Narben nicht rückbildungsfähig sind. Auch Mischbilder kommen vor.

Fieber ist ein Zeichen aktiver Entzündung. Es kann Folge einer hohen Entzündungsaktivität sein oder Ausdruck einer Eiteransammlung (Abszess), die dringend einer Behandlung bedarf. Somit ist das Auftreten von Fieber ohne sichere anderweitige Erklärung ein Alarmsignal und bedarf der ärztlichen Untersuchung. Eine falsche Deutung kann den Patienten in Gefahr bringen, sodass eine regelmäßige Betreuung und Beratung erfolgen muss.

Darmbefallsmuster

Jeder Darmabschnitt kann unter Minderung der Funktionsleistung betroffen sein: von Lippe, Mundhöhle und Speiseröhre bis hin zum Darmausgang. In absteigender Häufigkeit sind insbesondere die Einmündungsstelle des Dünndarmes in den Dickdarm (terminales Ileum), der Dick- und Krummdarm (Kolon, Sigmoid) und der Mastdarm (Rektum) betroffen; die übrigen Dünndarmanteile (Ileum, Jejunum, Duodenum) und der Magen sind seltener betroffen. Sehr selten ist die Speiseröhre und extrem selten die Mundhöhle befallen.

Jeder Darmabschnitt kann befallen sein.

Häufig sind zwei oder mehrere Darmanteile gleichzeitig entzündet. Das Befallsmuster bei einem Patienten verändert sich kaum, lediglich die Stärke der Entzündung und deren Heilungstendenzen. Wichtig ist somit bei der Erstdiagnose des Morbus Crohn, dass der behandelnde Arzt dieses *individuelle Befallsmuster* des einzelnen Patienten erkennt. Häufiger Arztwechsel ist somit für die Betreuung des Patienten ungünstig, da gerade die möglichen Komplikationen durch Kenntnis des Befallsmusters schnell erkannt und somit auch gelindert werden können.

Vertrauensbildung durch Konstanz

Da die gesamte Darmwand von der Entzündungsreaktion betroffen ist, kann sich diese auf die benachbarten Organe fortsetzen und zu einer Eiteransammlung (Abszess) und Gangbildungen (Fisteln) führen. Von den benachbarten Organen sind am häufigsten die in der direkten Nachbarschaft befindlichen Darmschlingen, der After, die Harnblase, der Harnleiter (Ureter), die Scheide (Vagina), die Leber und sehr selten auch die Bauchhaut in den Entzündungsprozess miteinbezogen.

Die narbige Ausheilung der betroffenen Darmabschnitte kann eine Darmeinengung bewirken, die einen Transport der Nahrung nicht mehr zulässt (Stenosen, Ileus). In solchen Fällen kann eine Operation unumgänglich werden. Andererseits wird manchmal die natürliche Funktion des Darmes eingeschränkt, die u. a. in der Aufnahme von Nahrungsbestandteilen (Mineralstoffen, Vitaminen) liegt. Gallen-

Tab. 3: Ernährungsdefizite bei Morbus Crohn und Colitis ulcerosa (nach GE Clin N Am 18, 129–155, 1989).

Parameter	Morbus Crohn [%]	Colitis ulcerosa [%]
Gewichtsverlust	65–75	18–62
Eiweißmangel (Hypoalbuminämie)	25–80	35
Blutarmut (Anämie)	60–80	60
Eisenmangel	39	58
Folsäuremangel	54	30
Vitamin-B_{12}-Mangel	48	5
Calciummangel	13	
Magnesiummangel	14–33	
Kaliummangel	6–20	
Vitamin-A-Mangel	11	
Vitamin-D-Mangel	75	
Zinkmangel	40–50	

säuren und Fette werden dann nicht ausreichend von der Schleimhaut aufgenommen, was zu einer Verstärkung des Durchfalls führen kann.

Patienten mit Morbus Crohn haben häufig auch Zeichen einer Fehl- oder Mangelernährung (Tab. 3).

Feingeweblich manifestiert sich der Entzündungsprozess durch *nebeneinander* vorkommende verschiedene Veränderungen. So kann sich eine oberflächliche fleckförmige Rötung (Aphthe) der Schleimhaut entwickeln, die die gesamte Dicke der Schleimhaut betreffen kann (Erosion) und Ähnlichkeit mit Herpesbläschen der Mundschleimhaut hat. Durch ein Übergreifen des Entzündungsprozesses auf die tieferen Darmschichten entwickeln sich Geschwüre (Ulkus), die die direkte Umgebung des betroffenen Darmsegments in Form von Gängen (Fisteln) mit in den Ent-

Stenosen

zündungsprozess einbeziehen. Das Ab- und Ausheilen dieser Entzündungen führt häufiger zu einer narbigen Verdickung der Darmwand nach außen und innen. Dies bedeutet, dass die Weite des Darmes abnehmen kann, d. h., es entsteht ein mechanisches Hindernis und der Transport des Darminhaltes ist somit eingeschränkt.

Beurteilung des Schweregrads der Erkrankung

Aktivitätsindizes

Zur Beurteilung des Schweregrads der Erkrankung benutzt man insbesondere in Therapiestudien, aber auch in der Praxis, einen *Aktivitätsindex*, der überwiegend klinische Zeichen der Erkrankung berücksichtigt. Am bekanntesten ist der so genannte CDAI (*C*rohn's *D*isease *A*ctivity *I*ndex) nach Best. Folgende klinische Zeichen und subjektiven Beschwerden werden mit diesem Aktivitätsindex über eine Woche erfasst:

- Anzahl der Stühle
- Stärke der Bauchschmerzen
- Allgemeinbefinden
- Einnahme von Mitteln gegen Durchfall
- Bestehen von Krankheitszeichen außerhalb des Verdauungstrakts (= extraintestinale Manifestationen, s. unten)
- Blutarmut (Anämie)
- Gewichtsverlust.

Allgemein gilt, dass ein Aktivitätsindex von über 150 Punkten eine aktive Erkrankung anzeigt, die der Behandlung bedarf.

Andere, nicht den Darm betreffende Krankheitszeichen (= extraintestinale Manifestationen)

Etwa bei einem Drittel der Morbus-Crohn-Patienten treten zeitweilig Beschwerden auf, die nicht in direktem Zusammenhang mit dem Darm stehen (Fernwirkungen). Unter Berücksichtigung von Laborwerten, insbesondere der Leber und der Gallenwege, liegt dieser Prozentsatz sogar deutlich höher.

Fernsymptome sind häufig.

Entzündungen der Augen mit Befall der Bindehaut (Konjunktivitis), aber auch der Regenbogenhaut (Iritis) und der Aderhaut (Uveitis) können (wie die anderen unten genannten Zeichen) sogar am Anfang der Erkrankung stehen.

Die *Haut*, insbesondere an der Unterschenkelvorderseite, kann durch spontan auftretende, schmerzhafte, rötlich erhabene Knoten befallen sein (knotenförmige Rötung = Erythema nodosum); aber auch (geschwürige) Veränderungen an anderen Hautarealen sind zu beobachten.

Gelenkbeschwerden, insbesondere der Wirbelsäule, können sogar im Vordergrund des Leidens stehen. Manchmal erscheinen die Endglieder der Finger aufgetrieben („Trommelschlegelfinger") und weißlich. Andere fakultativ befallene Organsysteme sind *Herz* und *Lunge* (sehr selten), *Nieren* (Nierensteine; Nephrolithiasis durch sog. Oxalate bei 15 %), *Blut* (Gerinnselbildung = Thrombose, Zerstörung von roten Blutzellen = Hämolyse), Gefäßsystem (Vaskulitis) und Schilddrüse (Über-, aber auch Unterfunktion).

Beim Auftreten der genannten Veränderungen ist immer an eine Aktivitätszunahme der Darmentzündung zu denken.

Hinweis: Aus praktischen Erwägungen ist hier insbesondere auf die gesteigerte Thromboseneigung bei Patientinnen hinzuweisen, die regelmäßig rauchen und zusätzlich die „Pille" zur Empfängnisverhütung einnehmen (Kontrazeption). Diese Kombination ist dringend zu vermeiden.

Morbus Crohn: Erhöhtes Krebsentstehungsrisiko?

Kein erhöhtes Krebsrisiko außerhalb des Verdauungstrakts

Die bisherigen Kenntnisse machen einen Zusammenhang zwischen bösartigen Neubildungen des Darmes und dem Morbus Crohn wahrscheinlich. Tumore außerhalb des Magen-Darm-Bereiches sind allerdings nicht häufiger als in der gesunden Bevölkerung. Insbesondere ist das Risiko, *bei ausgedehntem Befall* an Dickdarmkrebs zu erkranken, etwas größer. Eindeutig erhöht ist das Risiko, bei ausgedehntem Dünndarmbefall des Morbus Crohn ein Dünndarmkarzinom zu entwickeln; allerdings handelt es sich hierbei um einen sehr seltenen bösartigen Darmtumor.

Betont werden muss, dass die *absolute Zahl* der Patienten mit einem Morbus Crohn, die einen bösartigen Darmtumor entwickeln, *sehr niedrig* ist. Es muss jedoch in Einzelfällen daran gedacht werden.

Begriffsbestimmungen

Die *Colitis ulcerosa* ist neben dem *Morbus Crohn* der zweite Hauptvertreter aus der Gruppe der chronisch entzündlichen Darmerkrankungen (CED). Im deutschen Sprachgebrauch wird die Colitis ulcerosa häufig mit „CU" abgekürzt, im englischen dagegen mit „UC", was von „ulcerative colitis" kommt. Die Erkrankung „Colitis ulcerosa" wurde erstmals 1859 von Wilks beschrieben, der sie von der bakteriell verursachten Colitis abgrenzte.

Was bedeutet „Colitis ulcerosa"? Direkt übersetzt heißt der Ausdruck „Geschwür bildende Dickdarmentzündung". Damit wird bereits eine wesentliche Eigenschaft der Colitis ulcerosa deutlich: Sie befällt den *Dickdarm*, und zwar *ausschließlich* den Dickdarm, während der Morbus Crohn entweder den Dickdarm oder den Dünndarm oder beides, ja eigentlich jeden Abschnitt des Verdauungstraktes betreffen kann. Das heißt, dass eine CED mit Dünndarm- oder Magenbefall immer ein Morbus Crohn sein muss, weil die CU diese Abschnitte des Verdauungstraktes nie befällt. Es heißt aber auch, dass man bei CED, die den Dickdarm betreffen, nicht sofort sagen kann, ob es sich um eine Colitis ulcerosa oder einen Morbus Crohn handelt. Bevor wir auf die Unterschiede einer Colitis ulcerosa und eines Morbus Crohn mit Dickdarmbefall genauer eingehen, soll darauf hingewiesen werden, dass selbst nach genauerer Untersuchung die Entscheidung zwischen Colitis ulcerosa und Morbus Crohn mit Dickdarmbefall nicht möglich ist. Einen solchen Fall nennt der Arzt dann „*Colitis indeterminata*", d. h. eine Dickdarmentzündung, die nicht festgelegt ist, die unentschieden bleiben muss zwischen Colitis ulcerosa und Morbus Crohn mit Dickdarmbefall. Manchmal wird im Verlauf der Erkrankung deutlich, ob es sich doch eher um eine Colitis ulcerosa oder einen Morbus Crohn mit Dickdarmbefall (auch „*Colitis Crohn*" genannt) handelt, manchmal bleibt es auch auf längere Sicht bei einer Colitis indeterminata. Diese Unterscheidungen sind nicht nur für die korrekte Begriffsverwendung notwendig, sie haben auch ganz wesentliche therapeutische Konsequenzen.

Die Colitis ulcerosa befällt ausschließlich den Dickdarm.

Tab. 1: Häufigkeit von Colitis ulcerosa und Morbus Crohn in Deutschland (Angaben in Betroffene pro 100 000 Einwohner).

	Morbus Crohn	Colitis ulcerosa	Unklar (Colitis indeterminata)
Dünndarmbefall	12		
Dickdarmbefall	10	60	10
Kombination aus Dünn- und Dickdarmbefall	18		
Davon mit Rektumbefall	1	60	5

Erkrankungshäufigkeit

In Tabelle 1 sind die Häufigkeiten der verschiedenen Formen chronisch entzündlicher Darmerkrankungen angegeben. Bei den Werten handelt es sich um so genannte „Prävalenzen", d. h. um die Anzahl der Betroffenen pro 100 000 Einwohner in Deutschland. Während der Morbus Crohn tendenziell zunimmt, bleibt die Häufigkeit der Colitis ulcerosa in den letzten Jahren weitgehend konstant. Obwohl das Befallsmuster gerade bei Morbus Crohn stark variieren kann, verändert es sich bei 80 % der Betroffenen im Verlauf der Erkrankung nicht.

Krankheitsursachen und Einflussfaktoren

Krankheits-ursachen unklar

Von Betroffenen wie auch von Ärzten und Wissenschaftlern wird die Frage immer wieder gestellt: Wo kommt die Krankheit her? Welche Ursache hat sie? Wer bekommt eine solche Erkrankung? Leider gibt es für diese Fragen bis heute keine abschließenden Antworten. Wenn ein solches Wissensdefizit besteht, bleibt immer auch Raum für Spekulationen, die mehr oder weniger gut begründbar sind (Tab. 2).

Die Ursachen der Colitis ulcerosa sind leider noch unklarer als die des Morbus Crohn. Die Bedeutung der *genetischen Faktoren* ist wahrscheinlich geringer, da beispielsweise die so genannte „Konkordanzrate für eineiige Zwillinge" (d. h. die Wahrscheinlichkeit, dass der zweite Zwilling betroffen ist, wenn der erste Colitis ulcerosa hat) gerade mal 6,3 % beträgt (zum Vergleich bei Morbus Crohn: 67 %).

Neben den genetischen Faktoren (häufig auch „Veranlagung" genannt) gibt es *erworbene Faktoren* bzw. *Umweltfaktoren*, die bei der Entstehung der Colitis ulcerosa entweder eine ursächliche Rolle spielen oder zumindest das Risiko der Ent-

Tab. 2: Mögliche Ursachen der Colitis ulcerosa.

Ursachen	Argumente
Genetische Faktoren	Familiäre Häufung
	Konkordanzrate für eineiige Zwillinge 6,3 % (Morbus Crohn: 67 %)
Bakterien	Assoziation der Erkrankung mit bestimmten E.-coli-Bakterien,
	die Toxine bilden wie Hämolysin oder Nekrotoxin
Andere Risikofaktoren	Ernährungsgewohnheiten
	Orale Kontrazeptiva („Pille")
	Psychosoziale Faktoren

stehung negativ beeinflussen. Dazu werden Faktoren aus dem Darminhalt (z. B. Bakterien, Nahrungsbestandteile), Lebensgewohnheiten (z. B. Ernährung, Medikamente, besonders die „Pille") und psychosoziale Faktoren genannt. Leider sind diese Faktoren wenig spezifiziert. Unter den Bakterien wurden insbesondere bestimmte Stämme von *Escherichia coli (E. coli)* verdächtigt, unter den Nahrungsstoffen konnten bislang keine konkreten Auslöser identifiziert werden.

Während also über die Ursache (auch *„Ätiologie"* genannt) der Colitis ulcerosa kaum etwas bekannt ist, gibt es viele gesicherte Erkenntnisse zur Entstehung (*„Pathogenese"*) der Erkrankung (Abb. 1). Es ist inzwischen allgemein anerkannt, dass es sich bei der Colitis ulcerosa um eine Erkrankung handelt, die durch ein *gestörtes Immunsystem* zustande kommt. Normalerweise toleriert das Darmimmunsystem die Bakterien im Darm und auch die Nahrungseiweiße, die wir täglich mit dem Essen zu uns nehmen. Diese Eigenschaft wird als *„orale Toleranz"* bezeichnet und ist eine wichtige Voraussetzung für einen gesunden Organismus. Das Immunsystem der Betroffenen reagiert dagegen überempfindlich gegen bestimmte Eiweißstoffe (auch *„Antigene"* genannt), die entweder aus dem Körperinneren oder von extern (z. B. Bakterienbestandteile, Nahrungseiweiße, Medikamente, etc.) kommen können. Überempfindlichkeiten des Immunsystems, in diesem Fall des Darmimmun-

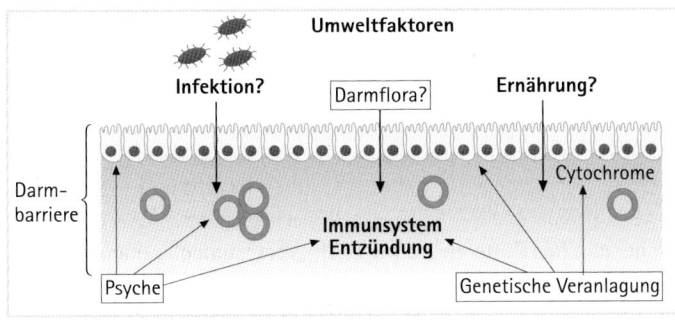

Abb. 1: Derzeitige Vorstellungen zur Entstehung von Colitis ulcerosa und Morbus Crohn. Sowohl exogene Faktoren (Darmflora, Nahrungsstoffe, Infektionen) als auch endogene Faktoren (Integrität der Darmbarriere und des Darmimmunsystems, Psyche, genetische Faktoren) spielen eine Rolle.

systems, werden „*Allergien*" genannt, wenn das auslösende Antigen von außen kommt. Von „*Autoimmunerkrankungen*" spricht man, wenn das auslösende Antigen aus dem Körperinneren stammt. In letzter Zeit häuften sich Berichte, die darauf hindeuten, dass unter den denkbaren Antigen-Auslösern *Bakterien* eine besonders wichtige Rolle spielen. Dies ist für den Morbus Crohn besonders wahrscheinlich, trifft aber möglicherweise auch auf die Colitis ulcerosa zu. Bakterien kommen als Antigene zwar von außen, gehören andererseits aber auch zu den natürlichen Bestandteilen unseres Darminneren. Die Colitis ulcerosa wäre demnach, entsprechend der oben genannten Definition, zwischen einer Allergie und einer Autoimmunerkrankung anzusiedeln – eine Unterscheidung, die allerdings in der Praxis von untergeordneter Bedeutung ist.

Die für CED typische Überreaktion des Darmimmunsystems gegen Darmbakterien bedeutet nicht notwendigerweise, dass besondere Bakterien im Darm von Patienten mit CED vorhanden sein müssen, um die Überreaktion auszulösen. Es könnte vielmehr sein, dass es nicht die Darmbakterien als solche sind, die den Gesunden vom Patienten mit Colitis ulcerosa unterscheiden, sondern die Art und Weise, wie das Immunsystem mit den Darmbakterien umgeht. Mikrobiologische Untersuchungen von Stuhlproben zeigen keine typischen Veränderungen bei Colitis-ulcerosa-Patienten. Dies bedeutet, dass es sich bei der Colitis ulcerosa um eine immunologische Störung bzw. eine immunologische Erkrankung handelt.

Was ist im Darmimmunsystem bei Colitis ulcerosa gestört?

Um diese Frage zu erklären, muss kurz erläutert werden, wie das Immunsystem funktioniert, das seine Abwehrfunktionen in definierten Schritten realisiert. Der erste Schritt einer Immunreaktion ist die Antigenaufnahme und -präsentation an Immunzellen, auch Lymphozyten genannt. Die Antigenaufnahme erfolgt im Darm durch Schleimhautzellen (Epithelzellen), und zwar insbesondere durch auf die Antigenpräsentation spezialisierte Epithelzellen, die auch als M-Zellen bezeichnet werden. Wenn Epithelzellen bzw. M-Zellen das Antigen aufnehmen, wird es in den Zellen so verarbeitet, dass kleine Teile des Antigens (sog. „Epitope") wieder an die Zelloberfläche zurückkehren und dort im Zusammenhang mit bestimmten Eiweißstoffen (HLA-Proteinen) von Lymphozyten erkannt werden. Was dann immunologisch passiert, ist sehr stark abhängig von dieser so genannten „Antigenpräsentation".

Normalerweise wird eine Immunantwort hervorgerufen, die harmlose Antigene wie beispielsweise Nahrungseiweiße toleriert. Bei Colitis ulcerosa fehlt vermutlich diese Toleranz, das Immunsystem überreagiert plötzlich gegen sonst harmlose Antigene, also z. B. gegen Darmbakterien, Nahrungseiweiße oder andere Stoffe. Durch diese Überreaktion werden in einem zweiten Schritt bestimmte Lymphozytensubgruppen aktiviert, die daraufhin Botenstoffe („Zytokine") freisetzen, welche Entzündungszellen wie Fresszellen (Makrophagen, Granulozyten u. a.) aktivieren. Dadurch kommt es im dritten Schritt zu einer Entzündung des Darmgewebes, das in der Folge zerstört wird. Dies ist vereinfacht dargestellt die Ursache für das, was der Betroffene im akuten Schub merkt: Bauchschmerzen, Durchfall, Gewichtsverlust etc.

Einige der Botenstoffe und Entzündungsmediatoren, die bei CED freigesetzt werden, sind inzwischen sehr genau bekannt. Hierzu zählt beispielsweise der Tumor-Nekrose-Faktor α (TNFα), der vorwiegend von Makrophagen und Mastzellen gebildet wird. So wird es verständlich, dass man Antikörper gegen TNFα, die dessen entzündliche Wirkung blockieren, zur Therapie von CED versucht hat. Für schwere Fälle von Morbus Crohn ist diese Therapie inzwischen etabliert; der entsprechende Wirkstoff heißt Infliximab. Für Colitis ulcerosa wird dieses Medikament derzeit getestet. Nicht bei allen CED-Patienten steht jedoch TNFα im Mittelpunkt, weshalb auch nicht alle Patienten von Infliximab profitieren. Wahrscheinlich sind viele verschiedene Botenstoffe und Entzündungsmediatoren beteiligt, die nur teilweise bekannt sind. Insbesondere über diejenigen Faktoren, die den Start und die Beendigung eines akuten Schubes bewirken, liegen kaum Erkenntnisse vor.

Wie wird die Diagnose gestellt?

Die Diagnose „Colitis ulcerosa" wird meist im Rahmen eines akuten Schubes gestellt, aber leider nicht immer schon beim ersten Schub. Wenn keine Beschwerden vorliegen, gibt es verständlicherweise wenig Anlass, einen Darm so speziell zu untersuchen, dass man auf die Diagnose kommen würde.

Anfangs bleibt die Erkrankung oft unerkannt.

Typische Beschwerden

Die typischen Beschwerden der Colitis ulcerosa sind in Tabelle 3 zusammengefasst. Wenn solche Beschwerden auftreten, muss an eine Colitis ulcerosa gedacht werden. Allerdings sind weder die Beschwerden noch die üblicherweise veränderten Laborwerte so verlässlich, dass allein daraus die Diagnose gestellt werden könnte. Deshalb muss auch an viele *Alternativdiagnosen* (Differenzialdiagnosen) gedacht werden, beispielsweise an infektiöse Colitis, mikroskopische Colitis, Divertikulitis (Entzündung der Darmausstülpungen), Darmgefäßveränderungen, Gerinnungsstörungen und sogar Darmkrebs, die alle möglichst sicher ausgeschlossen werden müssen.

Die Diagnose Colitis ulcerosa wird *endoskopisch* und *histologisch* gestellt, d. h. durch eine *Dickdarmspiegelung* und Entnahme von *Gewebeproben*, die mit dem

Tab. 3: Typische Beschwerden bei Colitis ulcerosa.

- Blutungen in der Afterregion (perianale Blutungen)
- Durchfall (Diarrhöe)
- Kleinvolumige, schleimig-blutige Stuhlentleerungen
- Blutarmut (Anämie, Eisenmangel)
- Gelenkbeschwerden
- Hautveränderungen (Erythema nodosum)

Mikroskop von einem Pathologen (Gewebeexperten) untersucht werden müssen. Die Abbildungen 2 und 3 zeigen die typischen Veränderungen, die bei der Spiegelung bzw. unter dem Mikroskop zu erkennen sind.

Mögliche Ausdehnung der Entzündung

Typisch für die Colitis ulcerosa ist der so genannte *distale* Beginn: Die Erkrankung nimmt praktisch immer im Enddarm, auch Mastdarm (Rektum) genannt, ihren Anfang. Die Erkrankung kann im weiteren Verlauf auf das Rektum beschränkt bleiben oder sich proximal, d. h. nach oben hin, ausdehnen. Je nach Ausdehnungsgrad spricht man von

- „*distaler Colitis*", die nur Rektum und Sigma (= S-förmiger Krummdarm) betrifft,
- „*linksseitiger Colitis*", welche die ganze linke Hälfte des Dickdarms betrifft, und
- „*Pancolitis*", wenn der ganze Dickdarm betroffen ist.

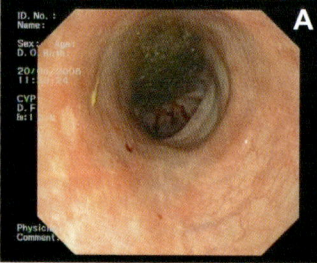 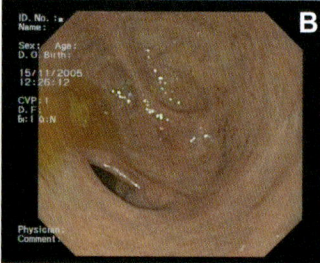 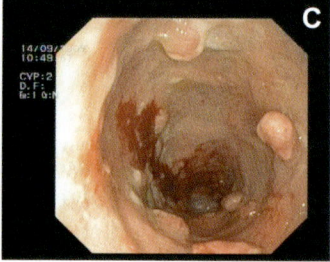

Abb. 2: Endoskopisches Bild der Colitis ulcerosa.

A: Leichte Entzündung mit diskreten Veränderungen der Schleimhaut in der linken Bildhälfte und weitgehend normaler Schleimhaut mit erhaltener Gefäßzeichnung in der rechten Bildhälfte.

B: Fortgeschrittene Entzündung, mit oberflächlichen Ulzerationen, die gesamte einsehbare Schleimhaut betreffend.

C: Schwerste akute Entzündung, mit erheblicher Vulnerabilität (Verletzlichkeit) der Schleimhaut, Blutungen, weitflächigem Verlust normaler Schleimhaut und Ausbildung von Pseudopolypen.

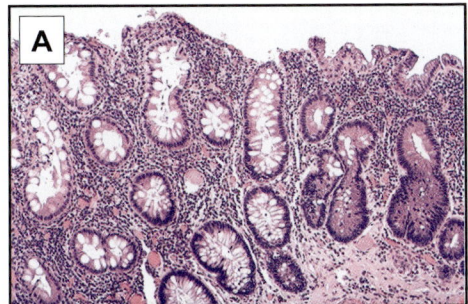

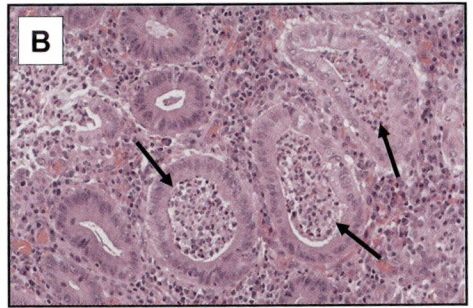

Abb. 3: Histologisches Bild der Colitis ulcerosa.
A: Längsschnitt durch die Dickdarmschleimhaut. Infiltration der Mukosa mit Entzündungszellen (Leukozyten).
B: Querschnitt durch die Dickdarmschleimhaut. Pfeile zeigen auf Kryptenabszesse, die typisch sind für Colitis ulcerosa.

Eigentlich geht die Colitis ulcerosa im Gegensatz zum Morbus Crohn nie auf den Dünndarm über, dennoch kann manchmal das unterste Stück Dünndarm nahe dem Übergang von Dünn- zu Dickdarm, das so genannte „terminale Ileum", betroffen sein. Dies ist als eine Art „Überschwappen" von Botenstoffen der Entzündung bei Pancolitis vom Kolon auf den Dünndarm zu verstehen und wird auch als *„Backwash-Ileitis"* bezeichnet.

Die Beschwerden des Betroffenen hängen nicht nur von der Aktivität der Erkrankung, sondern auch von deren Ausmaß ab. Patienten mit isoliertem Rektalbefall haben in der Regel deutlich weniger Beschwerden (und Komplikationen) als Patienten mit einer Pancolitis. Während die Diagnose Colitis ulcerosa in erster Linie mittels Endoskopie und Mikroskopie gestellt wird, lässt sich der Schweregrad der Erkrankung besser mittels Befragung des Betroffenen (*Anamnese*) und ausgewählten *Laborwerten* (Blutbild, CRP, Eisen, Alkalische Phosphatase; s. Kap. 6) erfassen.

Beschwerden außerhalb des Darms

Bei einigen der Patienten mit Colitis ulcerosa beschränkt sich die Erkrankung nicht auf den Darm, sondern wirkt sich auch an anderen Körperstellen (z. B. Haut, Gelenke, Knochen, Leber etc.) aus. Man bezeichnet dies auch als *„extraintestinale*

Tab. 4: Extraintestinale Manifestationen bei Colitis ulcerosa.

Art	Diagnostik	Therapie
Gelenkbeschwerden (Arme, Beine)	Röntgen, Sonographie (Ultraschall)	Grundkrankheit
Schleimhautentzündungen (Aphthen) im Mund	Inspektion (äußerliche Untersuchung)	Grundkrankheit
Augenentzündung	Inspektion	Grundkrankheit
Haut: Erythema nodosum	Inspektion, Palpation (Tastbefund)	Grundkrankheit
Haut: Pyoderma gangraenosum	Inspektion	Grundkrankheit, Lokalmaßnahmen (keine Operation)
Gelenkbeschwerden: Sakroileitis	Röntgen	SASP, evtl. Anti-TNF-Therapie
Gelenkbeschwerden: Morbus Bechterew	Röntgen	SASP, evtl. Anti-TNF-Therapie
Primär sklerosierende Cholangitis (= PSC)	Labor (AP) Endoskopie (ERCP)	Ursodeoxycholsäure ERCP-Überwachung, evtl. LTx

Selten: Perikarditis (Herzbeutelentzündung), Myokarditis (Herzmuskelentzündung), Glomerulonephritis (Nierenentzündung), Pankreatitis (Bauchspeicheldrüsenentzündung), Vaskulitis (Blutgefäßentzündung), Lungenerkrankungen.

Abkürzungen:

AP: Alkalische Phosphatase

ERCP: Endoskopische retrograde Cholangio-Pankreatikographie (Verfahren zur Darstellung der Gallengänge und des Pankreasgangs)

LTx: Lebertransplantation

SASP: Salazosulfapyridin

TNF: Tumor-Nekrose-Faktor

Manifestationen" (Tab. 4; s. a. Kap. 17). Interessanterweise können solche Begleiterscheinungen in einzelnen Fällen auch auftreten, *bevor* es zu Darmbeschwerden gekommen ist. Das macht die Diagnostik verständlicherweise besonders schwer. Ein Teil der extraintestinalen Manifestationen bedarf spezieller Untersuchungen und spezieller Therapien. Primäres Ziel ist jedoch immer, den Darm optimal zu behandeln, weil dadurch nicht zuletzt auch die Beschwerden außerhalb dieses Organs positiv beeinflusst werden. Völlig unklar ist derzeit, warum nur ein Teil der Betroffenen extraintestinale Manifestationen aufweist.

Krankheitsverlauf

Der Verlauf einer Colitis ulcerosa ist nicht vorhersagbar. Oft beginnt die Erkrankung schleichend mit Durchfall und blutig-schleimigen Stuhlbeimengungen, sie kann jedoch auch akut verlaufen mit massiven Durchfällen, krampfartigen Bauchschmerzen, Fieber, Blutarmut, Wasserverlust bis hin zu einem Schock. Ruhige Phasen nennt man *Remission* (klinische Remission = keine Beschwerden; endoskopische Remission = normale Darmschleimhaut, histologische Remission = keine Entzündung im Darm), die im Wechsel mit *akuten Schüben* auftreten („intermittierender Verlauf" bei ca. 40 % der Betroffenen). Bei einigen Patienten kommt es kaum zu wirklichen Ruhephasen; man spricht dann von einem

Der Verlauf einer Colitis ulcerosa ist nicht vorhersehbar.

- „*chronisch-aktiven Verlauf*" (Dauerschub bei ca. 5 bis 15 % der Betroffenen) oder von einem
- „*chronisch-rezidivierenden Verlauf*" (nur kurze Remissionen bei 10 bis 15 % der Betroffenen).

In seltenen Fällen kommt es zu einer *Schwerstverlaufsform*, auch „*toxisches Megakolon*" genannt, weil sich der Dickdarm dabei massiv aufweitet (bei 1 bis 6 % aller Betroffenen im Lauf des Lebens auftretend). Da es sich beim toxischen Megakolon aufgrund der Durchbruchsgefahr der Darmwand um eine echte *Notfallsituation* handelt, muss der Patient in diesem Fall *sofort* ins Krankenhaus eingeliefert und meist umgehend *operiert* werden.

23 bis 28 % der Betroffenen haben nur *eine* Krankheitsepisode über einen Untersuchungszeitraum von 5 bis 44 Jahren. Dies deutet darauf hin, dass nicht bei jedem Betroffenen nach Erstdiagnose mit einem Rezidiv zu rechnen ist.

Etwa ein Viertel der Betroffenen bleibt frei von Rezidiven

Komplikationen

Wichtigste Komplikationen, die auch diagnostisch erfasst werden müssen, sind die *Blutarmut*, das *toxische Megakolon*, die *extraintestinalen Manifestationen* und vor allem die *Darmtumoren*, auch „*kolorektale Karzinome*" genannt. Die Wahrscheinlichkeit, bei (ausgedehnter) Colitis ulcerosa nach 30 Jahren einen Darmkrebs zu entwickeln, liegt zwischen 9,5 und 16,5 %. Sie hängt ab von der Dauer der Erkrankung (klar erhöhtes Risiko ab 8 Jahren Krankheitsdauer), von der Ausdehnung und Schwere der Erkrankung (je schwerer erkrankt desto höher das Krebsrisiko), vom Alter bei Beginn der Erkrankung (je jünger desto höher das Krebsrisiko) und vom Vorliegen einer Leberbeteiligung (Patienten mit einer sog.

Darmkrebsrisiko

Tab. 5: Empfehlungen der Weltgesundheitsorganisation (WHO, 1995) zur endoskopischen Überwachung von Patienten mit Colitis ulcerosa.

Wer?
- Alle Patienten mit (nahezu) Pancolitis nach 8 Jahren Krankheitsdauer
- Alle Patienten mit Linksseitencolitis nach 12 Jahren Krankheitsdauer

Wie?
- Hohe Koloskopie (Dickdarmspiegelung) alle 1–2 Jahre
- Gewebeproben (Biopsien): aus normaler Mukosa (Schleimhaut) alle 10–12 cm, aus veränderter Mukosa immer

Konsequenzen?
- Gebewebproben negativ: Wiederholung der Spiegelung nach 1–2 Jahren
- Leichte histologische Veränderungen Richtung Tumor („low grade dyplasia"): Kontrolle in 3–6 Monaten
- In allen anderen Fällen muss der Dickdarm entfernt werden!

PSC [= primär sklerosierende Cholangitis] haben ein höheres Krebsrisiko). Aufgrund dieser Zahlen wurden Empfehlungen zur endoskopischen Überwachung (Darmspiegelung) von Patienten mit Colitis ulcerosa formuliert, um das Darmkrebsrisiko zu reduzieren (Tab. 5). Diese Darmspiegelungen müssen unabhängig vom den aktuellen Beschwerden durchgeführt werden. Dabei werden zahlreiche Gewebeproben entnommen und auf Krebs bzw. Krebsvorstufen untersucht. Wird etwas gefunden („positiver" Befund), muss der gesamte Dickdarm kurzfristig operativ entfernt werden.

Welche therapeutischen Möglichkeiten bieten sich an?

Medikamentöse und operative Therapiemöglichkeiten

Da die Ursache der Colitis ulcerosa noch immer ungeklärt ist, gibt es auch keine ursächliche Therapie. Die Darmkrankheit lässt sich durch *totale Entfernung des Dickdarmes* („totale Proktokolektomie") heilen. Diese Maßnahme ist jedoch nur in besonderen Fällen zu empfehlen (Tab. 6).

Die totale Entfernung des Dickdarmes führt entweder zu einem *künstlichen Darmausgang* („Ileostoma") oder es kann (meist in einer zweiten Operation) ein so genannter *„Pouch"* angelegt werden (dies ist eine Art Rekonstruktion des Mastdarms aus einem Teil des verbliebenen Dünndarmgewebes zum Zweck der teilweisen Kontinenz; s. Kap. 14). Ein funktionierender Pouch kann die Stuhlfrequenz von über 20 auf ca. 5 pro Tag reduzieren.

Tab. 6: Indikationen zur Dickdarmentfernung bei Colitis ulcerosa.

1. Toxisches Megakolon
2. Andere Komplikationen, die medikamentös nicht beherrscht werden können: unstillbare Blutung, Perforation (Reißen der Darmwand), anhaltende schwerste Entzündung
3. Darmkrebs oder Krebsvorstufen („schwere Dysplasien")

In allen anderen Fällen, in denen keine Operation durchgeführt werden muss, wird in erster Linie *medikamentös* behandelt. Die Medikamente bewirken eine Reduktion der Entzündungsaktivität und der Beschwerden (s. hierzu Kap. 12).

Wie ist die Prognose?

Die *Lebenserwartung* ist bei CED seit Einsatz der Steroide („Cortison") nahezu normal, die *Lebensqualität* dagegen vielfach eingeschränkt. Es wird geschätzt, dass etwa 70 bis 80 % der Betroffenen durch die etablierten Therapien zufrieden stellend behandelt werden können. Dabei muss es Ziel sein, nicht nur die aktuellen Beschwerden zu minimieren, sondern auch Komplikationen möglichst zu vermeiden. Hierzu gehört eine konsequente, individuell angepasste antientzündliche Therapie sowie eine konsequente Tumorüberwachung mittels Endoskopie nach den aktuellen Empfehlungen. Schließlich sollten Mangelerscheinungen aufgrund der Darmerkrankung vermieden sowie extraintestinale Komplikationen erfasst und ggf. therapiert werden.

4 Symptome des Morbus Crohn und der Colitis ulcerosa – Ursachen und Bedeutung für die Diagnosestellung

T. Andus

„Symptome" sind körperliche Beschwerden oder Auffälligkeiten, die durch Krankheiten entstehen. Sie können einerseits zu Belastungen und Behinderungen führen, helfen andererseits jedoch, die Diagnose zu stellen.

Leider ist es nicht so, dass bestimmte Symptome allein es schon erlauben, die Diagnose eines Morbus Crohn oder einer Colitis ulcerosa zu stellen oder auszuschließen. Es gibt zwar *typische Konstellationen*, die einen Verdacht wecken oder eine der beiden Diagnosen wahrscheinlich machen. Häufig sind die Symptome aber leider uncharakteristisch, was nicht selten dazu führt, dass die Diagnosestellung insbesondere beim Morbus Crohn erst nach Monaten erfolgt.

„Typischer" Morbus Crohn

Bauchschmerzen, Durchfälle

Die typischen Symptome des Morbus Crohn sind:
- Bauchschmerzen
- Durchfälle
- Gewichtsverlust
- Fieber
- Blässe
- Fistelbildung
- Extraintestinale Manifestationen, z. B. Gelenkbeschwerden, Erythema nodosum (rötliche, schmerzhafte Flecken auf der Haut), Augenentzündungen.

„Typische" Colitis ulcerosa

Blutige Durchfälle

Die typischen Symptome der Colitis ulcerosa sind:
- (Meist) blutige Durchfälle
- Bauchschmerzen
- Fieber

Tab. 1: *Häufigkeit von Symptomen bei Morbus Crohn und Colitis ulcerosa.*

	Morbus Crohn	Colitis ulcerosa
Blutige Durchfälle	22 %	80 %
Durchfälle	73 %	52 %
Bauchschmerzen	77 %	47 %
Fisteln	16 %	0 %
Gewichtsverlust	54 %	5 %
Fieber	35 %	1 %
Blutarmut, Blässe, Müdigkeit	27 %	15 %
Hautentzündungen	17 %	25 %
Augenentzündungen	12 %	15 %
Gelenkschmerzen	52 %	60 %
Leber und Bauchspeicheldrüse	12 %	26 %

- Extraintestinale Manifestationen: z. B. Gelenkbeschwerden, Pyoderma gangraenosum (Eiterpusteln), Augenentzündungen.

Häufigkeit der Symptome

Nicht alle Symptome müssen vorhanden sein! Die Häufigkeiten der Symptome bei Morbus Crohn und Colitis ulcerosa sind in Tabelle 1 vergleichend angegeben.

Neben der enormen Bedeutung für die rasche und richtige Diagnosestellung geben die jeweils vorliegenden Symptome auch wichtige Hinweise für das Erkennen von Komplikationen und Begleiterscheinungen der Erkrankung.

Spezielle Symptome

Im Folgenden soll auf die möglichen Ursachen der einzelnen Symptome sowie auf deren Bedeutung für die Diagnosefindung näher eingegangen werden.

Bauchschmerzen

Bauchschmerzen können viele Ursachen haben. Zum einen führt eine *Entzündung des Darms* durch die Reizung der Darmnerven zu einer vermehrten Schmerzempfindung. Wenn eine *Darmverengung* (Stenose, Striktur) vorliegt, kommt es zu

Koliken, Stenosen   krampfartigen Schmerzen (Koliken), wenn der Darm versucht, Nahrung durch die enge Stelle hindurchzupressen. Hier kann es auch zu einer walzenförmigen Verdickung, vor allem im rechten Unterbauch kommen. Oft kommt es dann nach einiger Zeit zu einem plötzlichen Nachlassen der Koliken, wenn die Nahrung (vor allem ballaststoffreiche Kost) durch die enge Stelle hindurchgerutscht ist; es kann aber auch zu einem kompletten *Darmverschluss* kommen.

Kolikartige Schmerzen sind auch typisch für *Gallen-* und *Nierensteinleiden*, die gehäuft bei Morbus Crohn und Colitis ulcerosa vorkommen.

Seltener ist eine durch den Morbus Crohn oder durch die für dessen Behandlung notwendigen Medikamente (5-Aminosalicylsäure = 5-ASA, Azathioprin) ausgelöste *Entzündung der Bauchspeicheldrüse* (Pankreatitis) Ursache der Bauchschmerzen.

Aber auch andere Krankheiten, z. B. eine *Blinddarmentzündung* (häufige Ursache), *Darmkrebs* (gehäuft bei langjähriger Colitis ulcerosa vorkommend) oder andere Darmentzündungen (z. B. Divertikulitis = Entzündung der Darmausstülpungen), können zu Bauchschmerzen führen. Neben diesen schwerwiegenden Erkrankungen können aber auch weitaus ungefährlichere Krankheiten, z. B. das Vorliegen eines Reizdarms, die Ursache starker Bauchschmerzen sein.

Insgesamt gibt es eine Vielzahl möglicher Ursachen, die der Arzt in seine Erwägungen miteinbeziehen muss, um eine richtige Diagnose zu stellen.

Durchfall

Durchfälle sind neben den Bauchschmerzen das häufigste und wichtigste Symptom bei chronisch entzündlichen Darmerkrankungen. Hier kann für die Unterscheidung der Krankheiten die Art der Durchfälle wichtig sein. Die Colitis ulcerosa geht, wie oben angegeben, sehr häufig mit *blutigen* Durchfällen einher. Dies ist beim Morbus Crohn seltener. Alle entzündungsbedingten Durchfälle treten auch auf, wenn der Patient nicht isst.

Entzündeter Darm   Das Auftreten von Durchfällen kann mehrere Ursachen haben. Häufig ist die *Darmentzündung* dafür verantwortlich, da dies zu einer vermehrten Flüssigkeitsausscheidung in den Darm und/oder zu einer verringerten Flüssigkeitsaufnahme im Dickdarm führt. Aber auch die Störung der Zuckeraufnahme des Darms durch die Entzündung kann beispielsweise zu Durchfällen führen (sekundäre Lactoseintoleranz).

Bei Morbus Crohn muss immer auch an das Vorliegen von interenterischen *Fisteln* gedacht werden: Hierbei kommt es zu einer Art „Kurzschluss" bzw. zu einer „Abkürzung" zwischen oberen und unteren Darmschlingen und damit gegebenenfalls zu einer maximal schnellen Darmpassage selbst dann, wenn gar keine Entzündung mehr vorliegt.

Indirekt kann beim Morbus Crohn die Entzündung oder eine durch die Entzündung notwendige Entfernung des letzten Dünndarmstücks (terminales Ileum) dazu führen, dass die *Gallenflüssigkeit* nicht mehr zwischen Leber, Gallenblase und Darm recycelt wird. Dadurch wirkt die Galle im Dickdarm abführend.

In sehr seltenen Fällen führen die chronisch entzündlichen Darmerkrankungen zu einer weiteren entzündlichen Erkrankung, der *Amyloidose*, die die Situation weiter verschlechtert.

Wenn bei Colitis ulcerosa nach Entfernung des Dickdarms ein so genannter Pouch (s. Kap. 14) vorliegt, können verstärkte Durchfälle ein Hinweis für das Vorliegen einer *Pouchitis* (Entzündung im Pouch; s. Kap. 16) sein.

Viele weitere entzündliche (z. B. Infekte, einheimische Sprue = fieberhafte Erkrankung mit Fettstühlen und Blutarmut) und nichtentzündliche Darmerkrankungen (z. B. Milchzuckerunverträglichkeit, bakterielle Fehlbesiedlung) können zu Durchfällen führen. Infekte dürften hierbei zu den häufigsten Ursachen gehören. Auch der an sich harmlose Reizdarm kann zu stärkeren Durchfällen führen.

Darminfektionen

Verstopfung

In einigen Fällen können Patienten mit Morbus Crohn auch plötzlich an Verstopfung (Obstipation) leiden. Hier muss insbesondere an einen *Darmverschluss* (Ileus) gedacht werden.

Darmverschluss

Schluckbeschwerden

Da der Morbus Crohn alle Anteile des Magen-Darm-Trakts zwischen Mund und After befallen kann, kommt es durch eine *Entzündung der Speiseröhre* (Ösophagitis) gelegentlich zu Schluckstörungen.

Auch diese können natürlich andere Ursachen (Soor = Pilzinfekt, Virusösophagitis usw.) haben.

Brennen im Mund

Wie für die Speiseröhre gilt Ähnliches auch für die Mundschleimhaut, wo in seltenen Fällen eine durch den Morbus Crohn bedingte Entzündung *(Aphthen)* zu Beschwerden führen kann.

Zungenbrennen kann aber auch ein Hinweis auf Eisenmangel durch Blutverluste oder eine länger dauernde Entzündung sein.

Sekretion/Fistelung

Da beim Morbus Crohn die Entzündung die ganze Darmwand erfasst, kann es zu so genannten *Fisteln* kommen. Hier führt die entzündungsbedingte Zerstörung zur Bildung eines Kanals aus dem Darm zur Haut oder zu anderen Organen. Am häu-

Fistelbildung bei Morbus Crohn

figsten münden diese Fisteln in der Nähe des Afters (perianale Fisteln). Sie können aber auch an anderen Stellen auftreten, z. B. an der Bauchwand (abdominal). Besonders gefährlich bzw. unangenehm sind Fisteln, die zur Harnblase oder zur Scheide (Vagina) führen. Im ersteren Fall kommt es typischerweise zum Abgang von Luft mit dem Urin und zu häufigen Harnwegsinfekten.

Das Auftreten von Fisteln ist *typisch für den Morbus Crohn* und macht diese Diagnose sehr wahrscheinlich.

Extraintestinale Manifestationen

Bei den chronisch entzündlichen Darmerkrankungen kommen auch häufig so genannte extraintestinale Manifestationen vor. Hierbei handelt es sich um krankheitsbedingte Symptome, die jedoch nicht direkt mit dem Magen-Darm-Trakt zu tun haben.

Gelenkbeschwerden

Gelenkschmerzen

Die häufigsten extraintestinale Manifestationen sind die *Gelenkbeteiligungen*. Meist äußert sich das mit Schmerzen *(Arthralgien)*, seltener mit einer stärkeren Gelenkentzündung *(Arthritis)*, die mit einer Rötung, Überwärmung, Schwellung und Bewegungseinschränkung einhergehen kann.

Besonders hervorzuheben ist hier die *Entzündung der Kreuzbeingelenke* (Sakroileitis) die insbesondere bei Männern mit Morbus Crohn vorkommt und leider nicht mit der Entzündungsaktivität des Darms korreliert. Die Sakroileitis kann in einen Morbus Bechterew übergehen.

Knochenschmerzen

Osteoporose

Knochenschmerzen dürften bei Patienten mit chronisch entzündlichen Darmerkrankungen am häufigsten durch eine *Osteoporose* bedingt sein: Nach längerer Krankheit, insbesondere bei einem Dünndarmbefall und nach länger dauernder Behandlung mit „Cortisonpräparaten" kommt es zunächst zu einer Entkalkung der Knochen und in der Folge eventuell auch zu Knochenbrüchen.

Sehr viel seltener ist die Ursache eine so genannte „aseptische Knochennekrose". Hierbei führt die Behandlung mit „Cortisonpräparaten" zur Knochenzerstörung, insbesondere eines Hüftkopfes.

Hautsymptome

An der Haut können verschiedene Veränderungen bei den chronisch entzündlichen Darmerkrankungen auftreten.

Eine starke Entzündung mit Hautdefekten und Eiterbildung weist auf ein leider oft schwer behandelbares *Pyoderma gangraenosum* hin.

Eine mit Schwellung, Schmerzen (und evtl. Fieber) verbundene Rötung könnte durch einen *Abszess* bedingt sein. Dies ist eine meist im Zusammenhang mit inkompletten Fisteln entstandene Eiterhöhle.

Zum Teil schmerzhafte rötlich-bläuliche Flecken, insbesondere an den Unterschenkeln, weisen auf ein *Erythema nodosum* hin. Dieses kommt gehäuft bei Frauen vor und verschwindet rasch nach Behandlung der Darmentzündung.

Hautentzündungen

Schwellungen können durch *Wassereinlagerungen* (Ödeme) hervorgerufen werden. Diese sind wiederum Folge eines Eiweißmangels, der durch die Nahrungsaufnahmestörung hervorgerufen wird. In seltenen Fällen kann auch eine Amyloidose mit nephrotischem Syndrom vorliegen.

Eine *Gelbfärbung* der Haut und der Skleren (= Lederhaut des Auges) und *Juckreiz* weisen auf eine *Erkrankung der Gallenwege* mit Rückstau der Galle ins Blut hin. Dies könnte durch ein *Gallensteinleiden* oder eine so genannte *primär sklerosierende Cholangitis (PSC)* bedingt sein. Beides kommt bei chronisch entzündlichen Darmerkrankungen vor.

Auch hier gilt generell, dass auch andere Ursachen für die beschriebenen Hautsymptome infrage kommen können.

Augensymptome

Die Augenbeteiligung bei den chronisch entzündlichen Darmerkrankungen zeigt sich durch *Augenbrennen*, *Rötungen* (Bindehautentzündungen = Konjunktivitis), *Schleiersehen* (Iritis/Uveitis = Entzündung der Regenbogenhaut/Aderhaut) oder *Sehstörungen*.

Augensymptome wie diese können jedoch bei vielen verschiedenen Krankheiten auftreten.

Allgemeinsymptome

Die Entzündungsaktivität und deren Folgen führen auch zu den nachfolgend beschriebenen allgemeinen Krankheitssymptomen.

Müdigkeit

Blutarmut

Eine gestörte Eisenaufnahme und/oder ein Blutverlust durch den Darm führen zu einer *Anämie* (Blutarmut). Auch eine gestörte Vitaminaufnahme (Vitamin-B_{12}-Mangel, Folsäuremangel) kann solche Auswirkungen haben. Beim Vorliegen einer Anämie kommt es zu Müdigkeit, Schwäche und evtl. auch zu Kurzatmigkeit.

Eine andere Ursache für solch eine Müdigkeit und Schwäche kann ein Mangel von körpereigenem Cortison sein. Bei längerer Gabe von „Cortisonpräparaten" stellen die Nebennieren die körpereigene Cortisonproduktion ein (Morbus Addison). Dies kann durch sehr langsame Dosisverminderung („Ausschleichen") verhindert werden.

Fieber

Fieber ist ein allgemeiner Hinweis auf eine Entzündung im Körper. Diese kann durch eine Infektion, einen Abszess, aber auch durch viele andere Ursachen ausgelöst werden.

Zusammenfassung

Vielschichtige
Symptomatik

Die Symptome der chronisch entzündlichen Darmerkrankungen (CED) sind sich sehr ähnlich, was die Unterscheidung zwischen Morbus Crohn und Colitis ulcerosa manchmal schwierig macht.

Auch die Unterscheidung zu anderen Krankheiten, wie beispielsweise infektiösen Darmerkrankungen, ist nicht immer einfach.

Neben den typischen Krankheitssymptomen der CED, die direkt durch die Entzündung des Magen-Darm-Trakts entstehen, gibt es auch indirekte Folgen der Erkrankung, die so genannten extraintestinalen Manifestationen. Diese können zeitlich sogar den Darmsymptomen vorausgehen, was die Diagnosestellung extrem schwierig machen kann.

Die Vieldeutigkeit der Symptome erfordert vom Arzt eine sehr sorgfältige Diagnostik, um dann in der Folge auch adäquat behandeln zu können.

Diagnostik bei chronisch entzündlichen Darmerkrankungen – ein Überblick

5

B. Lembcke

Eine sorgfältige Untersuchung ist Grundlage für die individuelle „maßgeschneiderte" Beurteilung des Patienten in seiner aktuellen Krankheitssituation, für die vorausschauende (prospektive) Abschätzung und die rückblickende (retrospektive) Beurteilung des Verlaufs der Erkrankung und ihrer Auswirkungen für den Patienten. Damit ist die Diagnostik auch unabdingbare Voraussetzung sachgerechter Therapie.

Die durch die Diagnostik – mitunter schlagartig, mitunter peu à peu – transparent werdende Diagnose stellt dabei die Summe der therapeutisch, prognostisch und präventiv relevanten Informationen dar, das heißt, die Diagnose beinhaltet weit mehr als ein Etikett für eine Erkrankung.

Diagnostik: Summe wesentlicher Informationen

Komplexe Erkrankungen wie die chronisch entzündlichen Darmerkrankungen (CED) mit ihrem individuell recht unterschiedlichen Verlauf, einer Vielzahl möglicher Begleit- oder Folgeerscheinungen und Komplikationen im frühen oder späteren Verlauf des Krankheitsgeschehens erfordern dabei besondere Erfahrung, Umsicht und Einfühlungsvermögen in die individuellen Belange des Erkrankten.

Diagnostische Schemata („Checklisten") sind hierbei fehl am Platz, ebenso die Betonung „rationeller" Vorgehensweisen, die verbal diagnostische Zielstrebigkeit (des Arztes) zur Leitlinie erhebt, wo inhaltlich doch eigentlich das Bemühen um eine sachgerechte Erfassung der *Situation des Patienten* im Vordergrund steht.

Im Gespräch mit dem Patienten fällt allerdings oft auf, dass der Beurteilung diagnostischer Maßnahmen durch den Patienten ein anderes Verständnis zugrunde liegt. Redewendungen wie „habe [...] über mich ergehen lassen (müssen)" im Zusammenhang mit diagnostischen Methoden verdeutlichen, dass einige Untersuchungsmethoden bei CED unangenehm sein können und beinhalten gleichzeitig eine Abwehrhaltung gegenüber der – durchaus nicht seltenen – Notwendigkeit, derartige Untersuchungen womöglich nochmals „durchmachen" zu müssen.

Diese passive Einstellung gegenüber diagnostischen Methoden ist bedauerlich und offensichtlich in Deutschland wesentlich stärker ausgeprägt als zum Beispiel in den USA, wo Patienten eine wesentlich stärkere Eigenverantwortlichkeit für sich und ihre Erkrankung empfinden und leben. Sie legen großen Wert darauf, ihrer Krankheit ganz gezielt, das heißt mit besonders qualifizierten Methoden der Diagnostik und Therapie zu begegnen, *um etwas für sich zu tun.* Der diagnostische

Diagnostik nutzen = profitieren

Weg wird daher mehr grundsätzlich und als eine notwendige Aktion für das eigene Wohl und nicht temporär und als eine Aktion gegen die situative Befindlichkeit gesehen und verstanden.

Die chronisch entzündlichen Darmerkrankungen Morbus Crohn und Colitis ulcerosa stellen Erkrankungen dar, für die wir keinen Erreger oder eine andere unmittelbare Ursache verantwortlich machen können und die durch einen chronischen Verlauf gekennzeichnet sind. Dabei können die Symptome dieser Erkrankungen einer Vielzahl anderer Darmerkrankungen mit bekannter Ursache (Ätiologie) gleichen, die kausal behandelbar und/oder vorübergehender Natur sind.

Dieses zu wissen bedeutet, dass vor der „Etikettierung" der vorliegenden Erkrankung als Morbus Crohn oder Colitis ulcerosa andere, ähnlich imponierende Erkrankungen ausgeschlossen sein und eine längere Beobachtungsphase die diagnostische Sicherheit der Befunde untermauern sollten. Es ist keinesfalls fehlender diagnostischer Scharfsinn, wenn der Arzt zunächst eine „Darmentzündung" diagnostiziert und erst im Verlauf die Feststellung eines Morbus Crohn oder einer Colitis ulcerosa trifft – eher profunde Kenntnis von der Natur dieser Erkrankungen.

Einzelbefunde nicht überbewerten!

In gleicher Weise ist die entsetzte Reaktion manches Patienten nur zu verständlich, wenn nach jahrelanger Diagnose „Colitis ulcerosa" eines Tages aufgrund einer Beteiligung des Dünndarms eine Revision der Diagnose als „Morbus Crohn" erfolgt, da er sich falsch beurteilt fühlt. Für den mit CED vertrauten Arzt ist eine solche Änderung im Krankheitsbild weniger ungewöhnlich, da er den Mosaikcharakter dieser Erkrankungen und das jeweilige diagnostische Fundament kennt. Die dieser Situation zugrunde liegende offenbare Schwierigkeit einer hieb- und stichfesten, bleibend gültigen Diagnose ist dadurch begründet, dass kein Laborbefund, kein Endoskopie-, Röntgen- oder Ultraschallbefund, nicht einmal die histologische Untersuchung in diesem Sinne direkt beweisend für einen Morbus Crohn oder eine Colitis ulcerosa ist.

Das unterscheidet die CED von vielen (aber nicht allen) anderen Erkrankungen, zum Beispiel einem Magengeschwür. Dennoch lassen sich beide Diagnosen (Morbus Crohn, Colitis ulcerosa) bei der überwiegenden Mehrzahl der Patienten zuverlässig stellen. Entscheidend dabei ist die Erhebung anamnestischer sowie klinischer Daten und ihre Einbeziehung in die Befunde endoskopischer, bioptischer und radiologischer sowie sonographischer Untersuchungen; die Diagnose entsteht dabei nach Art eines Mosaiks, für dessen gesamtbildliche Erkennung je nach Aussagekraft der Einzelteile und entsprechend der Erfahrung des Anwenders im Hinblick auf das fertige Bild und seine Variationsmöglichkeiten viele oder wenige Teilchen erforderlich sind.

Erstdiagnose: umfassende Untersuchungen

Bei der Erstuntersuchung dienen Untersuchungen der Differenzialdiagnose (d. h. der Abgrenzung anderer Erkrankungen mit ähnlicher Symptomatik), der Beurteilung der Ausdehnung der Erkrankung, der Erfassung der entzündlichen Aktivität sowie der Feststellung und Quantifizierung von Komplikationen.

Weitere Überlegungen müssen der Durchführbarkeit einer geplanten Therapie (Kontraindikationen?) gelten; darüber hinaus kann es ratsam sein, bestimmte Ausgangswerte für später erforderliche Kontrollen zu dokumentieren, wenn ein chronischer Krankheitsverlauf vorliegt und mit Veränderungen im Verlauf gerechnet werden muss.

Kontrolluntersuchungen sind erforderlich bei unangemessenem Krankheitsverlauf, neuen Überlegungen zur Krankheitsentität ("Diagnose"), zur Erfassung der Aktivität oder von Komplikationen (der Erkrankung, durch die Medikation oder als Folge vorausgegangener Operationen) sowie zur Beurteilung der aktuellen Situation vor wesentlichen Entscheidungen (geplante Therapieänderung, Operationen).

Colitis ulcerosa

Bei typischem Erscheinungsbild (Anamnese, Klinik) ist für die Colitis ulcerosa die Spiegelung des Dickdarms die wichtigste und zuverlässigste Untersuchungsmethode. Dabei muss die *obere Grenze der entzündeten Region* eingesehen werden, das heißt, je nach Ausdehnung ist eine

- *Rektoskopie* (Spiegelung des Mastdarms),
- *Sigmoidoskopie* (Spiegelung von Mastdarm und Sigma) oder
- *Koloskopie* (Spiegelung des gesamten Dickdarms und des untersten Dünndarmabschnitts)

Darmspiegelung: objektives Bild

erforderlich.

Die verschiedenen Verfahren sind für den Patienten in unterschiedlicher Weise belastend und bedürfen einer differenzierten Vorbereitung, die von der unkomplizierten Verabreichung eines Einlaufs (bei der Rektoskopie) bis hin zu einer intensiven Darmvorbereitung (Nahrungsmittelkarenz, Darmspülung, Abführmittel, Schmerz- und Beruhigungsmittel) bei der Spiegelung des gesamten Dickdarms reichen kann. Durchführung sowie Vor- und Nachteile der genannten Untersuchungsmethoden werden in Kapitel 9 ("Endoskopie bei chronisch entzündlichen Darmerkrankungen") ausführlich dargestellt.

Der Nachweis über das Fehlen bekannter Erreger (Untersuchungen im Blut bzw. Stuhl und evtl. Biopsiegewebe) sowie etablierte Blutuntersuchungen (Blutkörperchensenkungsgeschwindigkeit, CRP, Blutbild, Leberwerte, Elektrophorese) und eine Urinuntersuchung sind weitere Minimalanforderungen. In vielen Fällen schwieriger Abgrenzbarkeit gegenüber dem Morbus Crohn (ca. 15 bis 20 % der Patienten) können aufwändigere Blutuntersuchungen (z. B. pANCA) möglicherweise Hilfestellung geben. Der Nachweis von Genmutationen ist derzeit noch keine diagnostische Hilfe in Klinik und Praxis, sondern dient ausschließlich wissenschaftlichen Fragestellungen.

Morbus Crohn

Diskontinuierliche Erkrankung

Im Gegensatz zur Colitis ulcerosa erfordert die Erstdiagnostik beim Morbus Crohn eine Beurteilung des *gesamten Magen-Darm-Traktes*, da die Erkrankung abschnittsweise bzw. fleckförmig (diskontinuierlich) auftritt und dabei vom Mund bis zum Analkanal prinzipiell alle Darmabschnitte befallen kann.

Eine umfassende *Primärdiagnostik* erfordert daher neben der Dickdarmspiegelung auch die vollständige Röntgenuntersuchung des Dünndarms und eine Endoskopie von Speiseröhre, Magen und Zwölffingerdarm („Gastroskopie"). Prinzipiell ist dabei die Beurteilung des Magens und des Dickdarms auch durch die Röntgenuntersuchung möglich, die jedoch als weniger genau gelten muss. Umgekehrt kann eine Spiegelung des Dünndarms durch die so genannte Kapselendoskopie (vgl. Kap. 8 u. 9) grundsätzlich die Röntgenuntersuchung ersetzen; dies ist jedoch nicht ratsam, da Stenosen (Engstellungen) zu einer bedrohlichen Einklemmung

Erfassung aller erkrankten Abschnitte

führen können. Von zunehmend etablierter Bedeutung bei CED ist die hochauflösende Sonographie (s. Kap. 7), die als nichtinvasives Verfahren in der Hand des Geübten sehr genaue Befunde zu Krankheitsentität, -ausdehnung, -aktivität und Komplikationen ermöglicht.

Laboruntersuchungen beim Morbus Crohn betreffen die Entzündungssymptomatik, die Abgrenzung anderer Erkrankungen, aber auch die Erfassung von Befunden, deren Veränderung die Anbahnung einer Komplikation anzeigt (z. B. Vitamin-B_{12}-Spiegel). In besonderen Situationen, zum Beispiel nach chirurgischer Entfernung des Übergangsbereiches vom Dünn- in den Dickdarm (Ileozökalresektion), ist die Kontrolle des Vitamin-B_{12}-Spiegels, der Oxalsäureausscheidung im Urin oder auch der Stuhlfettausscheidung unter Umständen von therapeutischer Bedeutung. Nach individuellen Mangelzuständen (Zink-, Eisen-, Vitaminmangel) kann in besonderen Situationen gesucht werden.

Krankheitsaktivität

Objektive Erfassung

Die Aktivität chronisch entzündlicher Darmerkrankungen lässt sich anhand anamnestischer Angaben, klinischer Befunde und einfacher Laboruntersuchungen abschätzen; bei der Colitis ulcerosa zudem durch die Rektoskopie (s. oben); aufwendige Methoden sind hierzu meistens nicht erforderlich.

In Zweifelsfällen vermag die unbelastende Bestimmung der fäkalen α-1-Antitrypsin-Clearance oder die Messung der Calprotectin-Konzentration im Stuhl (Granulozyten-Marker) Unklarheiten über die entzündliche Aktivität auszuräumen. Diese Untersuchungen spielen in der klinischen Praxis jedoch nur eine relativ geringe Rolle.

Sehr empfehlenswert ist es, 2 bis 4 Wochen vor einer Kontrolluntersuchung sowie bei einer Änderung der Symptomatik ein persönliches standardisiertes Symptomprotokoll zu führen, in dem die Beschwerden quantitativ festgehalten werden.

Subjektives Empfinden

Diagnostik von Komplikationen und Begleiterkrankungen

Probleme können beim *Morbus Crohn* einerseits aus Komplikationen im akuten Schub sowie längerfristig durch den Funktionsverlust bestimmter Darmfunktionen auftreten. Laboruntersuchungen (vgl. Kap. 6) können hier helfen, diese Veränderungen frühzeitig zu erkennen, um sie einer korrektiven Behandlung zuzuführen.

Häufige Symptome der Erkrankung, die als Komplikationen aufzufassen sind, wären eine Anämie (Blutarmut), die durch die Entzündung selbst, Blutverluste über den Darm, mangelnde Nahrungsaufnahme bei schlechter Befindlichkeit, durch Resorptionsstörungen (Medikamente!), durch Vitamin-B_{12}-Mangel oder Folsäuremangel mitverursacht sein kann, oder ein Eiweißverlust, bedingt durch die Sequestration und Resorptionsstörungen mit der Folge von Wassereinlagerungen im Bauchraum oder im Knöchelbereich.

Folgen der Entzündung treten oft erst später auf.

Längerfristige Entzündungszustände im Dünndarm führen häufig zu einem Zink- und gelegentlich zu Magnesiummangel. Wichtig ist die Frage nach einem Vitamin-B_{12}-Mangel, der sich schleichend entwickeln kann (und daher leicht übersehen wird). Mit einem Vitamin-B_{12}-Mangel ist insbesondere dann zu rechnen, wenn mehr als 50 cm des terminalen Ileums erkrankt oder entfernt sind, da das Ileum spezifisch für die Resorption von Vitamin B_{12} (und Gallensäuren) eingerichtet ist.

Problemzone: terminales Ileum

Eine verminderte Resorption von konjugierten Gallensäuren im terminalen Ileum hat zur Folge, dass der normale Gallensäurekreislauf unterbrochen wird. Folge ist eine wäßrige Diarrhöe (chologene Diarrhöe), die medikamentös gut beeinflussbar ist. Bei Resektion ausgedehnter Abschnitte des Ileums oder Rezidiv nach Resektion kommt es zum sog. dekompensierten Gallensäureverlust mit der Folge von Fettstühlen und einer Beeinträchtigung der Resorption fettlöslicher Vitamine (A, D, E, K). Für die Behandlung von Patienten mit Morbus Crohn des terminalen Ileums bzw. nach Ileozökalresektion kann es daher erforderlich sein zu objektivieren, ob eine chologene Diarrhöe oder bereits ein dekompensiertes Gallensäureverlustsyndrom vorliegt und ob als Folge Störungen, z. B. des Vitaminhaushalts, eingetreten sind.

Nierensteine häufiger

Der vermehrte Verlust von Gallensäuren in den Dickdarm stellt zudem – insbesondere im Zusammenhang mit einer vermehrten Fettausscheidung – die Ursache dafür dar, dass bei Patienten mit Morbus Crohn und Ileozökalresektion etwa 40-mal häufiger Nierensteine gefunden werden als in der Normalbevölkerung. Bei diesen Steinen handelt es sich ganz überwiegend um Oxalatsteine. Diese Störungen werden erfahrungsgemäß zu wenig beachtet. Patienten mit Ileum- oder Ileozökalresektion sollten daher möglichst postoperativ immer auch vom Gastroenterologen gesehen werden.

Abszesse

Weitere wichtige Gründe für Laboruntersuchungen ergeben sich aus der Suche nach Abszessen sowie chronisch-eitriger Entzündung, die sich durch eine anhaltende Leukozytose (Vermehrung der weißen Blutkörperchen) vermuten lassen und dann Anlass für weitere Untersuchungen (Sonographie, Magnetresonanztomographie [MRT], Computertomographie) sind. Gelegentlich verdient auch die Bestimmung von Leberenzymen (Alkalische Phosphatase, γ-GT) im Blut Beachtung, da bisweilen entzündliche Veränderungen an den ableitenden Gallenwegen mit CED assoziiert sind. Diese zu erkennen ist für die weitere Therapie und die Prognose bedeutsam.

Gelenke und Knochen

Ähnliches gilt für die Synovialarthritis, einen Symptomenkomplex von Gelenkschmerzen, in 50 bis 60 % positivem HLA-B27-Befund und negativem Rheumafaktor: Gelenk- oder vielmehr Knochenschmerzen sollten jedoch auch Veranlassung sein, eine durch die Grundkrankheit, Malabsorption und medikamentöse Therapie (Kortikosteroide) hervorgerufene Osteoporose zu bedenken, deren frühzeitige Erfassung nur mit sehr empfindlichen Methoden (quantitative Knochendichtemessung mit nuklearmedizinischen oder radiologischen Verfahren) gelingt, für die ein individueller Vergleichswert in der Frühphase der Erkrankung große Bedeutung besitzt.

Therapiekontrolle: alles im Griff

Eine neu begonnene medikamentöse Therapie sollte insbesondere anfangs sowie bei langfristiger Fortsetzung durch flankierende Untersuchungen (Blutbild, Transaminasen, Urinstatus) individuell hinsichtlich der Reaktion des Patienten überprüft werden; dies gilt insbesondere für solche Substanzen, bei denen Abweichungen regelhaft auftreten (z. B. Leukozytenkontrolle bei Einnahme von Azathioprin), sowie für stark eingreifende Therapieformen (z. B. TNFα-Antikörper-Infusionen).

Eine ausführliche Darstellung der wichtigsten Begleiterkrankungen chronisch entzündlicher Darmerkrankungen findet sich in Kapitel 17.

Zusammenfassung

Die Diagnostik bei chronisch entzündlichen Darmerkrankungen kann sich insgesamt auf ein etabliertes und breit gefächertes Arsenal an Untersuchungsverfahren stützen, die, sinnvoll eingesetzt, eine effektive Hilfestellung für die ärztlichen Bemühungen um eine angemessene Beurteilung und Behandlung des Patienten und seiner Erkrankung darstellen. Ängste vor diesen diagnostischen Verfahren sind nicht angebracht.

Die wichtigsten diagnostischen Methoden, von der Labordiagnostik bis hin zu apparativen Verfahren, werden in den folgenden Kapiteln näher erläutert.

6 Was leistet die Labormedizin bei der Diagnostik chronisch entzündlicher Darmerkrankungen?

V. Keim

Zum Nachweis von chronisch entzündlichen Darmerkrankungen (CED) wie Morbus Crohn oder Colitis ulcerosa existieren verschiedene Untersuchungsmethoden. An erster Stelle ist hier die histologische (feingewebliche) Untersuchung von Gewebeproben zu nennen, die im Rahmen einer Endoskopie (Spiegelung) des Magen-Darm-Trakts entnommen wurden. Mit anderen Verfahren (z. B. Röntgen oder Magnetresonanztomographie = MRT) kann die Erkrankung nicht sicher genug nachgewiesen werden, diese können jedoch zur Ausbreitungsdiagnostik und zum Nachweis von Komplikationen eingesetzt werden. Ähnliches gilt auch für die Labordiagnostik, die nichts oder nur wenig zur Primärdiagnostik beiträgt, jedoch einiges über eingetretene Probleme und Komplikationen aussagen kann.

Nachweis von Komplikationen

Der *Stellenwert der Labordiagnostik* ist dann am größten, wenn eine *genaue Fragestellung* oder ein *spezifisches Problem* vorliegen. Eine „allgemeine" Einschätzung von Erkrankungsrisiken, eine Abschätzung des Verlaufs in den nächsten Wochen oder gar die Vorhersage eines Schubs der Erkrankung ist auf keinen Fall möglich. Hingegen lassen sich verschiedene Komplikationen bei chronisch entzündlichen Darmerkrankungen mit labordiagnostischen Verfahren gut nachweisen. Hierzu zählen in erster Linie:

- Entzündungsaktivität
- Blutarmut (Anämie)
- Vitamin-, Mineralstoff- und Spurenelementemangel
- Milchzuckerunverträglichkeit (Lactoseintoleranz)
- Leberveränderungen.

Entzündungsaktivität

Die Bezeichnung „chronisch entzündliche Darmerkrankung" deutet bereits darauf hin, dass es bei diesen Krankheiten zu einer ausgeprägten Entzündungsreaktion kommt. Der Zusammenhang zwischen dem Schweregrad der Erkrankung und den Laborwerten ist jedoch nur gering. Dies drückt sich auch darin aus, dass es für die

Bestimmung der Krankheitsaktivität recht komplizierte Bewertungssysteme gibt, bei denen neben den Laborwerten noch zahlreiche weitere Zeichen der Erkrankung erfasst werden.

Dennoch können einige wenige Entzündungsparameter Verwendung finden. Zu den herkömmlichen Kriterien zählen die *Blutsenkung* sowie die *Zahl der Leukozyten* und *Thrombozyten*. Der wahrscheinlich zuverlässigste Wert ist das so genannte C-reaktive Protein, welches in der Leber gebildet wird. Es steigt nach einer Entzündung im Serum rasch an und kann auch sehr hohe Werte erreichen. Ein Abfall dieses Laborparameters deutet auf einen Rückgang der entzündlichen Konstellation hin.

Entzündungsparameter

Anämie (Blutarmut)

Die Blutarmut bei CED ist sehr häufig eine Folge des *Blutverlustes über den Darm* (vor allem bei Colitis ulcerosa) oder aber bedingt durch einen *Resorptionsmangel des Eisens* (bei Morbus Crohn) bzw. durch eine zu *geringe Zufuhr* über die Nahrung. Diese Formen der Anämie sind mittels labordiagnostischer Verfahren einfach nachzuweisen, da man eine typische Veränderung der Laborwerte findet. Hierbei zeigt sich ein Mangel an Erythrozyten (roten Blutkörperchen), die zudem noch klein sind (mittleres Volumen der Erythrozyten [= MCV] niedrig), und es bestehen die typischen Zeichen des Eisenmangels (Eisen und Ferritin vermindert). Bei Vorliegen dieser Laborkonstellation muss geklärt werden, ob es sich um ein Problem der Eisenzufuhr handelt, ob die Resorption gestört ist (z. B. bei Morbus Crohn) oder ob das Eisen bzw. Blut über den Darm verloren wird.

Eine andere Form der Anämie, die so genannte *perniziöse Anämie*, tritt bei *Vitamin-B_{12}-Mangel* auf. Sie ist charakterisiert durch große Erythrozyten. Ursache kann hier die fehlende Resorption von Vitamin B_{12} durch Entzündung im terminalen Ileum oder durch Operation dieses Darmabschnitts sein. Eine weitere Möglichkeit ist das Fehlen eines bestimmten körpereigenen Proteins, des für die Resorption von Vitamin B_{12} erforderlichen so genannten „Intrinsic factors" (z. B. durch eine Magenoperation oder durch eine atrophische Korpusgastritis). Neben der Anämie können auch neurologische Störungen auftreten, die auch nach Korrektur des Vitamin-B_{12}-Mangels nicht wieder zurückgehen. Gleichzeitig mit einem B_{12}-Mangel findet sich meistens ein funktioneller Mangel an Vitamin B_6.

Eine weitere Form der Blutarmut ist die *hämolytische Anämie*, welche durch die Auflösung der Erythrozyten (Hämolyse) charakterisiert ist. Hierbei sind Eisen und Ferritin zumeist erhöht, das Haptoglobin (als Transportprotein des Hämoglobins im Blut) ist jedoch deutlich vermindert. Ursache sind häufig Medikamente, es gibt aber auch eine angeborene Neigung zur Hämolyse.

Mögliche Ursachen einer Anämie

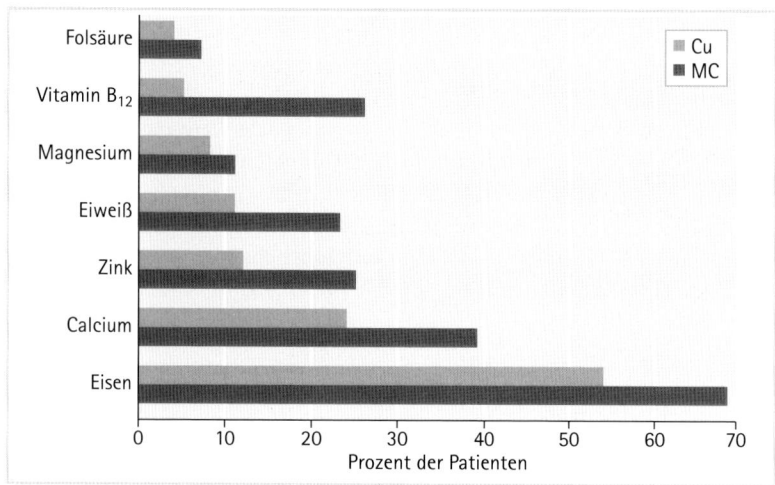

Abb. 1: Vitamin- und Mineralstoffmangel bei Patienten mit Morbus Crohn (MC) und Colitis ulcerosa (Cu).

Als weitere Ursache der Anämie kommt ein „funktioneller" Mangel infrage, bei dem zwar der Eisengehalt des Körpers hoch ist, es jedoch im Rahmen einer chronischen Entzündung zu einer *Eisenverwertungsstörung* kommen kann. Zumeist liegt dann neben einem niedrigen Hämoglobin-Wert (Hb-Wert) sowohl ein hoher Ferritingehalt als auch ein hochnormaler Eisenspiegel vor.

Vitamin-, Mineralstoff- und Spurenelementemangel

Bei chronisch entzündlichen Darmerkrankungen findet sich in unterschiedlichem Umfang ein Mangel an Vitaminen und Mineralstoffen. Das Defizit ist bei Morbus Crohn häufiger als bei Colitis ulcerosa, da hier auch der Dünndarm betroffen sein kann (Abb. 1).

Die aufgrund von *Vitamin-B$_{12}$-Mangel* entstehende perniziöse Anämie wurde bereits angesprochen (s. oben). Generell gilt jedoch, dass bei gut überwachten Patienten nur selten erniedrigte B$_{12}$-Serumspiegel gefunden werden.

Komplexe Mangelzustände

Bei einer erheblichen Anzahl von Patienten können ein *Vitamin-D-* und ein *Calciummangel* vorliegen. Auch ein *Vitamin-C-Mangel* wurde beschrieben, wohingegen sich *Zinkmangel* vor allem bei Patienten mit aktivem Morbus Crohn findet. Ein *Magnesiummangel* lässt sich durch eine Serumbestimmung nachweisen. Auch

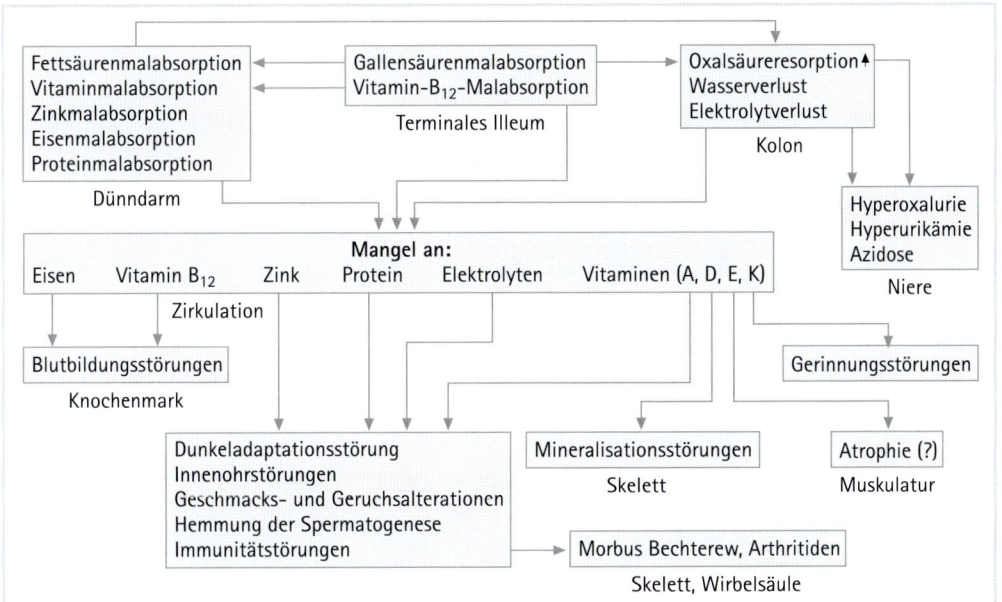

Abb. 2: Interaktion der unterschiedlichen Mangelzustände bei chronisch entzündlichen Darmerkrankungen.

über *Selenmangel* wird häufiger berichtet; allerdings ist die klinische Relevanz zweifelhaft, da die Serummessung wenig aussagekräftig ist.

Die Komplexität der verschiedenen Mangelzustände und deren wechselseitige Abhängigkeiten sind in Abbildung 2 dargestellt.

Autoantikörper

Bei Patienten mit chronisch entzündlichen Darmerkrankungen finden sich häufiger so genante Autoantikörper im Serum. Hierunter versteht man Immunglobuline (Antikörper), welche gegen Bestandteile der eigenen Organe gerichtet sind. Für die Diagnostik sind *antineutrophile zytoplasmatische Antikörper vom peripheren Typ (= pANCA)* bzw. *Antikörper gegen Saccharomyces cerevesiae (= ASCA)* von Interesse.

Bei der Untersuchung des Serums finden sich pANCAs in etwa 50 % der Patienten mit Colitis ulcerosa, wohingegen dies bei Morbus Crohn nur in Ausnahmefällen gelingt. Bei diesen wenigen Patienten scheint jedoch auch eine Entzündung des Gallengangs (sklerosierende Cholangitis) vorzuliegen, welche ansonsten bei

Morbus Crohn eher selten ist. Im Gegensatz zu den pANCAs finden sich Antikörper gegen Saccharomyces cerevesiae (ASCA) bei der Hälfte der Patienten mit Morbus Crohn, nicht jedoch bei Colitis ulcerosa. Die Messung beider Autoantikörper kann unter bestimmten Bedingungen dazu verwandt werden, um zwischen Morbus Crohn und Colitis ulcerosa zu differenzieren.

Milchzuckerunverträglichkeit

Hierunter versteht man die verminderte Fähigkeit des Dünndarms, Milchzucker (= Lactose) aufzunehmen (zu resorbieren). Die Folge ist, dass der Milchzucker in den Dickdarm transportiert und dort bakteriell umgesetzt wird. Dies führt zu Schmerzen im Unterbauch bzw. zu Blähungen und Durchfall. Die Lactoseintoleranz ist häufig angeboren, kann aber auch im Verlauf einer Dünndarmerkrankung bei Morbus Crohn auftreten. Natürlich ist es auch möglich, dass Patienten mit bereits angeborener Lactoseintoleranz zusätzlich an einem Morbus Crohn erkranken und somit zwei Gründe haben, Speisen mit Milchzucker (dies sind neben Milch und Milchprodukten vor allem unvergorene Joghurts) nicht zu vertragen.

Atemtest   Der *Nachweis* der Lactoseintoleranz erfolgt durch einen so genannten *Atemtest*. Hierbei trinkt der Patient gelösten Milchzucker. Unter Normalbedingungen kann die Lactose vom Dünndarm resorbiert werden. Besteht dagegen eine Lactoseintoleranz, wird der Zucker nicht resorbiert, sondern stattdessen in den Dickdarm transportiert und dort durch die Darmbakterien verstoffwechselt. Hierbei entsteht Wasserstoff, der abgeatmet wird und in der Atemluft gemessen werden kann. Je größer die Lactoseintoleranz ist, desto mehr Wasserstoff entsteht (Abb. 3).

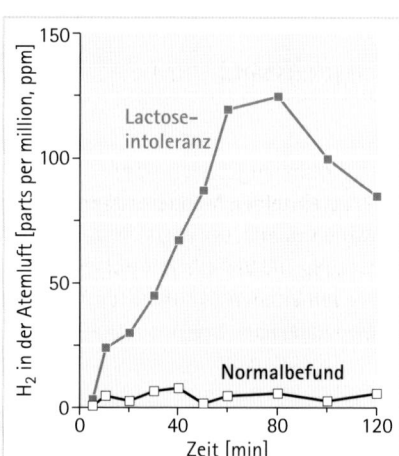

Abb. 3: Konzentration von H_2 (Wasserstoff) in der Atemluft von Patienten mit und ohne Milchzucker- unverträglichkeit (Lactoseintoleranz).

Die Lactoseintoleranz lässt sich an einfachsten durch die Vermeidung von milchzuckerhaltigen Speisen „behandeln".

Leberveränderungen

Bei einer Colitis ulcerosa und seltener bei Morbus Crohn können die Leberwerte verändert sein. Ursache hierfür sind u. a. Veränderungen der kleinen Gallengänge. Diese *primär sklerosierende Cholangitis (= PSC)* kann sowohl zu einer Leberzirrhose als auch zu einem bösartigen Tumor führen. Mit Hilfe von Laborparametern lassen sich Hinweise auf diese Veränderungen finden. Hierzu bestimmt man spezielle Leberwerte: Alaninaminotransferase (ALAT), Aspartataminotransferase (ASAT), alkalische Phosphatase (AP) und Gammaglutamyltransferase (γ-GT). Auch die bereits erwähnten pANCAs (antineutrophile zytoplasmatische Antikörper vom peripheren Typ) weisen auf das Risiko hin, dass eine solche Gallengangsveränderung bestehen könnte. Allerdings liegt nur bei einer geringen Anzahl von Patienten mit Leberwertveränderungen tatsächlich eine PSC vor, bei anderen findet sich eine *Virushepatitis* oder aber es kann keine fassbare, eigenständige Lebererkrankung gefunden werden. Somit reicht die Bestimmung dieser Laborwerte alleine nicht aus, um die Mitbeteiligung der Leber sicher nachzuweisen. In der Regel ist eine sog. endoskopische retrograde Cholangio-Pankreatikographie (= ERCP, Verfahren zur röntgenologischen Darstellung der Gallenwege) zum Nachweis einer PSC erforderlich. Die Bestätigung einer Virushepatitis wird durch den Virus-DNA- bzw. Antikörpernachweis erbracht. In Zweifelsfällen kann erst die Leberpunktion eine definitive Diagnose stellen.

Leberwerte

Mangelzustände als Folge der medikamentösen Therapie

Es darf nicht vergessen werden, dass es auch in Folge einer medikamentösen Therapie zu einzelnen Mangelzuständen kommen kann, die durch labordiagnostische Verfahren zu erfassen sind. Hierzu zählen vor allem der Mangel an Zink, Vitamin C, Vitamin B_6 und Vitamin D in Folge einer Prednisolontherapie, die Absorptionshemmung von Vitamin B_{12} und Vitamin D nach Gabe von Colestyramin sowie der Folsäuremangel nach Behandlung mit Salazosulfapyridin oder Methotrexat.

Überwachung der Laborparameter bei CED

Besteht ein Verdacht auf Mangelzustände, so lassen sich diese, wie bereits dargestellt, in der Regel durch einfache labordiagnostische Verfahren nachweisen. Eine besondere Rolle spielt die *Anämie bei Eisenmangel* und die *Knochenveränderung* in Folge von *Calcium-* und *Vitamin-D-Mangel*, da diese häufig sind und auch einfach korrigiert werden können. Hinzu kommen Mangelzustände von Zink, Kalium, Magnesium, Vitamin B$_{12}$, Folsäure und eventuell Vitamin A.

Verlaufskontrolle

Wird ein Mangel nachgewiesen, so sind die Ursachen zu eruieren und eine entsprechende Substitutionstherapie einzuleiten. Der Erfolg der Therapie ist zu kontrollieren.

Genetische Untersuchungen

In jüngster Zeit wurde ein Gen (NOD-2, neuer Name: CARD-15) entdeckt, das bei etwa 25 % der Patienten mit Morbus Crohn, nicht jedoch bei Colitis ulcerosa verändert ist. Die Mutationen (Veränderungen des Erbguts) waren insbesondere bei denjenigen Patienten nachzuweisen, die unter einem Befall des terminalen Ileums leiden. Dies ist als enormer Fortschritt im Verständnis der Pathogenese der CED zu werten. Patienten mit diesen Veränderungen haben ein 50- bis 100fach höheres Risiko als die Allgemeinbevölkerung, an einem Morbus Crohn zu erkranken. Der Nachweis dieser Mutationen hat jedoch derzeit noch keine Relevanz für die Diagnostik bzw. die Verlaufsbeurteilung der Erkrankung.

Veränderungen des Erbguts

Zusammenfassung

Es existieren zahlreiche labordiagnostische Verfahren, mit deren Hilfe Mangelzustände oder Komplikationen bei Patienten mit chronisch entzündlichen Darmerkrankungen (CED) nachgewiesen werden können. Bei überlegtem und gezieltem Einsatz sind diese Untersuchungen außerordentlich hilfreich und tragen dazu bei, Patienten mit CED zu diagnostizieren, zu überwachen und ein relevantes Defizit an Vitaminen, Mineralstoffen und Spurenelementen zu verhindern.

Was ist Ultraschall?

Durch Ultraschallgeräte können Körperbilder hoher Detailschärfe erzeugt werden. Dies geschieht durch Aussenden von Schallwellen und Auffangen der vom Körpergewebe zurückgeworfenen (reflektierten) Echos, die als helligkeitskodiertes Bild auf dem Bildschirm zu erkennen sind.

Durchblutungsmuster können durch die farbkodierte *Dopplersonographie* analysiert werden.

Wo wird Ultraschall eingesetzt?

Körperorgane lassen sich bezüglich der Lage, Größe, Form, Begrenzung (Echomuster) sowie der Architektur in Bezug zur Umgebung darstellen. Es gibt allerdings auch Gewebeanteile (Knochen) und Luft, die den Ultraschall vollständig reflektieren und die sich somit nicht analysieren lassen. Die Darmluft lässt sich gut durch den Schallkopf „wegdrücken", wogegen bei der Analyse von Knochenstrukturen lediglich die Oberfläche ausreichend beurteilt werden kann.

Da die Ultraschalltechnik ohne Nebenwirkungen ist und die höchste Ortsauflösung auch im Vergleich mit den konkurrierenden bildgebenden Verfahren aufweist, wird sie vom Säugling bis zum geriatrischen (alten) Menschen eingesetzt. So kann beispielsweise eine Schwangerschaft ohne Nachteile für Mutter und Kind beobachtet und überwacht werden. Aber auch Anteile des Gehirns lassen sich durch knochenschwache Stellen beurteilen, der Hals-Kopf-Bereich, die Schilddrüse, die Lunge und das Mediastinum (Gefäß- und Lymphknotenstrukturen im Brustkorb), die großen Bauchorgane und Gefäße des Bauchraumes, die Arme und Beine sowie die Weichteilgewebe können dargestellt und beurteilt werden. *Keine Nebenwirkungen*

Hohe Ultraschallfrequenzen führen zu einer sehr guten Ortsauflösung, aber zu einer schlechten Eindringtiefe und umgekehrt. So müssen vielfältige physikalische *Hohe Auflösung*

Besonderheiten berücksichtigt werden, um die moderne Ultraschalltechnologie auch adäquat anwenden zu können.

Was sieht man bei einer chronisch entzündlichen Darmerkrankung?

Die chronisch entzündlichen Darmerkrankungen Morbus Crohn und Colitis ulcerosa gehen mit *Darmwandveränderungen* einher. Die Grundsätze der *Entzündung*, die schon den alten Griechen bekannt waren, gelten auch hier: Schwellung, Rötung, Überwärmung, Schmerzen sowie Einschränkung der organspezifischen Funktionen. Im Unterschied zur Endoskopie (Darmspiegelung, Magenspiegelung), die nur den (luminalen) Innenaspekt beurteilen kann, werden durch die Sonographie die gesamte Darmwand und auch die (transmurale) Entzündungsreaktion über die Darmwand hinaus in die benachbarte Umgebung ausreichend gut erfassbar. Das trifft zumindest für die häufig betroffenen oberflächlichen Lokalisationen im Übergangsbereich Dünndarm/Dickdarm (Ileozökalregion) wie auch im Bereich des absteigenden Dickdarms (Colon sigmoideum) zu.

Der Blick über die Darmwand hinaus

Nachteilig ist, dass diskrete (schwach ausgeprägte) Schleimhautbefunde nicht ausreichend gut sonographisch erkannt werden können; hier werden deshalb Endoskopie und Sonographie komplementär (sich ergänzend) eingesetzt. Bei der Primärdiagnostik entzündlicher Darmerkrankungen ist die Endoskopie unabdingbar. In Ergänzung zum Ausgangsbefund liegt der besondere Wert der Ultraschalldiagnostik in der Erkennung von Komplikationen im Krankheitsverlauf (z. B. Fistelbildungen, Eiteransammlungen; s. unten). Der Ultraschall hat hierbei den Vorteil, dass die Untersuchung ohne Vorbereitung durchführbar ist und ohne relevante Nebenwirkungen beliebig oft wiederholt werden kann.

Sonographisch erfassbare Veränderungen der Darmwand

In Abhängigkeit von dem Stadium der Entzündung ist die verdickte Darmwand starrer und weniger durchgängig für den Stuhl. Das *Ausmaß der Verdickung* und die *Ausdehnung* der betroffenen Darmwandsegmente lassen sich sonographisch gut erkennen (Abb. 1). Die Analyse der Darmwanddicke und Darmwandschichten lässt zwar keinen sicheren Rückschluss auf die Aktivität der Entzündung zu, kann aber wichtige Hinweise geben. Eine vermehrte Durchblutung als Ausdruck der Entzündungsreaktion kann mithilfe der *Farbdopplersonographie* dargestellt werden (Abb. 2).

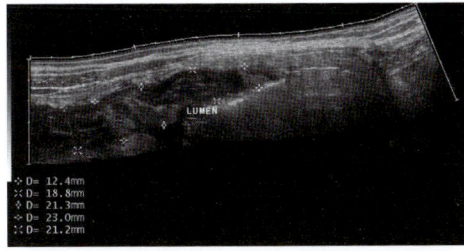

Abb. 1: Darmwandverdickung bei einem Patienten mit Morbus Crohn. Unterschieden werden der akzentuierte (= deutlich geschichtete) und der verwaschene Typ (wie hier gezeigt). Die innere Schleimhautschicht, die Verschiebeschicht und die Muskelschicht sind zwischen den Markern bezeichnet. Das Darmlumen ist ebenfalls markiert.

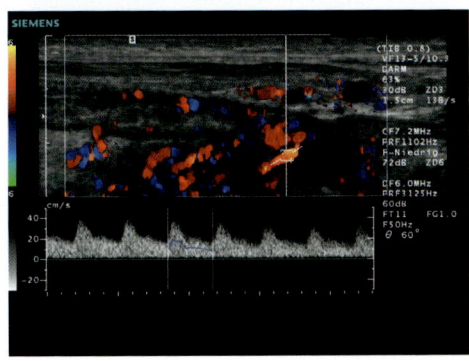

Abb. 2: Typischerweise zeigt die Darmwandverdickung als Ausdruck der Entzündung auch eine vermehrte Durchblutung, die durch den Dopplereffekt Blutgefäßen zugeordnet werden kann. Farbdopplersonographisch können auch bei wenig verdickter Darmwand Gefäße dem arteriellen Gefäßsystem zugeordnet werden.

Die Behinderung des Stuhltransportes erkennt man insbesondere am Aufstau vor einer Engstelle (Stenose). Die Beobachtung des Darmes über mehrere Minuten erlaubt wichtige Rückschlüsse über das Ausmaß der Enge.

Engstellen lassen sich gut erkennen.

Die Erkennung der Entzündungsausdehnung mittels Ultraschall ist in den meisten Bereichen des Darmes gut möglich. Dies trifft insbesondere zu für die hauptsächlich betroffenen Lokalisationen am Übergang vom Dünn- zum Dickdarm sowie im Bereich des Dickdarmrahmens (mit einer gewissen Ausnahme des Enddarms). Der gesamte Dünndarm ist allerdings nicht einsehbar. Die Sonographie dient also insbesondere der *Ausbreitungsdiagnostik* und dem *Erkennen von Komplikationen*.

Sonographische Veränderungen der Darmumgebung

Eine Besonderheit der chronisch entzündlichen Darmerkrankung Morbus Crohn ist die (transmurale) Entzündungsreaktion über die Darmwand hinaus in das umgebende Bindegewebe und in die benachbarten Organe. Betroffen können alle Bauchorgane sein, insbesondere Harnblase, Harnleiter, Nieren, arterielle und venöse Bauchgefäße, Leber, Gallenwege und Pankreas (Bauchspeicheldrüse).

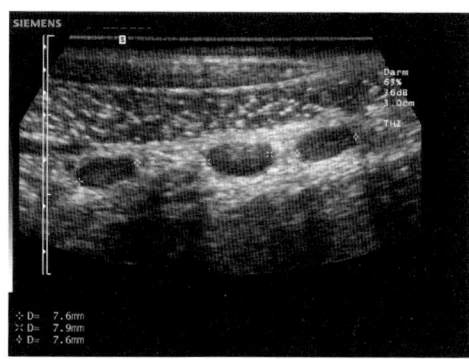

*Abb. 3: Lymphknotenvergröße-
rung. Ein typisches Zeichen,
insbesondere der Frühform des
Morbus Crohn ist die Vergröße-
rung der Lymphknoten, die
manchmal den Darmwandver-
änderungen voraus gehen kann.
Die wenige Millimeter großen
Lymphknoten sind hier
(vergrößert) zwischen
den Markern dargestellt.*

Diese Mitreaktion der Umgebung schützt den Patienten vor einer weiteren Ausbreitung, indem der Entzündungsherd abgekapselt wird. Sonographisch schwächer echogene, akut entzündliche Veränderungen werden von stärker echogenen
Umgebungsreaktionen abgegrenzt. Das Ausmaß dieser Entzündungsreaktionen
kann als Aktivitätszeichen gewertet werden. Typisch sind Lymphknotenvergröße-
rungen (Abb. 3).

Fisteln

Durch die für den Morbus Crohn typische transmurale Entzündungsreaktion kann
es zur Ausbildung von Gewebespalten (Fissuren) kommen, die entweder blind enden oder in umgebende Hohlorgane infiltrieren; es handelt sich hierbei um Fisteln.
Typische Fisteln suchen ihren Weg vom Darmlumen nach außen (Hautfistel), zum
Harntrakt (Blasenfistel) oder zu den Geschlechtsorganen (z. B. Scheidenfistel), sie
können sich allerdings in jegliche umgebende Organe ausdehnen. Eine Fistel wird
sonographisch durch den Nachweis von hellen (echogenen) Luftbläschen außerhalb des Darmlumens erkannt (Abb. 4).

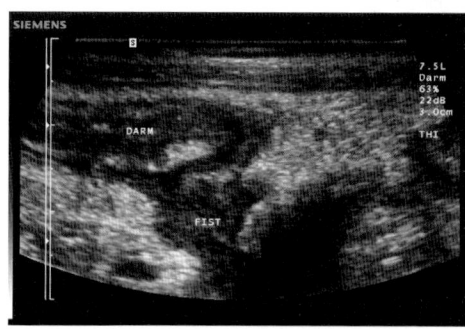

*Abb. 4: Fistelbildung bei Morbus
Crohn. In der direkten
Umgebung einer Darmwand-
verdickung findet sich wand-
überschreitend eine typische
Fistel (FIST).*

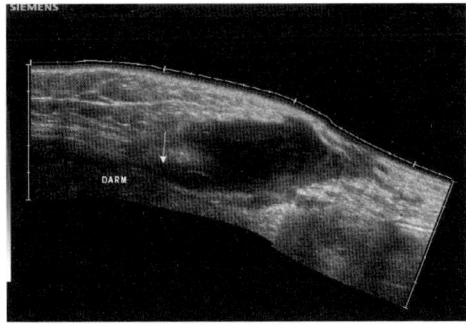

Abb. 5: Bauchdeckenabszess. In der Nachbarschaft einer entzündlich veränderten Darmschlinge hat sich eine Fistel (Pfeil) in die Bauchdecke ausgedehnt und später zu einem Abszess geführt.

Abszesse

Fisteln drainieren entzündliche Sekrete. Wenn diese Sekrete nicht abfließen können, kommt es zu einem Aufstau bis hin zu einer Eiteransammlung (Abszess). Diese Abszesse sind sonographisch gut erkennbar (Abb. 5) und bedürfen der Therapie. Die ultraschallgezielte Punktion und Entnahme von Flüssigkeit zur Untersuchung kann leicht und sicher durchgeführt werden. In manchen Fällen ist diese sonographisch geführte Entleerung sogar therapeutisch entscheidend.

Darmverschluss (Ileus)

Der akute oder chronische Darmverschluss (Ileus) kann sonographisch schnell und sicher erkannt und im Zusammenhang mit dem klinischen Befund gewertet werden (Abb. 6).

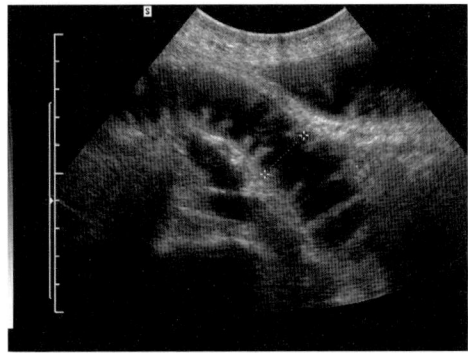

Abb. 6: Ileus. Engstelle bei Morbus Crohn im Bereich des Überganges Dünn-/Dickdarm. Durch eine kurzstreckige Entzündungsreaktion kam es zum variablen Aufstau der davor gelegenen Darmschlingen (zwischen den Markern). Typisch ist das so genannte „Klaviertastenphänomen", welches durch Dünndarmfalten (hell) und aufgestaute Flüssigkeit im Darm (dunkel) zu erklären ist.

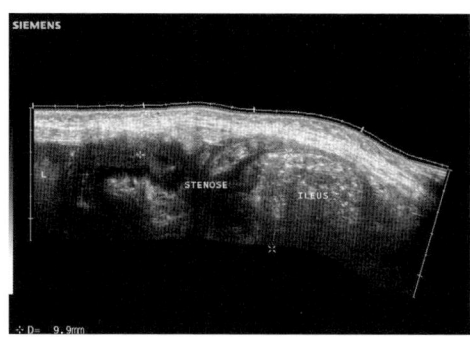

Abb. 7: Dickdarmkarzinom mit aufgestauten Darmschlingen (zwischen den Markern links im Bild). Nach rechts folgen die Enge (Stenose) und der aufgestaute Darm (Ileus, Darmverschluss). Der Leberunterrand (L) ist ebenfalls mit abgebildet.

Komplikation: Bösartige Neubildungen

Bösartige Neubildungen werden selten auch bei Morbus-Crohn-Patienten beobachtet, insbesondere bei ausgedehnter Entzündungsreaktion und lange dauerndem Krankheitsverlauf (Abb. 7).

Sonographie bei perianalen Komplikationen

In Ergänzung zu dem direkt auf dem Damm bzw. Ausgangsbereich aufgelegten Schallkopf können auch *Spezialsonden* unter hygienischen Bedingungen in den Enddarm oder in die Scheide eingeführt werden, um in geübter Hand die häufigen Komplikationen (Fistel, Abszess) des Morbus Crohn im Enddarm und Ausgangsbereich zu diagnostizieren und in ihrem Ausmaß zu erfassen. Prognostisch entscheidend sind der Verlauf von Afterfisteln und die Lage von Abszessen zur Schließmuskulatur, da eine Verletzung dieser Muskulatur zur Inkontinenz, das heißt zum Verlust der Stuhlkontrolle, führen kann.

Vergleich der Sonographie mit anderen bildgebenden Verfahren

Ultraschalldiagnostik, Endoskopie und Röntgenmethoden sind keine konkurrierenden Verfahren, sondern sie ergänzen sich. Während vor allem Schleimhautveränderungen von der Endoskopie erfasst werden und Proben zur histologischen (mikroskopischen) Gewebeuntersuchung entnommen werden können, erfasst der Ultraschall auch die durch das Endoskop nicht erkennbaren über die Wand hinausgehenden Komplikationen (Tab. 1).

Tab. 1: Beurteilung mittels Ultraschall und Endoskopie.

Beurteilung	Mit Endoskopie	Mit Ultraschall
Schleimhaut	Gut	Nicht ausreichend möglich
Darmwand	Schlecht	Gut
Komplikationen (Fisteln, Abszesse)	Schlecht	Gut
Entzündungsstraßen	Nicht möglich	Gut
Darmtätigkeit: Stenose, Subileus (drohender Darmverschluss), Ileus	Mäßig (Passage durch Stenosen oft nicht möglich)	Gut

Der Vorteil der Sonographie gegenüber der Computertomographie liegt im Fehlen der Strahlennebenwirkungen und der im Nahbereich unerreichten Detailschärfe. Die Vorteile der Computertomographie liegen in der Erkennung der tief gelegenen Bauch- und Beckenbereiche, die sonographisch nicht ausreichend erkannt werden können.

Keine Strahlenbelastung

Bei der *Erstdiagnose* erfolgt der Einsatz der Sonographie *komplementär* zur Endoskopie und zur Röntgenuntersuchung. Die Fragen, die beantwortet werden können, sind:

- Liegt eine aktive Entzündung vor?
- Wie ausgedehnt ist die Entzündung?
- Liegen Komplikationen wie Fistel oder Abszess vor?
- Ist der Stuhltransport behindert?
- Liegt eine Engstelle (Stenose) vor?

Die Ultraschalldiagnostik hat sich somit bei der Erstdiagnose als Komplementärverfahren und als bildgebende Methode der ersten Wahl bei der Verlaufsbeobachtung und der Erkennung von Komplikationen, insbesondere bei Morbus Crohn, etabliert.

Nicht zu vernachlässigen ist auch die Möglichkeit der Vertrauensbildung, bei der die Beschwerden des Patienten bildhaft anschaulich vom behandelnden Arzt und vom Patienten wahrgenommen und besprochen werden können (Tab. 2).

Vertrauensbildung

Tab. 2: Vor- und Nachteile von Ultraschall und Endoskopie für Untersucher und Patient.

	Mit Endoskopie	Mit Ultraschall
Vorbereitung	Aufwändig	Keine
Wiederholbarkeit	Beschränkt	Beliebig oft
Anforderungen an den Untersucher	Hoch	Hoch
Patientenbelästigung	Erheblich	Keine

Stellenwert der Sonographie bei Colitis ulcerosa

Ausbreitungs-diagnostik

Wie bei Morbus Crohn hat die Darmsonographie auch bei der Colitis ulcerosa eine enorme Bedeutung erlangt. Im Vordergrund steht hierbei die *Ausbreitungsdiagnostik*, da die Entzündung vom After variabel, aber kontinuierlich den Dickdarm befällt. Vom morphologischen Bild her können bakterielle, virale, autoimmune, gefäßbedingte und anderweitige Darmerkrankungen nicht differenziert werden, sodass bei der Primärdiagnostik eine Stuhluntersuchung sowie Endoskopie und Probeentnahme unabdingbar sind. Aber auch bei der Colitis ulcerosa ergänzen sich die Methoden, sodass beim wiederholten Schub die Endoskopie und radiologische Methoden gezielt eingesetzt und häufig vermieden werden können. Durch das Erkennen der betroffenen Darmsegmente lässt sich die Therapie steuern; im Rahmen der „Etagenbehandlung" werden im Ausgangsbereich gelegene Entzündungen durch Zäpfchen, Schaum oder Einlauf ausreichend behandelt. Bei einer weiteren Ausdehnung über den linksseitigen Dickdarm hinaus müssen Medikamente in Tablettenform bzw. Injektionen und Infusionen zusätzlich eingesetzt werden.

Ein langjähriger Krankheitsverlauf über 10 Jahre bei ausgedehntem Dickdarmbefall geht mit einer erhöhten Neubildungsrate von Dickdarmtumoren einher. Von Bedeutung ist hier, dass Ultraschalluntersuchungen die notwendigen endoskopischen Kontrolluntersuchungen bei ausgedehntem Befall und langjährigem Krankheitsverlauf *nicht* ersetzen können, das heißt, dass die erhöhte Zellentartungsrate nur durch regelmäßige endoskopische Untersuchungen und ausreichende Probenentnahmen adäquat überwacht werden kann.

Insgesamt hat die Sonographie auch bei der Colitis ulcerosa die Sicherheit bei der Patientenbetreuung erhöht und sich als wichtiges bildgebendes Verfahren etabliert.

Sonographie zur Differenzialdiagnose?

Der Einsatz der Ultraschalldiagnostik bei differenzierteren Fragestellungen ist erheblich von der Erfahrung des Untersuchers abhängig. Unter Berücksichtigung der Krankengeschichte (Anamnese) und dem Ultraschallbefund lässt sich in der Regel zwischen den chronisch entzündlichen Darmerkrankungen *Colitis ulcerosa* und *Morbus Crohn* differenzieren, da der Morbus Crohn segmental und diskontinuierlich im Bereich des Übergangs von Dünn- und Dickdarm lokalisiert ist, während sich die Colitis ulcerosa – unbehandelt – vom After kontinuierlich nach oben (proximal) ausbreitet und eine typische klinische Symptomatik mit blutigen Durchfällen aufweist.

Akut infektiöse Darmerkrankungen bzw. die *Superinfektion* einer vorbestehenden chronisch entzündlichen Darmerkrankung mit einem Bakterium können nur durch adäquate Stuhluntersuchungen und eventuell ergänzende endoskopische Maßnahmen geklärt werden. Hier ist individuell zu entscheiden, welche Vorgehensweisen erfolgversprechender sind.

Bei ca. 10 % aller Patienten lässt sich weder durch die Krankengeschichte, noch durch den körperlichen Untersuchungsbefund oder bildgebende Verfahren zum Zeitpunkt der Erstdiagnose eine sichere Differenzierung zwischen Morbus Crohn und Colitis ulcerosa treffen; wir nennen dieses Krankheitsbild *Colitis indeterminata*. Im Laufe der Jahre bilden sich allerdings immer mehr die Besonderheiten eines der beiden Krankheitsbilder heraus, die Entwicklung erfolgt häufiger in Richtung Morbus Crohn.

Colitis ulcerosa – oder doch Morbus Crohn?

Zusammenfassung

Die *Erstdiagnostik* chronisch entzündlicher Darmerkrankungen (CED) beinhaltet das gesamte bildgebende Spektrum und kann nicht auf endoskopische und radiologische Verfahren verzichten.

Die endoskopischen und radiologischen Methoden sollten zur Beantwortung gezielter Fragen eingesetzt werden, insbesondere bei der Erstdiagnose, vor Operationen (Röntgenuntersuchung), bei ausgeprägten Blutungen (Endoskopie), bei widersprüchlichen Untersuchungsergebnissen sowie bei Verdacht auf tiefliegende im Bauchraum oder Becken gelegene Eiteransammlungen (Computertomographie, Magnetresonanztomographie).

Die *Verlaufsuntersuchung* mit sonographischen Techniken hat die Betreuung der CED-Patienten revolutioniert, da häufig auf eingreifende endoskopische und radiologische Verfahren verzichtet werden kann. Kritisch muss allerdings immer

Sonographie zur Verlaufsuntersuchung

hinterfragt werden, ob das vom Patienten geklagte Krankheitsbild, die laborchemischen Parameter und der sonographische Befund übereinstimmen. Bei Unstimmigkeiten muss eventuell erneut das gesamte diagnostische Repertoire eingesetzt werden, um die therapeutisch relevanten Entscheidungen treffen zu können.

8

Bildgebende Diagnostik bei chronisch entzündlichen Darmerkrankungen

A. Geissler

Für die Diagnose und die Verlaufsbeurteilung bei chronisch entzündlichen Darmerkrankungen (CED) gibt es heute viele verschiedene Untersuchungsmethoden. Im Folgenden werden die verschiedenen Verfahren, deren Vor- und Nachteile sowie ihre besonderen Einsatzmöglichkeiten vorgestellt. Bei der Wahl der geeigneten Untersuchungstechnik spielen die Fragestellung an den Untersucher und die Beschwerden des Patienten die wichtigste Rolle. Auch die physische und psychische Verfassung des Patienten sind von Bedeutung, z. B. können einem schwerkranken Patienten sehr langwierige Untersuchungen nicht zugemutet werden.

Abdomenübersichtsaufnahme

Vor fast jeder weiterführenden Diagnostik wird bei akuten Beschwerden eine *Röntgenaufnahme des Bauches* durchgeführt. Es handelt sich hierbei um eine einfache Röntgenaufnahme im Stehen, die jedoch bereits wichtige Hinweise auf die Art und Schwere der Krankheit oder Komplikationen geben kann. So kann beispielsweise überprüft werden, ob ein Darmverschluss vorliegt. Das Bild kann anzeigen, ob der Darm sehr stark luftgefüllt ist und dringlicher Handlungsbedarf besteht, den Darm zu entlasten (beim toxischen Megakolon). Der Nachweis von Luft außerhalb des Darmes weist auf einen Einriss in der Darmwand hin.

Schnelle und einfache Diagnostik schwerwiegender Komplikationen

Da die Röntgenaufnahme des Bauches einfach und schnell durchzuführen ist, steht sie oft am Anfang der diagnostischen Abklärung, wenn starke Beschwerden auftreten.

Klassische Dünndarmdarstellung

Als Goldstandard zur Diagnostik und Verlaufskontrolle bei chronisch entzündlichen Darmerkrankungen gilt immer noch die *Dünndarm-Röntgenuntersuchung nach Sellink*, auch Enteroklysma genannt.

Für diese Untersuchung muss nach entsprechender örtlicher Betäubung der Schleimhaut zunächst eine dünne Sonde durch Nase, Speiseröhre und Magen in die erste Dünndarmschlinge vorgeschoben werden. Anschließend wird über diese Sonde, am schonendsten mittels einer Injektionspumpe, das Röntgenkontrastmittel gegeben. Um eine möglichst hohe Transparenz der Darmschlingen zu erreichen, wird das Kontrastmittel im Anschluss mit Wasser oder Methylcellulose weiter vorangetrieben, sodass nur noch ein feiner Film haften bleibt (Doppelkontrast). Damit können Veränderungen der Darmwand, z. B. entzündliche Veränderungen oder Fisteln, gut dargestellt werden.

Vorteile der Methode

Immer noch der Goldstandard zur Beurteilung des Dünndarms

Die Methode ist gut etabliert und kann fast überall durchgeführt werden. Störungen der Darmbewegung, wie eine beschleunigte oder verlangsamte Darmpassage, sind gut darstellbar. Bei Fisteln wird der Weg, den das Kontrastmittel (wie sonst die Speisen) nimmt, gut nachvollziehbar. Dies wird besonders dann deutlich, wenn einzelne Darmschlingen gar nicht mehr am Verdauungsablauf teilnehmen (Abb. 1). Die einzelnen Darmschlingen lassen sich gut darstellen, ebenso Wandveränderungen durch Entzündungen und Stenosen. Für den Operateur ist die Lokalisation der Stenose oder Fistel einfach erkennbar und einer bestimmten Darmschlinge zuordenbar.

Nachteile der Methode

Eine gute örtliche Betäubung ist besonders wichtig.

Das Legen der Dünndarmsonde wird von allen Patienten als mehr oder weniger unangenehm empfunden. Wichtig für den Arzt ist, dass der Patient sich meldet, sobald die örtliche Betäubung nicht mehr wirkt; eine gute örtliche Betäubung ist natürlich anzustreben. Die Untersuchung wird mittels einer klassischen Röntgendurchleuchtung dokumentiert. Heute gibt es neue Geräte, die nicht mehr mit einer

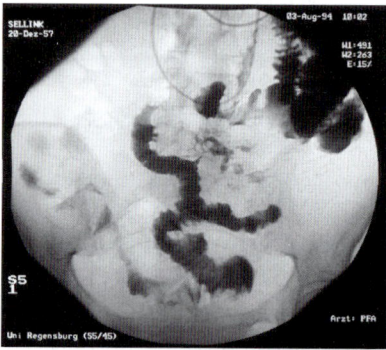

Abb. 1: Ausgedehnte Fisteln bei Morbus Crohn. Nur noch ein Teil des Dünndarms nimmt an der Nahrungsmittelpassage teil.

kontinuierlichen Röntgenstrahlung, sondern mit einer gepulsten Durchleuchtung arbeiten. Dies reduziert die Strahlendosis dramatisch. Besonders wichtig ist dies für Patienten mit chronisch entzündlichen Darmerkrankungen, da die Untersuchungen im Verlauf der Erkrankung immer wieder durchgeführt werden müssen. Auch die Möglichkeit, Durchleuchtungsbilder anstelle von zusätzlich angefertigten Bildern einfach abzuspeichern, wenngleich in etwas schlechterer Bildqualität, reduziert die Strahlendosis weiter. Hier zeigt sich, dass auch die klassischen Röntgenuntersuchungen durch technische Weiterentwicklungen noch verbessert werden können.

Durch die für die Untersuchung notwendige Gabe einer relativ großen Flüssigkeitsmenge verspüren manche Patienten Übelkeit. Bei Durchfall kann die Passagezeit des Kontrastmittels sehr stark beschleunigt werden.

Kolonkonstrasteinlauf

Der Kontrasteinlauf zur *Darstellung des Dickdarms* ist ein bereits sehr lange existierendes Untersuchungsverfahren, das zum Standardrepertoire der bildgebenden Diagnostik gehört.

Heute wird der Einlauf mit Röntgenkontrastmittel nur noch selten durchgeführt – meist vor Operationen, wenn eine Stenose nicht mehr durch ein Endoskop passierbar ist. Gelegentlich werden auch Fisteln vor Operationen auf diese Weise untersucht.

Darstellung von Stenosen oder Fisteln

Über ein Darmrohr wird Kontrastmittel als Einlauf gegeben (Abb. 2). Hierfür können wässrige Kontrastmittel bei Notfallsituationen oder Bariumsulfat bei elektiven Untersuchungen verwendet werden. Bariumsulfat führt zu einer besseren

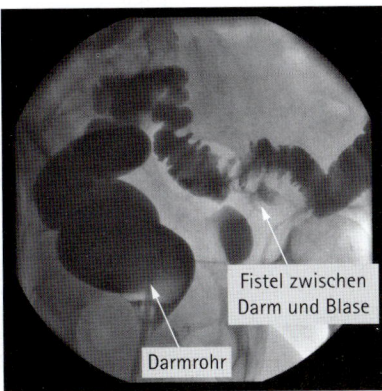

Fistel zwischen Darm und Blase

Darmrohr

Abb. 2: Dickdarmdarstellung mit wässrigem Kontrastmittel bei Verdacht auf eine Verbindung zwischen Darm und Blase.

Darstellung der Darmwand. Während der Untersuchung werden Röntgenbilder angefertigt.

Vorteile der Methode

Die Untersuchung ist einfach durchzuführen und liefert eine übersichtliche Darstellung der Darmanatomie. Die Darmwand wird von innen kontrastiert. Auch bei hochgradigen Stenosen ergibt sich meist noch eine gute Darstellung des Darms. Die Lokalisation von Fisteln ist gut darstellbar. Nach Gabe eines krampflösenden Medikamentes (z. B. Butylscopolaminiumbromid) kann auch zwischen Stenosen und krampfbedingten Engen unterschieden werden.

Nachteile der Methode

Um eine gute Aussage über die Darmveränderungen machen zu können, muss der Patient wie zur Koloskopie (Dickdarmspiegelung) abgeführt werden. Nur bei Notfalluntersuchungen kann eine solche Vorbereitung unterbleiben. Es handelt sich ebenfalls um eine Röntgenuntersuchung. Auch hier können die oben genannten neuen Möglichkeiten zur Strahlendosisreduktion angewandt werden. Die Entnahme von Gewebeproben während der Untersuchung ist nicht möglich.

Computertomographie

Bei der Computertomographie (CT) wird mit Hilfe von Röntgenstrahlen der Körper in dünnen „Scheibchen" dargestellt. Durch diese Methode kann man alle im Körper liegenden Organe gut darstellen. Allerdings muss zur Darstellung des Darmes ein stark verdünntes Kontrastmittel getrunken werden. Bei den neuesten Computertomographen, die bis zu 16 Schnitte zeitgleich darstellen können, liegen erste ermutigende Versuche mit Wasser als Kontrastmittel vor. Die Computertomographie ermöglicht nicht nur, wie die oben genannten Verfahren, die Darstellung des Darminnenraums, sondern auch der Darmwand. Auch Abszesse (Eiteransammlungen) als Ausdruck einer schweren Entzündung lassen sich darstellen (Abb. 3). Im Gegensatz zum Ultraschall ist die Luft im Darm bei der Bildgebung nicht störend. Die Lokalisation von Abszessen ist exzellent möglich. Ebenso ist bei den neuen, sehr schnellen Computertomographen nach der intravenösen Gabe eines Röntgenkontrastmittels eine Aussage über die Entzündungsaktivität möglich. Kontrastmittel muss auch zum Nachweis von Abszessen gegeben werden. Fisteln und Stenosen lassen sich ebenfalls darstellen.

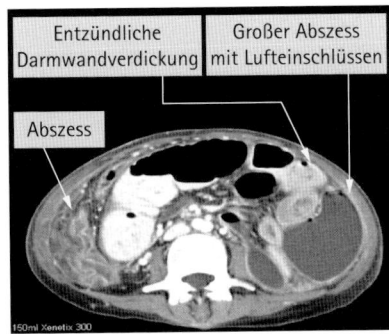

Abb. 3: Computertomographie bei Abszessen und ausgedehnten entzündlichen Darmveränderungen.

Vorteile der Methode

Bei der Computertomographie handelt es sich um eine sehr schnelle Untersuchung. Mit schnellen Geräten kann in nur 20 bis 30 Sekunden der gesamte Bauchraum dargestellt werden. Selbst bei Patienten in sehr schlechtem Zustand ist so rasch eine umfassende Darstellung des gesamten Bauchraums möglich.

Rasche Diagnostik auch bei schwerkranken Patienten

Aus den computertomographischen Aufnahmen lassen sich heute auch Bilder für die virtuelle Endoskopie gewinnen sowie Darstellungen, die einem klassischen Enteroklysma ähneln. Allerdings ist noch nicht klar, welchen Stellenwert diese Untersuchungen im klinischen Alltag haben werden. Die hierfür nötige Software ist noch sehr umständlich zu bedienen und nicht sehr weit verbreitet.

Nachteile der Methode

Es handelt sich auch hier um eine Röntgenuntersuchung. Neue Verfahren zur Dosisreduktion sind wiederum verfügbar. Ohne vorheriges Trinken von Kontrastmittel und ohne Gabe von intravenösem Kontrastmittel ist die Aussagekraft stark eingeschränkt, sodass beides zwingend notwendig ist. Für die virtuelle Darstellung des Dickdarms muss zurzeit noch, wie für die Koloskopie, abgeführt werden. Die Beurteilung der Darmbewegung und der Passagezeit ist nur extrem eingeschränkt möglich; dies zeigt sich, wenn kaum noch eine Kontrastmittelpassage erfolgt. Die Darstellung von Fisteln und Stenosen ist gut möglich, allerdings sind die Bilder wegen der komplexeren Darstellung für Nichtradiologen häufig nur schwer oder gar nicht zu interpretieren. Im Krankenhaus ist deshalb eine enge Zusammenarbeit aller Disziplinen notwendig. Bei Abszessen kann im CT auch eine Drainage eingelegt werden.

Kernspintomographie

Bei der Kernspintomographie, auch Magnetresonanztomographie oder kurz MRT bzw. MRI genannt, werden zur Bilderzeugung *keine Röntgenstrahlen* angewandt. Die Bilder werden vielmehr aus Bilddaten berechnet, die den unterschiedlichen Wassergehalt des Gewebes repräsentieren. Um die Bilder zu gewinnen, muss der Patient sich in das Innere eines großen Magneten legen. Dann werden die Protonen (Wasser) durch Einstrahlen von Hochfrequenzwellen angeregt. Nach Ausklingen dieser Anregung wird die vorher eingestrahlte Energie wieder abgegeben und kann mit entsprechenden Instrumenten aufgezeichnet werden. Bei diesen Vorgängen kommt es zu den für die Untersuchung typischen Klopfgeräuschen. Um den Darm optimal darzustellen, muss allerdings auch hier vor der Untersuchung ein Kontrastmittel getrunken werden. Hierzu eignen sich neben handelsüblichen Kontrastmitteln auch verschiedene Fruchtsäfte wie Ananas- oder Blaubeersaft, aber auch Zuckerlösungen wie Mannitol.

Vorteile der Methode

Bei der Kernspintomographie handelt es sich nicht um eine Röntgenuntersuchung. Die Darmwand kann übersichtlich dargestellt werden (Abb. 4). Abszesse lassen sich ebenfalls darstellen. Die Methode ist bei der Suche nach Fisteln im Bereich des Enddarms dem CT überlegen. Die begleitende Entzündung des Bauchfelles (Mesenterium) und die dort liegenden Lymphknoten kommen deutlich zur Darstellung. Die Unterscheidung zwischen Stenosen, die durch eine starke Entzündung und hohe Krankheitsaktivität bedingt sind, und den Stenosen, die Narben entsprechen, ist gut möglich. Mögliche Therapiekomplikationen wie beispielsweise eine Hüftkopfnekrose können mit dargestellt werden. Bei der Suche nach einer Erkran-

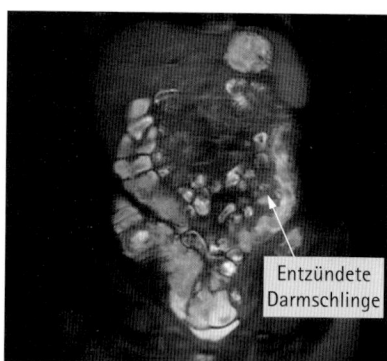

Entzündete Darmschlinge

Abb. 4: Kernspintomographie bei akutem Schub einer Colitis.

kung der Gallenwege können auch diese dargestellt werden. Auch im Kernspin ist durch eine entsprechende Nachbearbeitung der Daten die virtuelle Endoskopie möglich.

Nachteile der Methode

Patienten mit Platzangst benötigen im Allgemeinen eine leichte Sedierung, um die Untersuchung, die ca. 45 bis 60 Minuten dauert, durchstehen zu können. Bei Patienten mit Schrittmachern ist die Kernspintomographie nicht anwendbar. Ferromagnetische Stoffe wie Granatsplitter oder sehr alte Hüftendoprothesen führen zu Komplikationen; auch diese Patienten können nicht untersucht werden. Ähnliches gilt für viele Eyeliner und Kosmetika, die Eisenoxid enthalten, also schwarz sind. Hier muss abgeschminkt werden, um keine Verbrennungen zu erhalten. Sehr problematisch sind auch die heute modernen Tätowierungen. Hier ist selbst nach intensiven Nachforschungen manchmal nicht zu klären, welche Inhaltsstoffe in der Tattoo-Farbe enthalten sind. Träger von Tätowierungen sollten deshalb vor einer Kernspinuntersuchung klären, ob die verwendeten Farben sicher sind. Piercings müssen ebenfalls entfernt werden.

Unverzichtbar ist die gute Mitarbeit des Patienten.

Die Untersuchung stellt, abhängig von der Körpergröße des Patienten, nicht immer den gesamten Bauchraum dar. Deshalb ist es hier noch wichtiger als bei den anderen Untersuchungen, vorher die Fragestellung genau zu klären. Um die Darmperistaltik zu verringern, kann die Gabe eines krampflösenden Mittels notwendig sein. Zusätzlich wird auch hier ein Kontrastmittel injiziert, das aber sehr gut verträglich ist. Bei der Kernspintomographie ist es immer wieder nötig, die Luft bis zu 30 Sekunden lang anzuhalten. Bei schwerkranken Patienten ist dies häufig nicht möglich; in diesen Fällen bietet sich die Computertomographie als Alternative an.

Leukozytenszintigraphie

Durch die Gabe von radioaktiv markierten weißen Blutkörperchen (Leukozyten) ist es möglich, entzündete Stellen im Körper aufzufinden. Die Leukozyten wandern zu den Entzündungsherden und können mit einer so genannten Gammakamera entdeckt werden. Die Untersuchung wird insbesondere zur Unterscheidung zwischen entzündlichen und narbigen Engstellen (Stenosen) eingesetzt.

Die Verbesserung der Computertomographie und der Kernspintomographie macht heute die Szintigraphie oft überflüssig.

Kapselendoskopie (Kapselkamera)

Eindrucksvolle Bilder aus dem Dünndarm

Das neueste Verfahren, um Bilder des Dünndarms zu erhalten, ist die Endoskopie mittels einer so genannten Kapselkamera. Bei dieser Untersuchung schluckt der Patient eine 2,5 auf 1 cm messende Kapsel, in der eine Kamera, ein Sender, eine Lichtquelle und eine Batterie enthalten sind. Diese Kamera sendet dann Bilder aus dem Darmlumen an einen außen getragenen Empfänger.

Vorteile der Methode

Die Darmoberfläche kann direkt betrachtet werden (Abb. 5). Es wird keine Röntgenuntersuchung notwendig.

Es existieren Berichte, denen zufolge man mithilfe der Kapselkamera Veränderungen sieht, die dem Röntgen und möglicherweise auch der kernspintomographischen Dünndarmuntersuchung entgehen.

Nachteile der Methode

Stenosen müssen vor der Untersuchung ausgeschlossen werden!

Bei Verdacht auf Stenosen muss vor der Untersuchung eine klassische radiologische Dünndarmdarstellung durchgeführt werden. Die Kapsel könnte sonst stecken bleiben und eine Notfalloperation wäre die Folge.

Fisteln lassen sich nicht in ihrem Verlauf darstellen. Auch Abszesse und Darmwandverdickungen sind nicht darstellbar. Magen und Dickdarm können mittels Kapselendoskopie nicht ausreichend beurteilt werden. Die Methode ist deshalb kein Ersatz für eine Magen- oder Darmspiegelung.

Eine Gewebeentnahme während der Untersuchung ist nicht möglich. Die Untersuchung ist bislang nur an wenigen Kliniken etabliert.

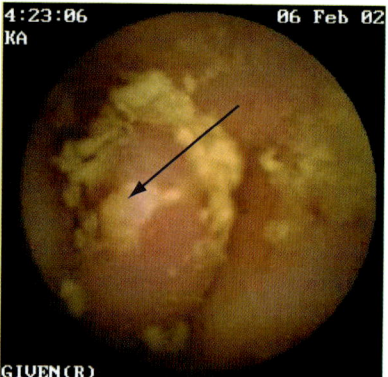

Abb. 5: Kapselkamerabild einer entzündlich veränderten Stelle (Aphthe) (s. Pfeil) im unteren Dünndarmabschnitt (terminales Ileum).

Zusammenfassung

Heute steht den Patienten und ihren behandelnden Ärzten eine Vielzahl bildgebender Untersuchungsverfahren zur Verfügung, die entsprechend der individuellen Gegebenheiten und abhängig vom jeweils vorliegenden Krankheitsbild anzuwenden sind. Sie ermöglichen es meist, rasch die Informationen zu erhalten, die für die Durchführung einer gezielten Therapie notwendig sind.

9

Endoskopie (Spiegelung) bei chronisch entzündlichen Darmerkrankungen

J. Schölmerich

Die wesentliche Untersuchungsmethode zur Erfassung von Erkrankungen des Gastrointestinaltrakts ist immer noch die Endoskopie, die Spiegelung der Organe von innen. Die Endoskopie kann im Bereich der Speiseröhre, des Magens und des Zwölffingerdarms eingesetzt werden. Gleichzeitig sind vom Mastdarm aus alle Dickdarmabschnitte und in der Regel auch die letzten 10 Zentimeter des Dünndarms, das sogenannte terminale Ileum, zugänglich. Man verwendet dazu biegsame Schläuche mit einem Durchmesser von 9 bis 12 Millimeter. Bei diesen älteren Geräten sind optische Systeme an der Spitze und am äußeren Ende durch Glasfaserbündel verbunden, welche aus Hunderttausenden von feinsten Glasfasern bestehen. Über diese Glasfaserbündel wird sowohl Licht in das Innere des Körpers eingespiegelt als auch das zu erkennende Bild nach außen zum Auge des Untersuchers geleitet. Modernere Geräte werden mit einer Videokamera betrieben, sodass das Bild auf einem Videoschirm für den Patienten ebenso wie für den Untersucher und eventuell weitere Mitarbeiter sichtbar ist. Zudem kann bei weiteren Fragen oder Problemen die Untersuchung immer erneut angesehen werden. Bei allen Geräten besteht die Möglichkeit, die Gerätespitze im Körperinneren nach allen Richtungen zu bewegen, Luft und Spülflüssigkeit einzubringen und über einen zusätzlichen Kanal ein dünnes Gerät zur Entnahme von Gewebeproben, eine so genannte Biopsiezange, einzuführen.

Mit Hilfe dieser endoskopischen Untersuchungen kann also direkt die Schleimhaut des Verdauungstrakts betrachtet werden. Dabei lassen sich normale und entzündete Schleimhautabschnitte meistens gut erkennen. Zusätzlich, und dies ist der wesentliche Vorteil der Methode, können aus den veränderten Bezirken Gewebeproben entnommen und einer feingeweblichen Untersuchung zugeführt werden. Diese Direktuntersuchung von Schleimhautproben unter dem Mikroskop ermöglicht es in den meisten Fällen, eindeutig festzustellen, ob eine Entzündung vorliegt, ob sie schwerwiegend ist, und welcher Art diese Entzündung ist. Normalerweise ist eine Unterscheidung zwischen Colitis ulcerosa und Morbus Crohn möglich; jedoch gelingt dies nicht in allen Fällen. Die Diagnose einer chronisch entzündlichen Darmerkrankung im Allgemeinen gelingt aber in der Regel, wobei häufig etwa drei bis sechs Monate nach dem ersten Auftreten eine zweite Untersuchung erforderlich ist, um das tatsächliche Vorliegen einer chronischen Erkran-

Die Endoskopie ist die wichtigste diagnostische Methode bei CED.

Gewebeproben unterstützen die Endoskopie.

kung nachzuweisen und einen vorübergehenden Infekt, der gelegentlich ähnlich wie ein Morbus Crohn oder eine Colitis ulcerosa imponieren kann, auszuschließen.

Gastroskopie

Bei der Gastroskopie, der *Magenspiegelung*, wird das Gerät über den Mund, die Speiseröhre und den Magen bis in den Zwölffingerdarm vorgeführt (Abb. 1). Diese Untersuchung muss in nüchternem Zustand durchgeführt werden, damit nicht Speisereste die Beurteilbarkeit beeinträchtigen. Die Untersuchung ist schmerzlos, unangenehm können jedoch ein Druckgefühl im Hals beim Einführen des Geräts sowie ein gewisser Druck in der Magengegend durch die zugeführte Luft sein.

Die Gastroskopie sollte bei Morbus Crohn zumindest einmal durchgeführt werden.

Da etwa 15 % der Morbus-Crohn-Patienten einen Befall des oberen Gastrointestinaltrakts aufweisen, was die Behandlung mit bestimmten Medikamenten unsinnig erscheinen lässt, sollte bei allen Patienten mit Morbus Crohn zumindest einmal durch eine Gastroskopie ein Befall von Speiseröhre, Magen oder Zwölffingerdarm ausgeschlossen werden. In der Folge ist nur bei Auftreten von entsprechenden Beschwerden eine solche Maßnahme sinnvoll.

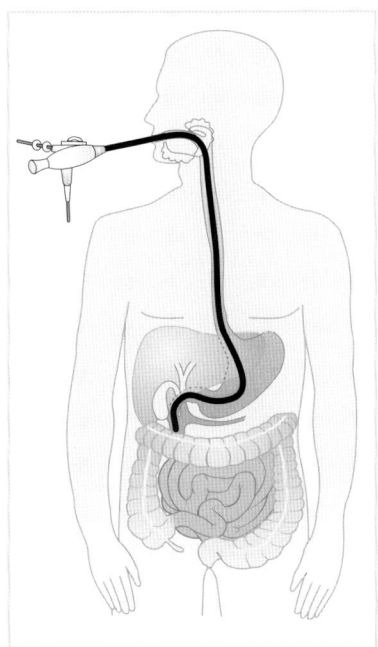

Abb. 1: Schematische Darstellung der Gastroskopie (Magenspiegelung).

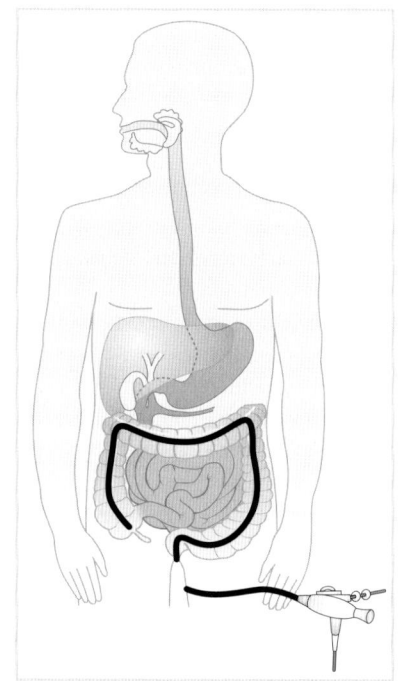

*Abb. 2: Schematische Darstellung
der Koloskopie (Darmspiegelung).*

Bei Patienten mit gesicherter Colitis ulcerosa ist eine Gastroskopie nur bei Auftreten von Beschwerden erforderlich, um ggf. andere Erkrankungen zu diagnostizieren.

Bei Patienten, bei denen nicht eindeutig zwischen Morbus Crohn und Colitis ulcerosa unterschieden werden kann, ist die Gastroskopie gelegentlich in der Lage, zur Differenzierung beizutragen.

Koloskopie

Für die Koloskopie ist eine gründliche Vorbereitung erforderlich.

Bei der Koloskopie, der *Darmspiegelung*, wird das Koloskop in den After, durch den Mastdarm und den gesamten Dickdarm bis zur Einmündung des Dünndarms vorgeschoben (Abb. 2). Nach Passieren der Verbindungsstelle zwischen Dünn- und Dickdarm, der so genannten Ileozökalklappe, kann auch der Endteil des Dünndarms eingesehen werden. Für diese Untersuchung ist eine intensivere Vorbereitung nötig. Man darf 24 Stunden vorher keine feste Nahrung zu sich nehmen, erhält während dieser Zeit ein Abführmittel und muss reichlich klare Flüssigkeit trinken, um den Darm sauber zu spülen. Es kann jedoch auch eine intensive Spülung des gesamten Darmtrakts vorgenommen werden, wodurch die Vorbereitung verkürzt wird. Manche Patienten empfinden diese Spülung aber als unangenehm. Die Art der Vorbereitung sollte individuell mit dem Endoskopiker besprochen werden.

Bei der Dickdarmspiegelung können manchmal Schmerzen auftreten, insbesondere dann, wenn entzündungsbedingte Verwachsungen im Bauchraum vorliegen. Durch die Gabe von Schmerz- und Beruhigungsmitteln lässt sich die Untersuchung erträglich gestalten. Patienten, die bereits unangenehme Erfahrungen mit einer Koloskopie haben, sollten bei späteren Untersuchungen diese Mittel routinemäßig erhalten.

Die Koloskopie ist geeignet, um anhand des Befallstyps, der Art der gesehenen Veränderungen und des Nachweises eines eventuellen Dünndarmbefalls zwischen Morbus Crohn und Colitis ulcerosa zu unterscheiden (Abb. 3 u. 4). Bei der Colitis ulcerosa gibt es definitionsgemäß keinen Dünndarmbefall, sodass ein solcher Nachweis immer den Morbus Crohn sichert. Die Methode erlaubt zudem die Entnahme von Gewebeproben, die vom Pathologen beurteilt werden und ebenfalls zur Differenzialdiagnose beitragen können.

Die Koloskopie ist hilfreich zur Unterscheidung zwischen Morbus Crohn und Colitis ulcerosa.

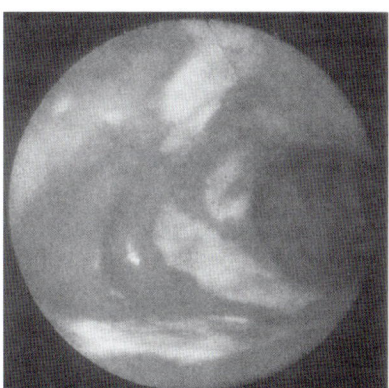

Abb. 3: Typisches Bild eines Morbus Crohn mit länglichen Ulzera.

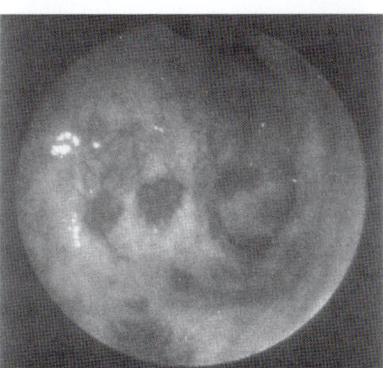

Abb. 4: Typisches Bild einer Colitis ulcerosa.

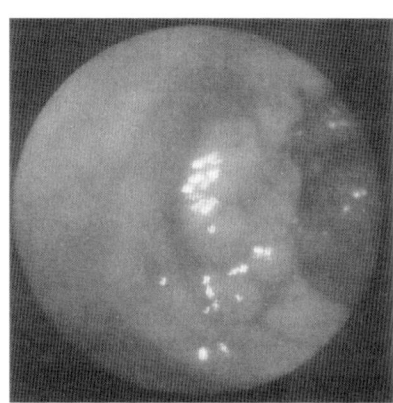

Abb. 5: Kolonkarzinom bei Colitis ulcerosa.

Bei Patienten mit Colitis ulcerosa ist die Untersuchung ebenfalls wesentlich, da die Ausdehnung der Erkrankung, die bei 80 % der Patienten nicht den gesamten Dickdarm befällt, für die Art der Therapie wichtig ist. Bei der Mehrzahl der Patienten liegt nur eine linksseitige Kolitis vor, die häufig durch Einläufe, Schaum oder Zäpfchen behandelt werden kann. Ist die Ausdehnung erst einmal bekannt, genügt in der Regel zur Verlaufskontrolle der Therapie eine Sigmoidoskopie (s. unten). Bei einem Verlauf von über acht Jahren und einem Befall des gesamten Dickdarms sollte regelmäßig einmal pro Jahr eine Koloskopie zur Tumorprophylaxe (Abb. 5) erfolgen; bei linksseitiger Kolitis ist dies erst ab dem 15. Jahr der Krankheit, eventuell auch seltener, erforderlich. Die Notwendigkeit und die Effektivität dieser Maßnahme sind allerdings nicht unumstritten.

Bei Morbus Crohn sind endoskopische Verlaufskontrollen nicht nötig.

Bei Morbus Crohn ist die Koloskopie ebenfalls zur Erfassung des Befallstyps von Bedeutung, da auch hier Unterschiede bezüglich der Therapie bestehen. Weiterhin lassen sich durch die Koloskopie auch Stenosen und Engstellen, insbesondere am Übergang vom Dünn- zum Dickdarm, darstellen und gelegentlich Fistelöffnungen sehen. Ist die Diagnose und die Ausdehnung erst einmal geklärt, bedarf es in der Regel keiner kurzfristigen koloskopischen Kontrollen, da sich in Studien gezeigt hat, dass diese keinen wesentlichen Einfluss auf die Therapie haben. Diese richtet sich vielmehr nach den Symptomen und nicht nach dem endoskopischen oder histologischen Befund. Es ist allerdings bei Auftreten eines neuen Schubs oder bei einem Wechsel der Beschwerden durchaus zweckmäßig, eine Koloskopie durchzuführen, da sich die Ausdehnung der Erkrankung verändern kann und außerdem Stenosen und andere Komplikationen neu auftreten können; diese sollten natürlich bekannt sein, bevor eine erneute Therapie erfolgt.

Rektoskopie

Die Rektoskopie ist geeignet, die letzten 20 Zentimeter des Darms, das heißt vor allem den *Mastdarm*, zu betrachten. Hierzu wird in der Regel ein starres Rohr benutzt. Die Untersuchung bedarf zur Vorbereitung eines Einlaufs und kann ansonsten auch kurzfristig durchgeführt werden. Auch hierbei können Gewebeproben entnommen werden. Ist – wie praktisch immer bei der Colitis ulcerosa – der Enddarm mit beteiligt, genügt die Rektoskopie zur Verlaufskontrolle. Dieses Verfahren hat allerdings wegen der damit verbundenen Unannehmlichkeiten nur noch geringe Bedeutung.

Sigmoidoskopie

Bei Patienten mit bekanntem distalem Befall, das heißt einem Befallstyp, der sich auf das Rektum und das Sigma beschränkt, ist eine Sigmoidoskopie zur Verlaufskontrolle bei Colitis ulcerosa ausreichend. Diese Untersuchung erfolgt ebenfalls mit einem flexiblen Gerät, bedarf aber nicht der aufwendigen Vorbereitung der Koloskopie und ist weniger unangenehm als die starre Rektoskopie.

Die Sigmoidoskopie ist zur Verlaufskontrolle bei Colitis ulcerosa vorzuziehen.

Kapselendoskopie

Eine neue Möglichkeit zur Untersuchung des Dünndarms ist die so genannte Kapselendoskopie. Durchführung sowie Vor- und Nachteile dieser Untersuchungsmethode werden in Kapitel 8 („Bildgebende Diagnostik bei chronisch entzündlichen Darmerkrankungen") ausführlich dargestellt. Die Bedeutung dieses neuen Verfahrens für Patienten mit CED ist noch nicht endgültig geklärt. Zu betonen ist, dass eine Beurteilung von Magen und Dickdarm mithilfe der Kapselendoskopie nicht ausreichend möglich ist und diese Methode daher keinen Ersatz für eine Magen- oder Darmspiegelung darstellt.

Zusammenfassung

Insgesamt ist die Endoskopie die wesentliche diagnostische Maßnahme bei chronisch entzündlichen Darmerkrankungen. Sie sollte aber nur eingesetzt werden, wenn sich daraus therapeutische Konsequenzen ableiten lassen. Lediglich zur Tumorprophylaxe ist eine regelmäßige endoskopische Kontrolle bei Patienten mit ausgedehnter Colitis ulcerosa, auch ohne dass Beschwerden bestehen, erforderlich.

Chromo- und Vergrößerungsendoskopie bei Patienten mit chronisch entzündlichen Darmerkrankungen – Was bringt die Farbauftragung im Darm?

10

R. Kießlich

Die Mehrzahl der Veränderungen der Schleimhäute entgeht dem menschlichen Auge. Meist handelt es sich um feinste Unregelmäßigkeiten. Dennoch kann sich dahinter das frühe Stadium einer Krebserkrankung verbergen. Frühformen von Krebs gilt es rechtzeitig zu erkennen, um der Entwicklung eines bösartigen Tumors vorzubeugen.

Mittels einfacher Farbaufsprühung bei der Spiegelung des Dickdarms lassen sich kleinste Veränderungen darstellen. Diese neue Untersuchungsmethode wird *Chromoendoskopie* („Farbe im Darmtrakt") genannt. Vieles spricht dafür, dass mithilfe dieser einfachen Technik die Früherkennung von Krebs verbessert werden kann.

Was ist Chromoendoskopie?

Bei der Endoskopie lassen sich Zellgruppen, die sich von der normalen Schleimhaut unterscheiden, ebenso wie unregelmäßige Zellabschnitte durch *Färbung* hervorheben. Die Struktur dieser Areale hebt sich deutlich von der Umgebung ab. Ohne Farbe entginge sie jedoch dem untersuchenden Auge (Abb. 1).

Man unterscheidet verschiedene Techniken der Färbung:
- Kontrastfärbungen und
- absorptive Färbungen.

Bei der *Kontrastfärbung* werden die Farbstoffe (z. B. Indigokarmin) von der Oberfläche nicht aufgenommen. Sie füllen Falten, Zotten und Schleimhautgruben und heben dadurch ihre Struktur plastisch hervor. Die *absorptiven Farbstoffe* (z. B. Methylenblau) werden von den jeweiligen Zellgruppen aufgenommen.

Verbindet man die Färbetechnik mit den modernen Methoden der elektronischen Endoskopie, kann die Oberflächenstruktur der Schleimhaut in hoher Auflösung eingesehen werden. Schleimhautveränderungen im Größenbereich von 1

Chromoendoskopie bedeutet die Färbung des Darms während der Dickdarmspiegelung zum leichteren Erkennen von Krebsvorstufen.

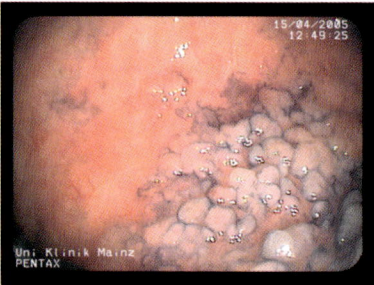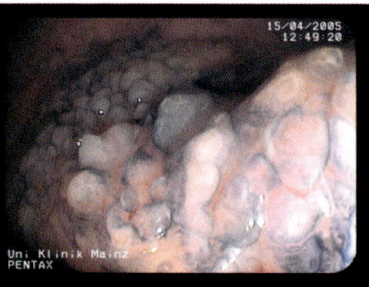

Abb. 1: Nach direkter Färbung mit Methylenblau auf die Darmschleimhaut zeigen sich warzenförmige Erhabenheiten. Die gezielte Probenentnahme entlarvte eine Krebsvorstufe.

bis 2 Millimetern lassen sich problemlos erkennen. Derartige Veränderungen galten bislang als nicht darstellbar.

Die Colitis ulcerosa ist eine entzündliche Erkrankung, die sich an der Oberfläche der Schleimhaut abspielt. Hingegen befällt der Morbus Crohn alle Wandschichten des Darmes. Aus diesem Grund bietet sich die oberflächliche Schleimhautfärbung mit Methylenblau vor allem für Patienten mit Colitis ulcerosa an.

Vergrößerungsendoskopie – wie viel Details kann man sehen?

Die Vergrößerungsendoskopie eröffnet die Analyse der Darmoberfläche wie mit einer Lupe.

Die Weiterentwicklungen in der Chiptechnologie haben nicht nur leistungsstärkere Computer hervorgebracht, auch die optische Potenz der so genannten Videoendoskope nimmt ständig zu. Die neueste Entwicklung sind *Vergrößerungsendoskope*. Durch verstellbare Linsensysteme kann die Schleimhautoberfläche im

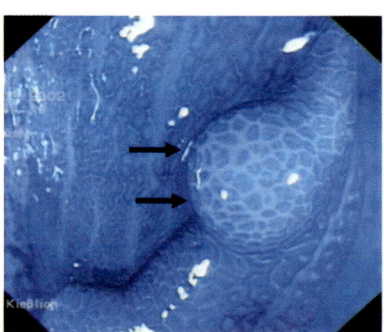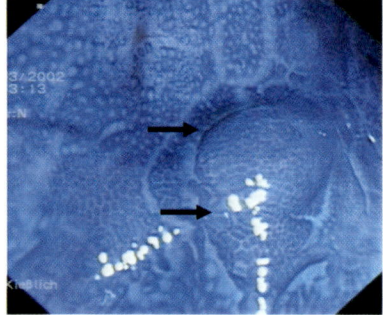

Abb. 2: Die Magnifikationsendoskopie nach Chromoendoskopie erlaubt die detailgetreue Analyse der Darmoberfläche. Auf dem linken Bild zeigt sich ein harmloses Muster (keine Krebsvorstufe). Die rechte Aufnahme ist charakteristisch für ein kleines Adenom (echte Krebsvorstufe).

Bereich des Dickdarms um den Faktor 150 vergrößert werden. Dadurch kann während der Dickdarmspiegelung die Schleimhautoberfläche wie mit einem Auflichtmikroskop analysiert werden (Abb. 2).

Welche Vorteile bietet die Chromoendoskopie?

Durch die neuen optischen Fähigkeiten können viele neue Details sichtbar gemacht werden. *Hauptziel* der Chromoendoskopie ist die *Früherkennung von Dickdarmkrebs* und seiner Vorstufen. Die Früherkennung ist wichtig, da Krebsfrühformen noch keine bösartigen Zellen (Metastasen) in den Körper verstreuen. Wird der Krebs früh erkannt, kann er unter Umständen noch während der Darmspiegelung endoskopisch entfernt werden, ansonsten kann er durch eine Operation geheilt werden.

Gerade für Patienten mit Colitis ulcerosa ist diese Methode geeignet, da das Krebswachstum häufig flächig erfolgt und flache Veränderungen mit Hilfe der Chromoendoskopie leicht demaskiert werden können.

Bislang erfolgt die Krebsvorsorge mit konventionellen Videoendoskopen, wobei je 3 bis 4 Gewebeproben (Biopsien) alle 10 cm innerhalb der Darmschleimhaut entnommen werden. Diese Entnahmen erfolgen in der Regel ungezielt. Durch die Farbauftragung können verdächtige Schleimhautstellen erkannt und gezielt biopsiert werden, wodurch die Effektivität der Früherkennung gesteigert wird.

Die Chromoendoskopie verbessert wesentlich die Darmkrebsfrüherkennung.

In einer an der I. Medizinischen Klinik der Universität Mainz durchgeführten Studie konnte gezeigt werden, dass mit Hilfe der Chromoendoskopie dreimal so häufig Krebsvorstufen erkannt werden konnten wie bei Patienten, die mit der „klassischen" Dickdarmspiegelung untersucht wurden. Diese Studie aus dem Jahr 2003 wurde aktuell von anderen Arbeitsgruppen bestätigt. Dies unterstreicht die hohe Bedeutung der Chromoendoskopie für die Früherkennung von Dickdarmkrebs und Krebsvorstufen. Die Chromoendoskopie wird sogar schon in den aktuellen amerikanischen Leitlinien zur Darmkrebsprävention bei Colitis ulcerosa empfohlen.

Wann sollte die Chromoendoskopie eingesetzt werden?

Die Chromoendoskopie bietet sich vor allem für die Überwachung von Patienten mit *lang bestehender Colitis ulcerosa* an. Ab einer Krankheitsdauer von 8 Jahren steigt das Risiko einer Dickdarmkrebsentstehung sprunghaft an. Eine Dickdarmspiegelung sollte dann abhängig vom Krankheitsstadium in jährlichen Intervallen erfolgen.

Die Chromoendoskopie bietet sich an für Patienten mit lang bestehender Colitis ulcerosa.

Die Chromoendoskopie sollte nicht während eines akuten, entzündlichen Schubs durchgeführt werden. Starke entzündliche Veränderungen und Blutungen an der Schleimhautoberfläche verhindern eine adäquate Farbauftragung auf die Dickdarmschleimhaut.

Neben der *Früherkennung des Dickdarmkrebses* hat die Chromoendoskopie einen Stellenwert in der *Diagnostik entzündlicher Schleimhautabschnitte*. Die Ausdehnung leichtgradig entzündlicher Schleimhautabschnitte kann genauer bestimmt werden als mit Hilfe der konventionellen Endoskopie. Die exakte Bestimmung der entzündlichen Ausdehnung hat einen Einfluss auf die medikamentöse Therapie der Colitis ulcerosa. Betrifft die Entzündung den gesamten Dickdarm, so helfen nur Tabletten oder Infusionen. Ist lediglich der untere Abschnitt des Dickdarms befallen, können auch lokal applizierbare Medikamente den Entzündungsschub lindern.

Wie läuft die Untersuchung ab und welche Risiken beinhaltet sie?

Die Chromoendoskopie gleicht in ihrem Ablauf der normalen Dickdarmspiegelung. Nach kompletter Darmreinigung wird das Endoskop mit Vergrößerungsmöglichkeit über den Anus eingeführt und bis zum Ende des Dickdarms, also bis zum Blinddarm, vorgeschoben.

Über den Arbeitskanal des Endoskops wird dann eine kleine Sprühsonde vorgeschoben. Diese ermöglicht eine homogene Farbapplikation (gleichmäßige Farbauftragung) beim Rückzug des Endoskops. Als Färbemittel wird verdünnte Methylenblaulösung eingesetzt. Es werden 10 bis 50 ml Methylenblaulösung (Konzentration 0,1 %) auf die Darmoberfläche gesprüht. Nach kurzer Einwirkzeit entsteht ein stabiles Färbungsmuster der oberflächlichen Schleimhaut. Unregelmäßigkeiten der Schleimhaut werden aufgesucht und im Vergrößerungsmodus betrachtet. Anschließend werden die Veränderungen gezielt biopsiert.

Insgesamt dauert die Untersuchung etwas länger als die konventionelle Koloskopie (ca. 40 Minuten). Üblicherweise bekommt der Patient eine „Beruhigungsspritze" und verschläft die Untersuchung.

Ungefährlicher Farbstoff

Die Methylenblaufärbung ist ungefährlich. Geringe Mengen des Farbstoffes werden vom Körper aufgenommen und mit dem Urin ausgeschieden. Kurzzeitig kann dies zu einer harmlosen Grünfärbung des Urins führen. Überschüssige Methylenblaulösung kann vorübergehend auch zu einer Blaufärbung des Stuhls führen.

Insgesamt ist die Färbung eine schonende Methode. Außer der beschriebenen Verfärbungen von Stuhl und Urin sind bislang keine Nebenwirkungen beschrieben.

Zusammenfassung

Die Chromoendoskopie ist eine neue Methode zur Diagnostik von Dickdarmkrebs und Krebsvorstufen. In Kombination mit Vergrößerungsendoskopen können verdächtige Schleimhautabschnitte sichtbar gemacht und gezielt biopsiert werden.

Die Chromoendoskopie hat sich als neues Verfahren für die Krebsvorsorge bei Patienten mit lang bestehender Colitis ulcerosa etabliert. Krebsvorstufen können durch die Farbauftragung leichter erkannt werden. Dies eröffnet die Möglichkeit einer frühzeitigen und damit kurativen Therapie.

Grundlagen der Therapie

Die Ursache chronisch entzündlicher Darmerkrankungen (CED) ist bisher nicht eindeutig geklärt. Eine wichtige Aufgabe des Darmes ist es, die Barriere und Abwehrfunktion gegen Bakterien aufrechtzuerhalten. Eine entscheidende Rolle scheinen dabei die so genannten Defensine, kleine antibakteriell wirksame Enzyme, zu spielen. Der Darm enthält eine Vielzahl von Abwehrzellen, die über Zell-Zell-Kontakte und Botenstoffe miteinander kommunizieren. Wichtig ist jedoch auch, dass überschießende Entzündungsreaktionen verhindert werden, damit die Darmschleimhaut nicht beschädigt wird. Hierfür ist ein Gleichgewicht von entzündungsfördernden und entzündungshemmenden Faktoren notwendig. Dieses Gleichgewicht ist *Gute Medikamente für Symptom-Behandlung* bei beiden Erkrankungen, dem Morbus Crohn und der Colitis ulcerosa, gestört, sodass eine überschießende Immunabwehr zu den Entzündungsschüben der chronisch entzündlichen Darmerkrankungen führt. Die Ursachen für die Störung dieses Gleichgewichts sind bis heute ungeklärt, könnten aber in einem Mangel oder einer Fehlfunktion der Defensine begründet sein. Daher gibt es zurzeit *keine kausale Therapie* beider Erkrankungen und eine Heilung ist leider nicht möglich. Ziel der nichtchirurgischen Therapie bei CED kann daher nur die Unterdrückung bzw. Eindämmung dieser fehlgesteuerten Abwehrreaktion sein. Es stehen eine ganze Reihe verschiedener Medikamente für den unkomplizierten Verlauf, inzwischen aber auch zunehmend für die problematischen Situationen, zur Verfügung.

Im Folgenden wird ein Überblick über die verschiedenen Medikamente, ihre Wirkmechanismen und Nebenwirkungen gegeben, anschließend sollen verschiedene Standardsituationen und ihre Behandlung besprochen werden. Es muss jedoch betont werden, dass jeder Einzelfall verschieden ist und daher vom betreuenden Arzt individuell über die jeweilige Therapie entschieden werden muss.

Kortikosteroidpräparate

Kortikosteroide („Cortison") oder *Glukokortikoide* wirken unspezifisch entzündungshemmend. Alle Arten von Entzündungszellen werden in ihrer Funktion gehemmt, auch die Ausschüttung entzündungsfördernder Botenstoffe wird unterbunden. Somit stellen die Cortisonpräparate ein sehr potentes Mittel zur Unterdrückung der körpereigenen Immunabwehr dar. Das Problem in der Anwendung liegt im Nebenwirkungsprofil. Kortikosteroide binden an einen intrazellulären Glukokortikoidrezeptor, der mannigfaltige Wirkungen vermittelt. Dieser Rezeptor ist in allen menschlichen Zellen einheitlich, daher ist es bisher nicht gelungen, positive Wirkung und unerwünschte Nebenwirkungen komplett zu trennen. Eine Auflistung dieser Nebenwirkungen ist in Tabelle 1 dargestellt.

Einen ersten Schritt zur Reduktion der Nebenwirkungen stellt die Entwicklung des Wirkstoffes *Budesonid* dar. Dieses Cortisonpräparat wirkt während der Passage und der Resorption an der Darmschleimhaut entzündungshemmend („antiinflammatorisch"), wird aber nach der Resorption zum größten Teil direkt in der Leber abgebaut und inaktiviert, sodass die Nebenwirkungsrate deutlich reduziert wird.

Allen Cortisonpräparaten ist ein rascher Wirkungseintritt innerhalb von Tagen gemeinsam, ihre Anwendung kann *intravenös* als Injektion oder Infusion, *oral* als Tabletten oder Kapseln oder *rektal* als Klysma (Einlauf) erfolgen.

Aminosalizylate

Aminosalizylate wirken ebenfalls breit entzündungshemmend, ihre Wirksamkeit ist jedoch deutlich schwächer als die der Cortisonpräparate; sie sind daher eher für leichtere Krankheitsverläufe geeignet. Die häufigsten Nebenwirkungen sind

Tab. 1: Kortikosteroide. Wirkmechanismen und unerwünschte Nebenwirkungen.

	Wirkmechanismen	Nebenwirkungen
Kortikosteroide	• Hemmung der Bildung und Freisetzung von entzündungsfördernden Botenstoffen	• „Cushing" (Mondgesicht, Fettsucht)
	• Verringerung der Lymphozytenzahl	• Akne
	• Hemmung der Mobilität und Aktivität bestimmter Abwehrzellen	• Bluthochdruck
		• Osteoporose
		• „Grauer Star"
		• Muskelschwäche
		• Diabetes mellitus
		• Ruhe- und Schlaflosigkeit
		• Infektionen

Tab. 2: Aminosalizylate. Wirkmechanismen und unerwünschte Nebenwirkungen.

	Wirkmechanismen	Nebenwirkungen
5-Amino-salicylsäure	● Hemmung der Produktion von Entzündungsmediatoren ● Hemmung der Funktion bestimmter Abwehrzellen	● Hautausschlag ● Durchfall ● Bauchspeicheldrüsen-entzündung ● Erhöhte Leberwerte ● Blutbildveränderungen ● Haarausfall

Tabelle 2 zu entnehmen. Eine lokale Wirkung in bestimmten Darmabschnitten (unterer Dünndarm und gesamter Dickdarm) sowie eine Reduktion der Nebenwirkungsrate sind durch eine spezielle Verkapselung gelungen. Diese Verkapselung erlaubt die Freisetzung des Wirkstoffs *5-Aminosalicylsäure (5-ASA, Mesalazin)* im Dünndarm ohne Wirkverlust im Magen. Bei der früher gebräuchlichen Substanz Sulfasalazin erfolgte die Freisetzung des 5-Aminosalizylates erst nach bakterieller Abspaltung von der Trägersubstanz Sulfapyridin, die für die meisten Nebenwirkungen verantwortlich war.

Appliziert werden können die Aminosalizylate *oral* oder *rektal* als Klysmen bzw. als Suppositorien (Zäpfchen).

Immunsuppressiva und Immunmodulatoren

Unterschieden von den unspezifisch wirksamen entzündungshemmenden Medikamenten, wie beispielsweise den Cortisonpräparaten, werden die *spezifischen Immunsuppressiva*. Diese Medikamente greifen in den Stoffwechsel der spezifischen Abwehrzellen, also der Lymphozyten und „natürlichen Killerzellen", ein. Man kann zwischen den milden, langsam wirksamen sowie den stärker und schnell wirksamen Immunsuppressiva unterscheiden. Erstere sind eher zur Dauertherapie, letztere zur Akutbehandlung schwerer Verläufe geeignet. Zur ersten Gruppe zählen *Azathioprin, 6-Mercaptopurin* und *Methotrexat*. Sie benötigen allerdings eine Vorlaufzeit von 2 bis 6 Monaten vor Wirkungseintritt und sind daher weniger zur Akuttherapie als vielmehr zur langsamen Linderung der Krankheitsaktivität und zur anschließenden Erhaltung der Ruhephase (Remission) geeignet. Die Hoffnung, dass der Wirkungseintritt durch intravenöse Gabe beschleunigt werden könnte, hat sich leider nicht erfüllt. Zur zweiten Gruppe gehören die Substanzen *Ciclosporin* und *Tacrolimus*. Sie hemmen vor allem die Bildung des Interleukin-2, eines entzündungsfördernden Botenstoffs, und verhindern dadurch die Aktivierung von T-Lymphozyten. Die Wirkstoffe werden *intravenös* oder *oral* verabreicht und wir-

Tab. 3: Immunsuppressiva. Wirkmechanismen und unerwünschte Nebenwirkungen.

	Wirkmechanismen	Nebenwirkungen
Azathioprin/ 6-Mercaptopurin	• Hemmung der Bildung von Abwehrzellen • Hemmung der Bildung von Antikörpern	• Übelkeit • Blutbildveränderungen • Bauchspeicheldrüsen-entzündung • Erhöhung der Leberwerte • Infektionen
Methotrexat	• Hemmung bestimmter entzündungsfördernder Boten-stoffe • Bildungsstörung von Entzündungszellen	• Übelkeit/Erbrechen • Blutbildveränderungen • Erhöhung der Leberwerte • Lungenveränderungen • Infektionen
Ciclosporin (Cyclosporin A)	• Hemmung der Aktivierung von Lymphozyten • Hemmung der Freisetzung entzün-dungsfördernder Botenstoffe	• Nierenfunktions-verschlechterung • Bluthochdruck • „Händezittern" • Gefühlsstörungen • Epileptische Anfälle • Infektionen

ken akut innerhalb von wenigen Tagen, sind aber nicht zur Remissionserhaltung geeignet. Die häufigsten Nebenwirkungen der erwähnten Immunsuppressiva sind in Tabelle 3 aufgeführt.

Einen anderen Wirkmechanismus entfaltet eine weitere Stoffklasse von Immunsuppressiva, die so genannten *biologischen Immuntherapeutika*. Mit der Entwicklung dieser Medikamente ist es gelungen, durch Blockade einzelner Botenstoffe (Zytokine) ganz bestimmte Aktivierungswege der Abwehrzellen zu hemmen. Hiermit soll das zu Ungunsten der entzündungshemmenden Botenstoffe gestörte Gleichgewicht wieder hergestellt werden. Zu dieser Stoffklasse gehören entzündungshemmende („immunmodulatorische") Zytokine wie *Interleukin 10* und *11* sowie *Antikörper gegen den Tumor-Nekrose-Faktor (TNF)* oder *gegen das Interleukin 12*. Antikörper sind Eiweiße, die an bestimmten Bindungsstellen „andocken" und Botenstoffe oder ihre Bindungsstellen blockieren können. Damit können diese ihre Wirkung nicht entfalten. Die klinische Erfahrung zum Nutzen der Gabe von Interleukin 10 und Interleukin 11 bei entzündlichen Darmerkrankungen ist leider nicht allzu viel versprechend. Der Einsatz der Antikörper gegen das Interleukin 12 hat ebenfalls keinen signifikanten Vorteil erbracht. Zum Tumor-Nekrose-

Tab. 4: Antikörper gegen Tumor-Nekrose-Faktor (TNF). Wirkmechanismen und unerwünschte Nebenwirkungen.

	Wirkmechanismus	Nebenwirkungen
TNF–Antikörper	• Hemmung des entzündungs-fördernden Botenstoffs TNF	• Erhöhte Infektanfälligkeit • Erhöhtes Lymphomrisiko?

Faktor-Antikörper (Infliximab) wird in den entsprechenden Abschnitten dieses Kapitels Stellung bezogen (s. unten).

Die Nebenwirkungen von klassischen Medikamenten wie Glukokortikoiden, Aminosalizylaten, Azathioprin, aber auch von Ciclosporin und Tacrolimus, sind gut bekannt. Weniger sicher und daher potenziell problematisch ist dagegen die Medikation mit den neueren Substanzen wie Antikörpern oder Interleukinen (Tab. 4).

Spezielle Therapie

Die Therapie des Morbus Crohn befindet sich in einem dauernden Umbruch.

Die Therapie des Morbus Crohn befindet sich in einem dauernden Umbruch, der sich derzeit noch beschleunigt. Die hier vorgestellten *Therapiestandards* (Tab. 5) entsprechen weitgehend den Therapieempfehlungen der Deutschen Gesellschaft für Verdauungs- und Stoffwechselkrankheiten (DGVS) und beruhen in der Regel auf kontrollierten Studien. Im Folgenden werden die einzelnen klinischen Situationen getrennt besprochen; dies gilt sowohl für das Ausmaß der Entzündungsaktivität als auch für die Erkrankungslokalisationen.

Über die Hälfte der Patienten leiden an einem chronisch aktiven Verlauf.

Im Gegensatz zu früheren Ansichten hat die Mehrzahl der Patienten einen *chronisch aktiven Verlauf*. Dieser ist definiert entweder durch eine *Steroidresistenz* (bei etwa 20 % der Patienten mit Morbus Crohn kann selbst durch hohe Steroiddosen keine vollständige Remission erreicht werden) oder durch eine *Steroidabhängigkeit*. Letztere Patienten (etwa 36 %) erleiden jeweils bei Unterschreiten einer individuell unterschiedlichen Steroiddosis einen erneuten Schub. Eine weitere Problemgruppe stellen die Patienten mit *Fistelleiden* dar.

Gering- bis mäßiggradige entzündliche Aktivität

Systemische Kortikosteroide
Die klassische Therapie des gering- bis mäßiggradigen Schubes beruht auf der oralen Gabe von Kortikosteroiden. Die Steroiddosis sollte dabei an das Körpergewicht angepasst werden. In der Regel startet die Steroidtherapie mit 40–80 mg

Tab. 5: Therapiestandards bei Morbus Crohn.

Gering- bis mäßiggradiger Schub

Standard (Obligat bei Befall von Ösophagus bis Jejunum)	Kortikosteroide (oral): 40–80 mg/Tag Prednisolonäquivalent
Befall der Ileozökalregion	Budesonid (oral): 9 mg morgens
Alternativ:	Aminosalizylate (oral): 4 g/Tag
Dünndarmbefall	Enterale bilanzierte Diät
Dickdarmbefall	Aminosalizylate (lokal, z. B. als Klysmen): 1–4 g/Tag
Alternativ:	Kortikosteroide (lokal, z. B. als Schaum) z. B. Budesonid 2 mg/Tag

Schwerer Schub

Standard	Kortikosteroide (oral oder intravenös): 40–100 mg/Tag Prednisolonäquivalent
Falls steroidrefraktär	Infliximab (TNF-Antikörper) (intravenös): 5 mg/kg Körpergewicht
Alternativ:	Ciclosporin (Dauerinfusion): 4 mg/kg Körpergewicht über 24 h
Dickdarmbefall	Zusätzlich Aminosalizylate (lokal)
Alternativ:	Budesonid (lokal)

Chronisch aktiver Verlauf

Standard	Azathioprin bzw. 6-Mercaptopurin (oral): 2–2,5 bzw. 1 mg/kg Körpergewicht/Tag
Alternativ:	Methotrexat (intramuskulär) 25 mg pro Woche
Falls therapierefraktär	Infliximab (TNF-Antikörper)

Tab. 5: Therapiestandards bei Morbus Crohn (Fortsetzung).

Fisteln

Standard	Metronidazol (oral): 2–3 x 400 mg/Tag
Falls chronisch	Azathioprin (oral): 2–2,5 mg/kg Körpergewicht/Tag
Falls therapierefraktär *Alternativ:*	Infliximab (TNF-Antikörper) Ciclosporin (intravenös)

Prednisolon. Nach einer Woche wird gewöhnlich mit der Dosisreduktion begonnen, beispielsweise in 10-mg-Schritten pro Woche, ab etwa 30 mg/Tag in 5-mg-Schritten pro Woche. Man ist sich allerdings einig, dass die Dosis nicht nach einem starren Schema reduziert, sondern vielmehr eine variable Reduktion je nach Krankheitsaktivität erfolgen sollte: Die Steroidtherapie wird also entsprechend dem klinischen Ansprechen dosiert. Ungeklärt ist bisher die Frage der Therapiedauer; meist wird die Behandlung auch bei Beschwerdefreiheit auf 4 bis 6 Monate ausgedehnt. Unter dieser Therapie ist in mehr als der Hälfte der Patienten nach 4 bis 6 Wochen eine Remission zu erreichen. Bei gravierenden Nebenwirkungen, Ablehnung durch den Patienten und insbesondere bei undrainierten Abszessen sollten systemische Steroide nicht eingesetzt werden.

Lokal wirksame Kortikosteroide (Budesonid)

Eine Alternative zu den systemischen Kortikosteroiden stellt der Wirkstoff *Budesonid* dar. Die Substanz wird oral in verkapselter Form zugeführt, wodurch eine Freisetzung am Übergang zwischen Dünn- und Dickdarm, der so genannten Ileozökalregion, erreicht wird. Wie oben ausgeführt sind die Nebenwirkungen deutlich geringer als bei den üblichen Cortisonpräparaten, insbesondere tritt seltener das Bild eines Cushing-Syndroms mit Mondgesicht und Fettsucht auf. Andererseits ist bei der Standarddosis von 9 mg/Tag eine Wirksamkeit nur am Freisetzungsort, also dem Übergang zwischen Dünn- und Dickdarm, gewährleistet. Nur bei höherer Dosis bis 18 mg scheint auch die Entzündung im gesamten Dickdarm anzusprechen, allerdings nimmt dann auch die Nebenwirkungsrate zu.

Budesonid stellt somit eine Alternative zu systemischen Steroiden bei ileozökal lokalisiertem, mäßig aktivem Morbus Crohn dar. In einigen Studien war die Substanz tendenziell etwas weniger wirksam als die systemischen Steroide, dies wird allerdings durch den Vorteil der deutlich geringeren Nebenwirkungsrate ausgeglichen. Angesichts der geringeren Wirksamkeit sollte das Budesonid nicht grundsätzlich, sondern nach sorgfältiger Erwägung statt systemischer Steroide eingesetzt werden.

Aminosalizylate und Weihrauchpräparate

Prinzipiell können auch bei Morbus Crohn im akuten Schub hochdosiert *5-Aminosalizylate* eingesetzt werden, beispielsweise in einer Dosis von 4 g pro Tag. Eine große placebokontrollierte Dosisfindungsstudie zeigte eine optimale Wirksamkeit erst bei 4 g/Tag, das heißt, eine niedrige Dosis von 1 bis 2 g pro Tag ist im akuten Schub nicht ausreichend. Allerdings ist auch die hohe Dosis von 4 g gegenüber Budesonid unterlegen. Somit empfiehlt sich die Gabe von hochdosierten 5-Aminosalizylaten vor allem bei Patienten mit geringgradiger Aktivität und Unverträglichkeit gegenüber Cortisonpräparaten.

Das klassische *Sulfasalazin* wird heute kaum noch zur Therapie des Morbus Crohn eingesetzt. Eine Indikation besteht vor allem bei Vorliegen eines ausgedehnten Dickdarmbefalls zusammen mit Gelenkbeschwerden.

Weihrauchpräparate (Boswellia-serrata-Extrakte, Indischer Weihrauch) sind bei den Patienten sehr beliebt und – zumindest in der einzigen kontrollierten Studie – vergleichbar schwach wirksam wie 5-Aminosalizylate.

Bei Befall des unteren Dickdarms können zusätzlich als Lokaltherapie *Klysmen*, *Rektalschaum* oder *Zäpfchen* eingesetzt werden. Diese Anwendungsformen stehen sowohl für Steroide als auch für Aminosalizylate zur Verfügung. Bei Befall des unteren Dickdarm empfehlen sich Klysmen, während bei Befall des Mastdarms (Rektums) und des Analkanals Zäpfchen vorzuziehen sind.

„Crohn-Diät" und enterale Ernährung

Eine eigentliche „Crohn-Diät" gibt es nicht. Sinnvoll ist das Vermeiden von Nahrungsmitteln, die individuell unverträglich sind. Diese können mit einer Ausschlussdiät, d. h. durch schrittweisen Aufbau einer individuell verträglichen Diät, identifiziert werden.

Bei Dünndarmbefall sind so genannte *enterale, bilanzierte Diäten* erwiesenermaßen wirksam. Diese können entweder getrunken oder mit einer Dünndarmsonde kontinuierlich zugeführt werden. Sie enthalten alle erforderlichen Nahrungsbestandteile einschließlich Vitaminen und Mineralstoffen in (teilweise) aufgeschlossener Form. Sie sind zwar etwas weniger und langsamer wirksam als Kortikosteroide, aber vor allem bei Kindern unbedingt vorzuziehen. Dadurch können die häufige Wachstumshemmung sowie Knochenschäden (Osteoporose) vermieden werden. Die kosmetischen Probleme der Sonde sind mit einer Nasenolive lösbar.

Auf die Rolle der Ernährung bei chronisch entzündlichen Darmerkrankungen wird in Kapitel 22 ausführlich eingegangen.

Schwerer Schub

Bei schweren Schüben sollte in der Regel die *stationäre Einweisung* in eine erfahrene Klinik angestrebt werden. Zusätzlich zur oben genannten Therapie wird der schwere Schub meist zunächst mit *intravenösen Steroiden* (bis 100 mg/Tag) und eventuell mit *parenteraler Ernährung* (über die Blutbahn) behandelt. Bei ausgeprägtem Kurzdarmsyndrom besteht heute die Möglichkeit einer heimparenteralen Ernährung, beispielsweise über einen Port, das heißt einen auf Dauer eingebauten venösen Zugang.

Schwere Schübe erfordern meist eine stationäre Einweisung.

Bei steroidrefraktärem Verlauf, also bei Wirkungslosigkeit der Cortisontherapie, kommt die Gabe von *Azathioprin* in Frage, wobei die Wirkung allerdings etwa 2 bis 6 Monate auf sich warten lässt. Einzelne unkontrollierte Studien befürworten die intravenöse Gabe von *Ciclosporin* oder *Tacrolimus* in dieser Situation, da diese Medikamente schneller wirken.

Für die gegenüber den Standardmedikamenten therapierefraktären Fälle stellen *Antikörper gegen den Tumor-Nekrose-Faktor (TNF-Antikörper)* eine Alternative dar. Diese sehr teure Therapie bringt zwar die Krankheitsaktivität in etwa der Hälfte aller Fälle zum Stillstand, meist kommt es aber rasch innerhalb weniger Monate wieder zu einem Rückfall (Rezidiv). Dieser muss dann oft mit erneuten Infusionen, beispielsweise alle 8 Wochen, behandelt werden. Die Therapie mit TNF-Antikörpern ist in ihrer Sicherheit noch nicht ausreichend überprüft, sodass sie auf die ansonsten nicht behandelbaren Fälle (einschließlich Chirurgie) beschränkt bleiben sollte. Problematische und bisweilen tödliche Nebenwirkungen dieser Therapieform sind gehäufte Infektionen (z. B. Tuberkulose) und Tumoren (Lymphome, Karzinome).

Grundsätzlich muss in jedem dieser schwer kranken Einzelfälle in enger Zusammenarbeit zwischen Internisten und Chirurgen interdisziplinär am Krankenbett entschieden werden, welche Therapie zum Einsatz kommen soll. Bei relativ umschriebenem Befall ist in der Regel eine chirurgische Option vorzuziehen.

Chronisch aktiver Verlauf

Beim steroidrefraktären oder steroidabhängigen Morbus Crohn sollte eine Immunsuppression, zunächst mit *Azathioprin* oder *6-Mercaptopurin*, bei Versagen oder Unverträglichkeit mit *Methotrexat* zum Einsatz kommen. Häufiger als die Steroidrefraktärität ist die Steroidabhängigkeit, das heißt, bei Unterschreiten einer individuell unterschiedlichen Schwellendosis kommt es zu einem erneuten Schub. Für die Remissionserhaltung ist Azathioprin gesichert wirksam. Die Wahrscheinlichkeit einer Remissionserhaltung unter Azathioprin nach akutem Schub liegt mehr als dreifach höher als unter Placebo. Innerhalb der ersten 6 Monate nach akutem Schub wird meist noch kombiniert mit Steroiden therapiert, diese können jedoch

Ein steroidrefraktärer M. Crohn spricht nicht auf die Standardtherapie mit Kortikosteroiden an.

in der Hälfte der Patienten erfolgreich ausgeschlichen (langsam reduziert) werden. Nach längerfristiger oraler Gabe ist auch die Fistelaktivität reduziert. Die Therapie sollte nach heutigem Wissensstand über mindestens vier Jahre fortgesetzt werden. Nebenwirkungen, vor allem Übelkeit, Erhöhung der Leberwerte, Abfall der weißen Blutkörperchen und selten eine Bauchspeicheldrüsenentzündung treten bei etwa 10 % der behandelten Patienten auf und sind meist rückläufig nach Pausieren der Therapie. Nach einer Bauchspeicheldrüsenentzündung muss auf diese Medikamente komplett verzichtet werden, da diese Komplikation bei wiederholtem Einsatz praktisch immer erneut auftritt. Die weißen Blutkörperchen (Leukozyten) müssen während der gesamten Therapie engmaschig (zunächst alle 14 Tage, dann alle 4 Wochen) kontrolliert werden. Bei einem Abfall muss der Arzt über das weitere Vorgehen entscheiden.

Von Steroid- abhängigkeit spricht man, wenn es bei Unterschreiten einer bestimmten Schwellendosis zu einem erneuten Schub kommt.

Methotrexat hat sich als Medikament der zweiten Wahl bei chronisch aktivem Verlauf erwiesen. Es scheint weniger wirksam als Azathioprin zu sein. Außerdem scheint der günstige Effekt innerhalb weniger Monate nachzulassen, da nach 12 Monaten mehr als die Hälfte der Patienten ein Krankheitsrezidiv erleiden. Daher sollte Methotrexat in erster Linie bei Azathioprin-Unverträglichkeit eingesetzt werden.

Ciclosporin ist bei chronisch aktivem Morbus Crohn *nicht* indiziert. Inwieweit *5-Aminosalizylate* zur Therapie des chronisch aktiven Verlaufs geeignet sind, kann derzeit mangels Studien nicht abgeschätzt werden.

Remissionserhaltung

Etabliert und gesichert wirksam ist die Remissionserhaltung bei Morbus Crohn mit *Azathioprin/6-Mercaptopurin* bei chronisch aktivem Verlauf. Bei den ebenso häufigen Patienten mit intermittierendem Verlauf, d. h. einem Krankheitsverlauf, bei dem sich Schübe mit längeren Ruhephasen abwechseln, wurde in verschiedenen Studien *5-Aminosalizylate* eingesetzt. Ein geringer Vorteil fand sich jedoch nur bei bereits operierten (postoperativen) Patienten. Bei Patienten nach medikamentös induzierter Remission war zwar ebenfalls ein geringgradiger therapeutischer Nutzen nachweisbar, dieser betraf aber nur etwa jeden 21. Patienten. Nach medikamentös eingeleiteter Remission sollte daher bei häufigen und frühen Rückfällen eher auf eine immunsuppressive Therapie mit Azathioprin zurückgegriffen werden.

Fisteltherapie

Bei Fisteln im perianalen Bereich ist das Antibiotikum *Metronidazol* zumindest symptomatisch wirksam, außerdem ist es bei Dickdarmbefall ebenso wirksam wie *Sulfasalazin*. Metronidazol sollte allerdings sowohl wegen möglicher Nervenschädigung, als auch wegen der Gefahr der Resistenzentwicklung nur ausnahmsweise längerfristig für mehrere Monate eingesetzt werden. Bei schwierigen Fällen stellt die Gabe von *TNF-Antikörpern* eine Therapiealternative dar. Auch die Immunsuppressiva *Ciclosporin* und *Tacrolimus* haben sich in der Fisteltherapie als wirksam erwiesen. Wichtig ist die enge Kooperation mit Chirurgen, die oftmals mittels Fadendrainage oder anderen Verfahren eine rasche und dauerhafte Linderung verschaffen können. Schwierig zu behandeln sind Fisteln zwischen Darm und Scheide bzw. Blase oder auch anderen Darmabschnitten (interenterische Fisteln); hier hilft meist eine Operation.

Psychosomatische Therapie

Zur Psychosomatik chronisch entzündlicher Darmerkrankungen siehe auch Kapitel 21.

Die Wirksamkeit einer psychosomatischen Therapie, in welcher Form auch immer, auf den Verlauf einer chronisch entzündlichen Darmerkrankung ist bisher nicht gesichert. Dies gilt, obwohl viele Patienten angeben, dass psychosozialer Stress Einfluss auf ihre Krankheit hat und psychotherapeutische Maßnahmen zu einer besseren Krankheitsverarbeitung und Stabilisierung führen können. Besondere Indikationen sind starker Leidensdruck, soziale Isolation, depressive Verstimmung und Angstzustände, zwanghaftes Verhalten, anhaltende psychosoziale Konflikte und unzureichende Krankheitsverarbeitung. In besonderer Weise bieten sich Entspannungsübungen an, eine bestimmte psychotherapeutische Methode ist nicht allgemein zu bevorzugen. Natürlich sollten die Psychotherapeuten Erfahrungen mit chronisch entzündlichen Darmerkrankungen haben und eng mit dem betreuenden Gastroenterologen kooperieren.

Generell kann jedoch die Psychotherapie *nicht als Ersatz für eine aktive medikamentöse oder chirurgische Behandlung* gesehen werden.

Die Colitis ulcerosa kann nach dem momentanen Erkenntnisstand durch keine medikamentöse Maßnahme geheilt werden. Vielmehr hat die Behandlung mit Medikamenten das Ziel, die Entzündungsaktivität zu verringern und dadurch die Lebensqualität des Patienten zu verbessern. Maßgeblich für die Art der Therapie sind die *Krankheitsaktivität*, die *Lokalisation und Ausdehnung der Entzündung* sowie das Vorliegen eventueller *Komplikationen*.

Jeder Patient benötigt ein individuelles Behandlungskonzept.

Bei der medikamentösen Therapie der Colitis ulcerosa werden unterschieden:
- die Behandlung des akuten Schubes
- die Erhaltung einer Phase ohne Krankheitsaktivität (Remission)
- die Behandlung des chronisch aktiven Verlaufes.

Die im Folgenden vorgestellten Therapieschemata basieren auf den Empfehlungen der Deutschen Gesellschaft für Verdauungs- und Stoffwechselerkrankungen (DGVS).

Medikamentöse Behandlung des akuten Schubes

Der akute Schub einer Colitis ulcerosa ist durch die klinische Symptomatik mit schleimig blutigen Durchfällen und krampfartigen Bauchschmerzen gekennzeichnet. Die Laborparameter zeigen häufig Veränderungen im Sinne einer Entzündung, z. B. eine Erhöhung von Blutkörperchensenkungsgeschwindigkeit (BKS), C-reaktivem Protein (CRP) und Thrombozyten. Treten die blutigen Durchfälle erstmals auf, ist eine endoskopische Diagnostik mit feingeweblicher Untersuchung der entnommenen Schleimhautproben unerlässlich. Außerdem sollten infektiöse Erkrankungsursachen ausgeschlossen werden.

Die Mehrzahl der Patienten erreicht schon nach 4 Wochen eine Remission.

Die Behandlung des akuten Schubes sollte spätestens nach 8 Wochen zu einer Remission führen. Dabei spielen der Schweregrad und die Ausdehnung der Entzündung zu Behandlungsbeginn eine entscheidende Rolle. Die meisten Patienten erreichen unter adäquater Behandlung bereits nach vier Wochen eine Remission.

Medikamentöse Therapie des akuten Schubes bei distaler Colitis ulcerosa

Distale Colitis ulcerosa: Entzündung bis maximal zur linken Flexur

Als *distale Colitis ulcerosa* wird die Ausdehnung der Entzündung bis maximal zur linken Flexur (Biegung) bezeichnet. Bei alleinigem Befall des Enddarmes spricht man von einer *Proktitis ulcerosa.*

Leichter bis mittelschwerer Schub

Der bis zur linken Flexur reichende Darmabschnitt ist der *lokalen Behandlung* gut zugänglich. In zahlreichen wissenschaftlichen Untersuchungen konnte belegt werden, dass direkt in den Darm eingebrachte *Aminosalizylate* die wirksamste Therapie der leicht bis mittelgradig aktiven distalen Colitis ulcerosa darstellen (Tab. 1). Daher sollte die Schubbehandlung bei Proktitis ulcerosa mit Einläufen (Klysmen) oder Zäpfchen (Suppositorien) erfolgen. Bei gleicher Wirksamkeit bevorzugen die meisten Patienten die Suppositorien auf Grund der einfacheren Handhabung. Als geringste lokale Dosis zur Erzielung einer Remission wird in der neueren Literatur 1 g 5-Aminosalicylsäure (5-ASA) pro Tag angegeben. Höhere Dosen (bis 4 g/Tag) waren in den Studien nicht besser wirksam.

Lokale Therapie mit Einläufen und Zäpfchen

Erreicht die Entzündung Ausmaße bis zur linken Flexur, sollte neben der Lokalbehandlung mit einem Aminosalizylatklysma zusätzlich ein orales Aminosalizylat verordnet werden. Spricht der Patient auf diese mehrwöchige kombinierte Aminosalizylatbehandlung nicht an, ist ergänzend der Einsatz eines *lokalen Steroides* gerechtfertigt. Neben den Klysmen mit systemisch wirkenden Steroiden steht *Budesonid* als topisches Steroid zur Verfügung. Dabei weist Budesonid eine mit den systemisch wirkenden Steroiden vergleichbare Wirkung bei deutlich geringerer Nebenwirkungsrate auf. Die empfohlene lokale Tagesdosis für Budesonid beträgt 2 mg/Tag, die Behandlungsdauer sollte sich über mindestens 4 Wochen erstrecken. Kann auch durch die additive Behandlung mit Aminosalizylaten und dem lo-

Tab. 1: Akutbehandlung des leicht- bis mäßiggradigen Schubes der Colitis ulcerosa.

Distal	Standard	Aminosalizylate lokal 1–4 g/Tag als Suppositorium oder Klysma
	Bei Therapieversagen	Zusätzlich Kortikosteroide lokal als Schaum/Klysma, z. B. 2 mg Budesonid/d
Ausgedehnt	Standard	Aminosalizylate oral 3–4,8 g/Tag
	Bei Therapieversagen	Kortikosteroide oral, 40–60 mg Prednisolonäquivalent/Tag

kalen Steroid keine Remission erzielt werden, ist eine Therapieänderung auf eine orale Steroidgabe unumgänglich. Allerdings dürfte dieses Vorgehen nur in Einzelfällen erforderlich sein.

Für Einläufe mit *kurzkettigen Fettsäuren* im leichten bis mittelschweren Schub bei distaler Colitis ulcerosa liegen Ergebnisse vor, die eine gewisse positive Wirkung belegen. Allerdings fehlen bisher vergleichende Studien mit Aminosalizylaten, sodass für diese Behandlung momentan keine allgemeine Empfehlung ausgesprochen werden kann.

Schwerer Schub

Liegt ein schwerer Schub einer distalen Colitis ulcerosa vor, sollte primär ein *systemisch wirkendes Steroid* eingesetzt werden (Tab. 2).

In den bisher durchgeführten Studien wurden Dosen von 40 mg bis maximal 100 mg *Prednisolon* täglich zur Schubbehandlung untersucht, wobei kein eindeutiger Vorteil für die höheren Dosierungen gezeigt werden konnte. Heute wird überwiegend mit 60 mg Prednisolon bei wöchentlicher schrittweiser Dosisreduktion behandelt. Die Steroiddosis kann prinzipiell oral verabreicht werden.

Medikamentöse Therapie des akuten Schubes bei ausgedehnter Colitis ulcerosa

Leichter bis mittelschwerer Schub

Der leichte bis mittelschwere Schub bei ausgedehnter Colitis ulcerosa wird mit *oralen Aminosalizylaten* therapiert. Die Effektivität dieser Behandlung konnte in zahlreichen Studien gesichert werden. Bei Einsatz einander entsprechender Dosen kann zwischen den verschiedenen Aminosalizylaten (Sulfasalazin, Mesalazin = 5-Aminosalicylsäure, Olsalazin) kein Unterschied hinsichtlich ihrer Wirksamkeit

Ausgedehnte Colitis ulcerosa: systemische Therapie

Tab. 2: Akutbehandlung des schweren Schubes der Colitis ulcerosa.

Distal	Standard	Kortikosteroide oral, 40–60 mg Prednisolonäquivalent/Tag
	Bei Therapieversagen	Kortikosteroide intravenös
Ausgedehnt	Standard	Kortikosteroide oral oder intravenös, 40–60 mg Prednisolonäquivalent/Tag
	Bei Therapieversagen oder Kontraindikation gegen Steroide	Ciclosporin 4 mg/kg KG/Tag intravenös

festgestellt werden. Die Tagesdosis zur Erzielung einer Remission wird in der Literatur für 5-ASA zwischen 3 g und 4,8 g angegeben (Tab. 1).

Sollte die ausgedehnte Colitis ulcerosa im leichten bis mittelschweren Schub nicht auf die orale Aminosalizylatgabe ansprechen, empfiehlt sich der Einsatz *systemischer Steroide* mit einer Initialdosis zwischen 40 und 60 mg Prednisolonäquivalent täglich und schrittweiser Dosisreduktion.

Schwerer Schub

Bei schwerer ausgedehnter Colitis ulcerosa sollten von Anfang an *systemische Steroide* eingesetzt werden. Die Verabreichungsform der Steroide (oral oder intravenös) muss vom Allgemeinzustand des Patienten abhängig gemacht werden. Bessert sich der Zustand des Patienten unter oralen Steroiden nicht, sollte prinzipiell auf die intravenöse Gabe umgestellt werden.

Nach spätestens 10 Tagen einer intravenösen Steroidapplikation muss eine deutliche Besserung hinsichtlich einer beginnenden Remission eintreten. Ist dies nicht der Fall, so ist die Möglichkeit einer steroidrefraktären (d. h. durch Steroidtherapie nicht ausreichend beeinflussbaren) Colitis bzw. einer fulminanten Colitis (s. unten) zu erwägen.

Bei harten Kontraindikationen gegen Steroide (z. B. Steroidpsychose) kann primär *Ciclosporin* in einer Dosis von 4 Milligramm pro Kilogramm Körpergewicht pro Tag (mg/kg KG/Tag) intravenös gegeben werden.

Heparin erwies sich zur Behandlung des schweren Schubs als unwirksam.

Antikörper gegen TNFα haben sich in einer Reihe von Untersuchungen als wirksam gezeigt, werden jedoch bislang nur im Rahmen von Studien eingesetzt.

Medikamentöse Therapie des fulminanten Schubes

Als *fulminanten Schub* bezeichnet man den *schweren Schub einer Colitis ulcerosa mit zusätzlichen Allgemeinsymptomen.* Als wichtige klinische Hinweiszeichen gelten blutige Durchfälle (mehr als 10 Stuhlentleerungen pro 24 Stunden), Gewichtsverlust und Temperaturerhöhung über 38,5 °C. Im Labor zeigt sich in der Regel eine Erniedrigung des Hämoglobinwertes. Weiterhin findet man häufig ein erhöhtes C-reaktives Protein (CRP) sowie ein erniedrigtes Albumin.

Wird mittels Röntgen eine Abdomenübersichtsaufnahme angefertigt, sind die Dickdarmschlingen meist überbläht und auch im Dünndarm kann eine vermehrte Gasansammlung auftreten. Der Bauch des Patienten ist bei einer begleitenden Bauchfellreizung sehr schmerzhaft und spärliche Darmgeräusche können auf einen beginnenden Darmstillstand hinweisen. Dieses schwere Krankheitsbild erfordert in jedem Falle eine *stationäre Behandlung* unter enger Zusammenarbeit von Internisten und Chirurgen.

Fulminanter Schub: stationäre Aufnahme!

Ist ein fulminanter Schub anzunehmen, muss umgehend mit *Steroiden* behandelt werden. Die empfohlene Tagesdosis zu Therapiebeginn beträgt 1 bis 1,5 mg/kg KG/Tag Prednisolonäquivalent intravenös. Hierbei muss nach spätestens 7 Tagen eine deutliche Besserung des Befindens eintreten. Ist dies nicht der Fall, liegt ein steroidrefraktärer Verlauf vor, ebenso bei jeder früher eintretenden Verschlechterung des Allgemeinzustandes des Patienten. Haben die systemischen Steroide zu einem klinischen Ansprechen geführt, kann die Dosis schrittweise und langsam reduziert werden. Die Behandlungsdauer eines fulminanten Schubes mit Steroiden in absteigender Dosis erstreckt sich im Allgemeinen über 3 bis 6 Monate. Bei Vorliegen von Kontraindikationen gegen Steroide kann primär Ciclosporin A gegeben werden. Es wird in einer Dosis von 2 bis 4 mg/kg KG/Tag als Dauerinfusion intravenös verabreicht.

In der Phase des Akutgeschehens erfolgt zusätzlich eine *intravenöse Flüssigkeits- und Elektrolytsubstitution.* Bei drohendem Darmstillstand oder vor einer eventuellen Operation wird auch die *Ernährung* ausschließlich über die Vene *(parenteral)* durchgeführt. Ein genereller Verzicht auf die enterale Ernährung ist nicht erforderlich, da in wissenschaftlichen Untersuchungen kein Vorteil dieser „Ruhigstellung" des Darmes in der Akutphase nachzuweisen war.

Der Einsatz von *Antibotika* sollte im fulminanten Schub prinzipiell nur bei gesicherter Infektion erfolgen. Allerdings ist es klinisch schwierig, bei Fieber und Allgemeinsymptomen eine Infektion wirklich auszuschließen. Daher wird in der Praxis oft zusätzlich antibiotisch behandelt, da die beweisenden Laboruntersuchungen hinsichtlich einer Infektion erst nach einigen Tagen vorliegen. Für den Patienten entsteht durch die Antibiotikagabe in der Regel keinerlei Nachteil. Die zusätzliche Gabe von Aminosalizylaten ist nicht sinnvoll.

Führt die Primärtherapie mit systemischen Steroiden zu keiner Besserung, sollte eine zusätzliche intravenöse *immunsuppressive Therapie* erfolgen. Dabei kommen *Ciclosporin* oder *Tacrolimus* in Frage. Der Wirkungseintritt der immunsuppressiven Behandlung liegt zwischen 7 und 10 Tagen. Zur Vermeidung einer Überdosierung sind regelmäßige Spiegelkontrollen der verabreichten Medikamente nötig, um gegebenenfalls die Dosis anzupassen. Tritt eine Remission ein, kann auf die orale Ciclosporingabe umgesetzt werden. Als Erhaltungstherapie ist es empfehlenswert, zusätzlich *Azathioprin* einzusetzen. Dabei muss stets überlappend mit Ciclosporin behandelt werden, da die Wirkung von Azathioprin erst nach 3 bis 6 Monaten eintritt.

Kommt es trotz intensiver medikamentöser Behandlung nicht zu einer Besserung der klinischen Symptomatik, handelt es sich um einen therapierefraktären fulminanten Schub. In diesem Fall besteht die Indikation zum *chirurgischen Eingriff.* Ebenfalls chirurgischer Behandlung bedürfen das therapierefraktäre so genannte toxische Megakolon und die nicht konservativ beherrschbare, anhaltende Blutung.

Medikamentöse Therapie bei chronisch aktivem Verlauf

Der Begriff der chronischen Aktivität wird über die klinische Symptomatik (persistierend blutige Durchfälle) definiert. Unter adäquater Therapie wird der akute Schub zwar gebessert, aber es tritt kein vollständiges Verschwinden der Krankheitssymptome ein. Weiterhin wird für die chronisch aktive Colitis eine Häufigkeit von mehr als 2 Schüben pro Jahr angegeben Auch spricht man von chronisch aktivem Verlauf bei erfolgloser Kortikosteroidtherapie bzw. bei dauerhaftem Steroidbedarf, der mit erheblichen Nebenwirkungen (Osteoporose, Hautveränderungen, Gewichtszunahme) einhergeht. Für etwa jeden fünften Patienten mit Colitis ulcerosa treffen die genannten Kriterien des chronisch aktiven Verlaufes zu, die eine klare Indikation zur *immunsuppressiven Behandlung* darstellen.

Standardtherapie bei chronisch aktivem Verlauf: Azathioprin, 6-Mercaptopurin

Zur medikamentösen Therapie des chronisch aktiven Verlaufes gelten *Azathioprin* oder sein aktiver Metabolit *6-Mercaptopurin* als etabliert (Tab. 3). Die empfohlene Azathioprindosis liegt zwischen 2 und 2,5 mg/kg KG/Tag, die des 6-Mercaptopurins bei 1 bis 1,5 mg/kg KG/Tag. In Einzelfällen kann auch eine höhere Tagesdosis erforderlich sein. Zu Beginn der immunsuppressiven Therapie wird empfohlen, engmaschige Kontrollen des Blutbildes sowie der Leber- und Bauchspeicheldrüsenwerte durchzuführen.

Über die Zeitdauer der Azathioprinbehandlung gibt es noch keine sicheren Daten. Auf jeden Fall sollte bei Ansprechen eine Therapiedauer von 3 bis 5 Jahren angestrebt werden. Bezüglich eines eventuell erhöhten Krebsrisikos unter der Immunsuppression gibt es bisher keine sicheren Hinweise.

Die Gabe von Azathioprin *während der Schwangerschaft* wird heute als sicher eingeschätzt. Daher wird kein Abbruch der immunsuppressiven Behandlung bei Schwangerschaft empfohlen. Jedoch sollte die Konzeption, wenn möglich, in einer stabilen Remissionsphase geplant werden.

Die Gabe von *Methotrexat* kann bei chronisch aktivem Verlauf im Einzelfall erwogen werden. Dabei werden 20 bis 25 mg Methotrexat wöchentlich gegeben (oral, intramuskulär oder subkutan). Nach Therapieansprechen sollte die Dosis auf

Tab. 3: Behandlung des chronisch aktiven Verlaufes der Colitis ulcerosa.

Standard	Azathioprin oral 2–2,5 mg/kg KG/Tag oder bei Azathioprin-Unverträglichkeit 6-Mercaptopurin oral 1–1,5 mg/kg KG/Tag
Alternative	1. Methotrexat 20–25 mg/Woche + Folsäure, später Dosisreduktion auf 10–15 mg/Woche 2. Tacrolimus 0,1–0,2 mg/kg KG/Tag

10 bis 15 mg pro Woche reduziert werden. Parallel zur Methotrexatgabe wird eine Folsäuresubstitution in einer Dosis von 5 mg pro Woche empfohlen.

Auch die Gabe von *Tacrolimus* (0,1 bis 0,2 mg/kg KG/Tag) und der Einsatz einer *Leukozytenapherese* können im Einzelfall erwogen werden.

Als Alternative bzw. bei Unwirksamkeit der medikamentösen Dauerbehandlung kommt die *operative Dickdarmentfernung* infrage.

Medikamentöse Behandlung zur Remissionserhaltung

Der Eintritt der *Remission* bei Colitis ulcerosa wird durch das *klinische Verschwinden der initialen Krankheitssymptome* definiert. Dazu gehören das Sistieren der Durchfälle (weniger als 3 Stühle pro Tag). Außerdem sollte dem Stuhl kein sichtbares Blut aufgelagert oder beigemengt sein. Auch müssen sich die mit dem Schub assoziierten Beschwerden (z. B. Bauchkrämpfe) vollständig zurückbilden. Falls im Schub die Laborwerte im Sinne einer Entzündung verändert waren, sollten sich diese wieder normalisieren.

Gilt die Colitis ulcerosa als gesichert, sollte unbedingt eine *remissionserhaltende Therapie* begonnen werden. Dabei sind *Aminosalizylate* das Mittel der ersten Wahl (Tab. 4). Je nach Ausdehnung der Colitis ulcerosa können diese oral oder rektal verabreicht werden, wobei die Kombination aus beidem bei ausgedehnter Colitis ulcerosa die wirksamste Rezidivprophylaxe darstellt. Nach den vorliegenden wissenschaftlichen Untersuchungen ist die Tagesdosis zur Rezidivprophylaxe geringer als die Dosis zur Schubbehandlung (z. B. 5-Aminosalicylsäure 1,5 g/Tag, oral).

Mittel der Wahl zur Remissionserhaltung: Aminosalizylate

Die remissionserhaltende Therapie sollte über eine Zeitspanne von mindestens 2 Jahren durchgeführt werden. Nach dem bisherigen Erkenntnisstand ist der Nutzen einer darüber hinaus gehenden Behandlung nicht belegt.

Eine Alternative zu den Aminosalizylaten stellt der nichtpathogene *Escherichia-coli-Stamm Nissle 1917* im Rahmen der Rezidivprophylaxe dar. Bisher liegen Studienergebnisse vor, die diesem Bakterienstamm eine ähnlich positive Wirkung wie den Aminosalizylaten zuschreiben. Allerdings ist die Studienlage im Vergleich zu den Aminosalizylaten weniger umfangreich. Bei Unverträglichkeit von Aminosali-

Probiotika können hilfreich sein.

Tab. 4: Behandlung zum Remissionserhalt bei Colitis ulcerosa.

Standard	Aminosalizylate oral oder rektal, z. B. 1,5 g 5-Aminosalicylsäure/Tag
Alternative	z. B. bei Aminosalizylat-Unverträglichkeit Escherichia-coli-Stamm Nissle 1917, 2×100 mg/Tag

zylaten oder beim Vorliegen anderer Gründe sollte E. coli Nissle mit 2 mal 100 mg pro Tag in der Remissionserhaltung eingesetzt werden.

Systemische Glukokortikoide, Budesonid, Weihrauchpräparate, Cromoglicin-säure und transkutane (= über die Haut erfolgende) Nicotintherapie haben in der Rezidivprophylaxe nach dem bisherigen Erkenntnisstand *keine* Berechtigung.

Schlussbemerkung

Die in diesem Kapitel aufgeführten medikamentösen Behandlungsstrategien orientieren sich am wissenschaftlichen Erkenntnisstand, gesichert durch klinische Studien, und betreffen den typischen Verlauf. Für jeden Patienten mit Colitis ulcerosa muss gemeinsam mit dem behandelnden Arzt ein geeignetes individuelles Behandlungskonzept, abhängig von Lokalisation, Verlauf und eventuellen Komplikationen oder Begleiterkrankungen, erstellt werden.

Der Morbus Crohn ist weder durch eine medikamentöse Therapie noch durch Operationen heilbar. Dennoch ist es möglich, dass ein betroffener Patient mit einer entsprechenden medikamentösen Einstellung und einer zum richtigen Zeitpunkt eingeleiteten chirurgischen Therapie ein nahezu beschwerdefreies Leben führen kann. Die Therapie mit Medikamenten stellt die Basis der Morbus-Crohn-Behandlung dar. Allerdings ist es in manchen Fällen unumgänglich, eine Operation vorzunehmen. Dies ist dann der Fall, wenn sich die Erkrankung mit Medikamenten nicht mehr beherrschen lässt, hochgradige Engen im Verlaufe des Darmes bestehen oder ausgeprägte Fisteln durch den Morbus Crohn entstanden sind. Etwa 90 % aller Morbus-Crohn-Patienten müssen mindestens einmal im Leben operiert werden. Trotzdem ist die Chirurgie nicht das letzte notwendige Übel, wenn alle anderen Therapien versagt haben, sondern sie sollte rechtzeitig eingesetzt werden, bevor eingetretene Komplikationen schwerere Folgen haben können. Auch nach einer Operation besteht keine definitive Heilung – vielmehr ist es immer möglich, dass der Morbus Crohn erneut auftritt. Dies muss bei jeder Operation berücksichtigt werden: Es sollte daher so wenig Darm wie möglich geopfert und so schonend wie möglich vorgegangen werden.

Der Morbus Crohn ist weder chirurgisch noch medikamentös zu heilen.

Darmoperation: So viel wie nötig – so wenig wie möglich!

Lokalisation der Erkrankung

Der Morbus Crohn kann im gesamten Verdauungstrakt vorkommen, d. h. vom Mund bis zum After. In Abbildung 1 ist die Verteilung in Bezug auf die verschiedenen Abschnitte des Verdauungstraktes in einem Patientenkollektiv der Autoren aufgezeigt. Das Durchschnittsalter bei 550 Patienten während der letzten acht Jahre im Universitätsklinikum Benjamin Franklin (UKBF), Berlin, lag bei 36 Jahren. 36 % aller operierten Patienten wurden noch nie zuvor operiert, bei 27 % lag nur eine Voroperation und bei 37 % Patienten lagen mehrere Voroperationen vor.

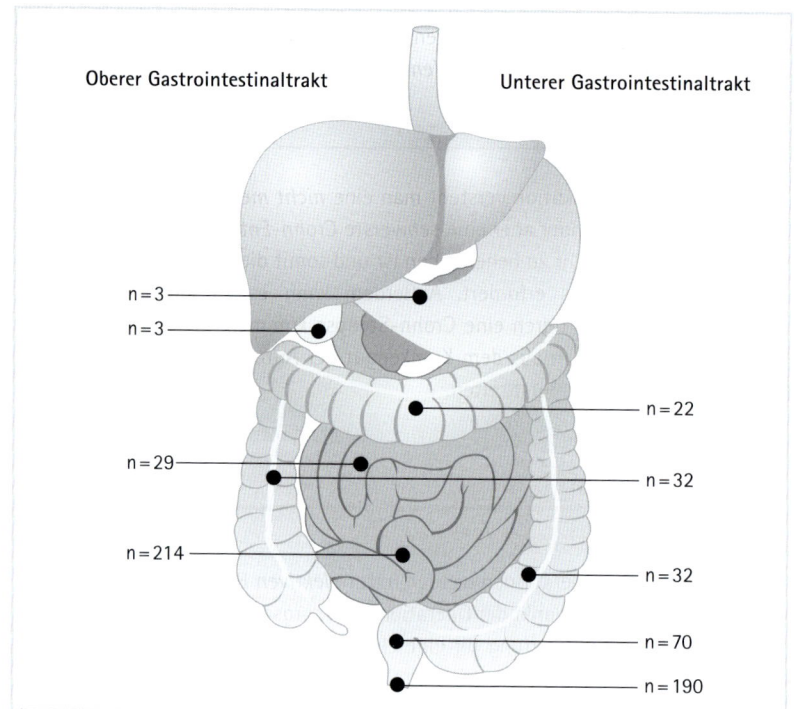

Oberer Gastrointestinaltrakt   Unterer Gastrointestinaltrakt

n = 3

n = 3

n = 22

n = 29

n = 32

n = 214

n = 32

n = 70

n = 190

Abb. 1: Auftreten des Morbus Crohn in Bezug auf den Verlauf des Verdauungstrakts (n = Anzahl der Patienten) (Universitätsklinikum Benjamin Franklin = UKBF, Berlin).

Wann wird operiert?

Die Indikation zu einer Operation (d. h. die Notwendigkeit einer Operation) besteht beim Morbus Crohn in drei Hauptsituationen:

1. *Stenosen*, d. h. Einengungen des Darmes durch entzündliches Narbengewebe
2. *Fisteln* (s. u.)
3. *Notfallindikation* (s. u.).

Fisteln

Blind endende Fisteln und Fisteln zur Harnblase sind eine Indikation zur Notfalloperation.

Fisteln führen unter verschiedenen Umständen zur Operationsindikation:

- Analfisteln
- Fisteln zwischen Scheide und Darm *(enterovaginale Fisteln)*
- Fisteln zwischen Blase und Darm *(enterovesikale Fisteln)*
- Fisteln zwischen zwei Darmabschnitten *(interenterische Fisteln)*

- Fisteln in die Weichteile des Rückens *(blind endende Fisteln)*
- Fisteln zwischen Darm und Haut *(enterokutane Fisteln)*.

Notfallindikation

Unter einer Notfallindikation versteht man eine *nicht mehr stillbare Blutung*, einen *Darmdurchbruch* oder aber eine *schwerste Crohn-Entzündung*, die durch keinerlei Maßnahmen mehr zu beherrschen ist und somit die Entfernung des betroffenen Darmabschnittes erfordert. Außerdem kann es zu einem kompletten *Darmverschluss (Ileus)* durch eine Crohn-Stenose kommen. In Tabelle 1 sind die wichtigsten Indikationen aus dem Krankengut der Autoren aufgezeigt. Der Notfalleingriff ist hierbei äußerst selten.

Elektive Operation

Mehr als 95 % aller Operationen werden unter *elektiven Bedingungen* vorgenommen, das heißt, der Zeitpunkt der Operation kann sorgsam vorbereitet werden.

Im Rahmen der Vorbereitung für eine elektive Operation sollte der Allgemeinzustand verbessert werden. Dies wird durch eine hochkalorische Ernährung mittels Trinknahrung (enteral) oder auch über die Vene (parenteral) erreicht. Im Einzelfall

Tab. 1: Operationsindikationen bei Morbus Crohn (Krankengut des Universitätsklinikums Benjamin Franklin = UKBF, Berlin).

Indikation	[%]
Stenosen	37,3
Strikturen	8,4
Therapierefraktärer Verlauf	13,2
Fisteln:	
perianal	25,2
interenterisch	2,7
enterovesikal	1,9
enterogenital	3,6
enterokutan	2,7
blind endend	4,2
Notfall:	
Blutung	0,4
Perforation	0,4

Tab. 2: Möglichkeiten der konservativen Chirurgie bei Morbus Crohn.

- Minimale Resektion
- Strikturoplastik
- Differenzierte Fisteltherapie

kann sich diese Maßnahme über einen Zeitraum von 1 bis 3 Wochen erstrecken. Außerdem wird unter Umständen eine Cortisontherapie präoperativ begonnen bzw. die Dosis erhöht, um einen drohenden Darmverschluss zu verhindern. Die Resektion des Darmes, d. h. die operative Entfernung erkrankter Darmanteile, erfolgt manchmal unter Cortisonschutz. Nach der Operation (postoperativ) kann die Cortisontherapie dann ausschleichend herabgesetzt werden.

Operative Strategie und Technik

Strikturoplastiken beseitigen Engstellen ohne Darmverlust.

Da der Morbus Crohn weder medikamentös noch chirurgisch geheilt werden kann und postoperativ eine chronische Rezidivhäufigkeit mit evtl. Reoperationen besteht, wurden in den letzten zehn Jahren Crohn-spezifische Strategien entwickelt. Sie dienen alle dem Ziel, so wenig Darm wie möglich zu entfernen. Die verschiedenen Prinzipien dieser so genannten *konservativen Chirurgie* (Tab. 2) bestehen in einer *minimalen Resektion*, der Möglichkeit der *Strikturoplastik* (Beseitigung einer Darmstenose ohne Darmverschluss) und einer *differenzierten Fisteltherapie*.

Stenose: Minimale Resektion

Das Grundprinzip der konservativen Chirurgie (Tab. 3) besteht in der segmentalen sparsamen Resektion, die nicht unbedingt weit im Gesunden erfolgen muss. Lediglich der Absetzungsrand sollte von außen erkennbar entzündungsfrei sein. Ziel ist es, nur die jeweiligen Komplikationen, z. B. die Stenose, zu beseitigen. Der Darm wird infolgedessen auch ganz nah am Darmgewebe von seiner Gefäßversor-

Tab. 3: Grundprinzipien der konservativen minimalen Resektion bei Morbus Crohn.

- Sparsame Resektion
- Absetzungsrand möglichst makroskopisch entzündungsfrei
- Darmwandnahe Skelettierung ohne Lymphdrüsenentfernung
- Keine Drainage
- Erhaltung des großen Netzes

gung getrennt. Lymphknoten werden nicht, wie sonst bei Krebsoperationen, mitentfernt. Ein radikales Vorgehen unter Mitnahme aller Lymphknoten würde das zu erwartende Ergebnis verschlechtern. Auf eine Drainage wird möglichst verzichtet, um keinen Fistelgang nach außen zu bahnen. Liegt ein so genannter Konglomerattumor vor (hierbei handelt es sich um einen Knäuel aus Dünndarm, der sich um die Entzündung herum miteinander verklebt hat), so muss dieses Darmknäuel vorsichtig komplett voneinander gelöst werden, um nur den Darmabschnitt, der auch tatsächlich von der Crohn'schen Erkrankung befallen ist, zu erkennen und zu entfernen.

Strikturoplastik

Eine weitere Variante der darmerhaltenden Chirurgie ist die Strikturoplastik. Crohn-bedingte entzündliche kurzstreckige Stenosen werden als *Strikturen* bezeichnet. Diese Strikturen können durch eine sog. *lokale Strikturoplastik* ohne den Wegfall von Darm behandelt werden.

Das Prinzip der Strikturoplastik besteht in einer Längsinzision (Längseinschnitt) mit einem anschließenden queren Vernähen, wie in Abbildung 2 dargestellt. Die Erfolge dieses Verfahrens beim Morbus Crohn sind verblüffend und die Komplikationen nahezu vernachlässigbar, wie in Tabelle 4 anhand der Literatur belegt wird. Für die Beseitigung kurzstreckiger Engen ohne Darmverschluss ist diese Methode demnach von Vorteil.

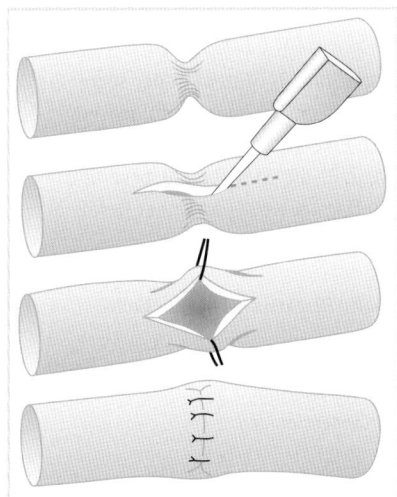

Abb. 2: Strikturoplastik. Die kurzstreckige Engstellung wird der Länge nach bis in den Darm hinein eingeschnitten und im Weiteren wieder quer vernäht.

Tab. 4: Ergebnisse der Strikturoplastik im Spiegel der Literatur.

Autor	Patien-ten (n)	Zahl der Strikturo-plastiken	Perioperative Kom-plikationsrate [%]	Wieder-auftreten [%]
Kendall et al., 1986	9	45	22	66
Silverman et al., 1989	14	36	21	26
Pritchard et al., 1990	13	52	15	69
Fazio et al., 1989	50	225	16	22
Dehn et al., 1989	24	86	1	46
UKBF, 2002	40	99	1	10

Fisteltherapie

Nicht die Fistel, sondern die Symptome bestimmen die Therapie

Die klassischen Komplikationen bei chronisch entzündlichen Darmerkrankungen sind Fistelbildungen. Sie müssen je nach Lokalisation differenziert behandelt werden. Am häufigsten sind die interenterischen Fisteln zwischen verschiedenen Darmabschnitten, gefolgt von Analfisteln (s. u.), Fisteln zwischen Darm und Haut, Fisteln zwischen Darm und Scheide, Fisteln zwischen Darm und Blase und den so genannten blind endenden Fisteln. Gerade die chirurgische Therapie sollte äußerst *individuell* geplant werden. Bei einer notwendigen Resektion sollte auch hier nach Möglichkeit, wie bei den Stenosen, eine minimale Chirurgie angestrebt werden.

Bei den vom Darm ausgehenden Fisteln sehen die Autoren dann eine Indikation zur Operation, wenn sie von einem stenotischen Darmabschnitt ausgehen. Die interenterischen Fisteln (Abb. 3) bzw. Fisteln zwischen Darm und Haut werden gemeinsam mit dem erkrankten Darmabschnitt ganz sparsam entfernt. Mündet eine von einem erkrankten Darmabschnitt ausgehende Fistel in einen gesunden Abschnitt (sog. Einschussfistel), so führen die Verfasser meist eine sehr kurzstreckige Manschettenresektion durch oder nehmen einfach nur eine Übernähung dieser Einschussfistel vor. Die Anlage eines künstlichen Darmausgangs ist bei diesen Fisteln äußerst selten notwendig.

So genannte blind endende Fisteln ohne Anschluss an andere Darmabschnitte, Genitalorgane, Haut oder Blase enden in den Weichteilen zum Rücken hin und können hier schwerste Probleme verursachen. Bei solchen Fisteln besteht die Indikation zu einer dringlichen Operation. Hier sollte nicht über Monate hinweg mit Cortison oder Antibiotika behandelt werden, da dies leicht in einer schweren Blutvergiftung, die unter Umständen lebensbedrohliche Ausmaße annimmt, enden kann.

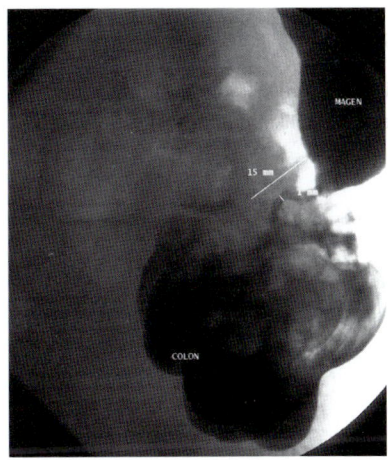

Abb. 3: Extremes Beispiel einer interente-
rischen Fistel. Bei der Röntgendarstellung
des Dickdarms dieser Patientin zeigte sich
eine Fistel vom Magen in den Dickdarm.
Dadurch wurde der gesamte Dünndarm
von der Verdauung ausgeschlossen. Die
Operation erfolgte durch Entfernung des
Dickdarmabschnitts, von dem die Crohn-
Entzündung ausging, und Übernähung der
Fistel am Magen.

Perianale Abszesse und Fisteln

Fisteln und Abszesse am After stellen für viele Patienten ein sehr lästiges und ernstes Problem dar und führen zu einer deutlichen Einschränkung der Lebensqualität. Die *Fisteln in der Afterregion* finden sich häufig zusammen mit einem Morbus-Crohn-Befall des Dick- und Enddarms. Bei einem *Abszess* handelt es sich um eine umschriebene Eiteransammlung, die sich durch eine Schwellung und Rötung sowie heftige Schmerzen um den After herum bemerkbar macht. Um einer weiteren Ausdehnung vorzubeugen, sollte hier sofort eine Operation zur Entlastung dieses Abszesses erfolgen. Dazu muss ein ausgedehnter Einschnitt erfolgen. Eiteransammlungen können sich aber auch über Fistelgänge (gangförmige Verbindungen zwischen der äußeren Haut und in diesem Fall dem Analkanal) bilden. Dies gilt insbesondere dann, wenn die äußere Fistelöffnung sich frühzeitig verschließt. Aufgrund erneuter Eiteransammlung im Fistelkanal können sich diese Fisteln dann zunehmend ausdehnen und zu sog. „fuchsbauartigen" Fisteln führen. Es ist daher dringend erforderlich, die Fistelgänge offen zu halten und zu drainieren. Auch die Fisteln am After haben eine hohe Rezidivneigung (Neigung zum Wiederauftreten).

Zur Therapie perianaler Fisteln stehen *zwei prinzipielle Operationsmethoden* zur Verfügung:

1. Bei der ersten Methode wird der Fistelgang ausgeschnitten und die innere Öffnung der Fistel durch einen kleinen Lappen, bestehend aus Enddarmschleimhaut, wieder verschlossen. Für diese Operation muss der äußere Fistelgang ausgeschnitten werden.

Der Vorteil des definitiven Verschlusses liegt in der kompletten Beseitigung der Fistel, wodurch es zu keinen Folgezuständen für den Patienten mehr kommt. Der Nachteil ist, dass über die Hälfte der so operierten Fisteln wiederkommen und somit eine erneute Operation nötig machen. Mit jeder weiteren Operation kommt es jedoch zu einer Beeinträchtigung der Funktion des Schließmuskels, welches letztendlich in einer schweren Stuhlinkontinenz oder aber in der Notwendigkeit eines künstlichen Darmausgangs enden kann.

2. Bei der zweiten Operationsmethode wird ein Faden in den Fistelgang eingelegt und zusätzlich das Fistelgewebe außerhalb des Schließmuskels entfernt. Ziel dieser Fadendrainage ist es, eine komplizierte Analfistel mit Seitengängen und der starken Neigung zur Ausbildung von Eiteransammlung in eine unkomplizierte Fistel zu überführen. Eine solche unkomplizierte Fistel ist lediglich auf diesen fadendrainierten Gang beschränkt und somit wesentlich besser beherrschbar. Im weiteren Verlauf kann die Fistel auf diese Weise trocken gelegt werden. Wenn sich über einen Zeitraum von meistens 2 bis 3 Jahren eine Haut im Fistelgang ausgebildet hat, kann der Faden auch gezogen werden.

Der Nachteil der Fadendrainage-Methode ist, dass über mehrere Jahre ein Faden am After verbleibt und eine geringe Gewebewasserabsonderung entlang dieses Fadens besteht. Der Vorteil dieses Verfahrens ist, dass der Schließmuskel selbst unberührt bleibt und die Kontinenz für Stuhlgang somit erhalten wird. Unterstützt werden sollte diese Therapie immer von einer Antibiotikabehandlung.

Die Entscheidung für die eine oder andere Operationsvariante sollte selbstverständlich in enger Absprache mit dem betroffenen Patienten erfolgen. Im Einzelfall ist es manchmal notwendig, bei sehr ausgedehnten Fisteln bis zur Abheilung einen künstlichen Darmausgang anzulegen.

Enddarm-Scheiden-Fisteln

*Enddarm-Schei-
den-Fisteln werden
nur bei starker
Symptomatik operiert.*

Bei den so genannten Enddarm-Scheiden-Fisteln, einer besonders problematischen Fistelart, handelt es sich um Fisteln zwischen dem Analkanal (After oder Enddarm) und der Scheide. Therapiert werden diese Fisteln durch einen Fistelverschluss vom Enddarm her. Der Fistelgang wird hierfür ausgeschnitten und ein Verschluss über einen Enddarmschleimhautverschiebelappen erreicht. Bei diesen Verfahren kommen jedoch, selbst unter Anwendung eines künstlichen Darmausgangs, nur die Hälfte der Fisteln zu Abheilung. Allerdings gibt es auch Enddarm-Scheiden-Fisteln, die der betroffenen Patientin nur sehr wenig Probleme bereiten: Es kommt beispielsweise nur ein- bis zweimal in 1 bis 2 Wochen zum Abgang von Stuhl oder Luft über die Scheide. Falls dieser Stuhlabgang von der betroffenen Patientin gut toleriert wird und nicht zu Infektionen der Scheide oder der Harnwege führt, sollte von einer Operation dringend abgeraten werden. Ist eine derartige Fistel jedoch ständig symptomatisch, das heißt, es besteht ein ständiger Stuhlabgang über die Scheide, so stellt dies einen nicht mehr tolerablen Zustand dar, der operativ behoben werden muss.

Dick- und Mastdarmbefall

Ein besonderes Problem bei Morbus Crohn stellt der Befall des Dick- und Mastdarms dar, denn der Patient hat unter Umständen den Verlust des Afters zu befürchten. Daher ist auch in diesen Fällen ein sehr individuelles Vorgehen notwendig. Es sollte nach Möglichkeit immer versucht werden, den Schließmuskel zu erhalten. Die therapeutische Strategie sieht folgendermaßen aus:

1. Wenn Dick- und Mastdarm befallen sind, werden zunächst der gesamte Dickdarm und der obere Anteil des Enddarms unter Erhalt des Schließmuskels entfernt. Damit der Enddarm ausheilen kann und die Naht problemlos abheilt, wird ein künstlicher Darmausgang des Dünndarms vorgeschaltet. Der restliche Enddarmbefall wird mit Einläufen behandelt. Nach Abheilung des Crohn-Befalls des Enddarms kann dann in der Regel nach drei Monaten der künstliche Darmausgang wieder verschlossen werden.

2. Nur bei kompletter Zerstörung des Schließmuskels muss der gesamte Mastdarm bis hinunter zum Schließmuskel entfernt werden. Hierbei sollte darauf geachtet werden, dass der muskulöse Beckenboden und der Schließmuskel erhalten bleiben, damit nach außen hin die normale Erscheinung bewahrt bleibt.

Finden sich kurzstreckige Engen im Enddarm, so werden diese durch eine *Laserung* erweitert.

Die Anlage eines künstlichen Darmausgangs (Stomaanlage), ein sog. *Ausschaltungsstoma*, wird dann vorgenommen, wenn ein schweres Fistelleiden des Afters bzw. – wie schon oben ausgeführt – ein schwerer Enddarmbefall vorliegt. Eine weitere wichtige Indikation für ein Stoma ist der Schutz von Dünndarm-Mastdarm-Anastomosen (Nahtschutz). Bei dieser Indikation wird in über 90 % das Stoma später wieder zurückverlagert.

Komplikationen

In über 90 % aller Fälle verläuft der chirurgische Eingriff bei Morbus Crohn ohne Komplikationen. Die meisten Patienten können nach ca. 14 Tagen die Klinik wieder verlassen. Tabelle 5 gibt eine Übersicht über die in einem Patientenkollektiv der Verfasser vorgekommenen Komplikationen. Dabei ist bemerkenswert, dass viele Patienten (40 %) zum Zeitpunkt der Operation Cortison einnahmen. In Anbetracht

Tab. 5: Komplikationsrate nach chirurgischen Eingriffen wegen Morbus Crohn (Anzahl der Patienten: n=550; UKBF, Berlin).

Ohne Komplikationen	91,1 %
Wundinfekt	3,1 %
Erneute Operation wegen Komplikation	4,0 %
Nahtbruch	1,1 %
Letalität	0,2 %

dieser häufigen und hohen Cortison-Einnahme ist es bemerkenswert, dass nur 3 % der Patienten eine Komplikation erlitten haben.

Laparoskopisches Operieren

Auch beim Morbus Crohn ist es mittlerweile möglich geworden, nicht nur über einen Bauchschnitt eine Operation vorzunehmen, sondern auch über die so genannte „Schlüsselloch"- bzw. „Knopfloch"-Chirurgie. Bei diesem Verfahren werden 3 bis 4 kleine, 1½ cm lange Einschnitte am Bauchnabel und um das betreffende Operationsgebiet herum gesetzt. Über eine dieser Öffnungen wird eine Kamera eingeführt, die Bauchhöhle wird mit CO_2-Gas aufgeblasen. Auf diese Weise wird

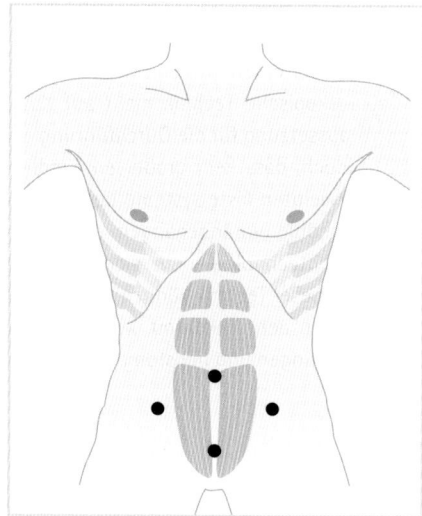

Abb. 4: Laparoskopisches Operieren. Die Arbeitskanäle (Troikare) werden über kleine Öffnungen in der Bauchdecke (0,5 bis 1 cm groß) in die Bauchhöhle eingebracht. Wie in der Abbildung skizziert werden 4 bis 5 solcher Öffnungen für die so genannte „Schlüsselloch"- bzw. „Knopfloch"-Chirurgie benötigt.

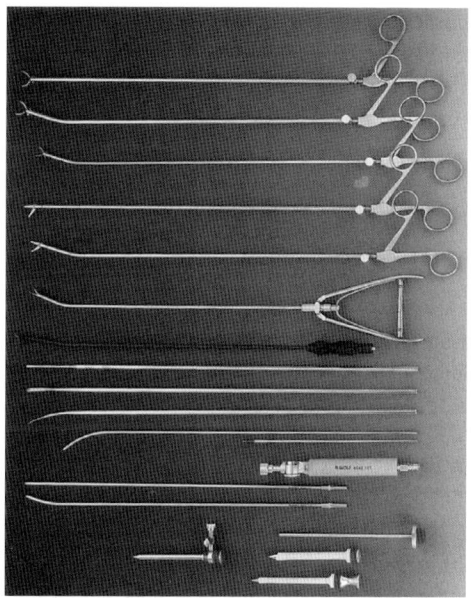

Abb. 5: In der laparoskopischen Chirurgie verwendete Instrumente. Genauso wie in der offenen Chirurgie gibt es Scheren, Nahtapparate und Klemmen verschiedener Art. Der einzige Unterschied ist, dass beim laparoskopischen Operieren die Instrumente länger sind, da sie durch die Troikare in die Bauchhöhle eingebracht werden müssen. Die Operation im Inneren des Bauches wird für das chirurgische Team über eine Kamera auf einen Bildschirm projiziert.

es möglich, mittels kleiner Zangen, Scheren und Halteklemmen den Darm zu operieren (Abb. 4, 5). Zunächst wird der befallene Darm aus seiner Umgebung herausgelöst und genau untersucht. Dann wird ein kleiner Hilfsschnitt von ca. 5 cm Länge gesetzt. Hierüber wird der Darm vor die Bauchdecke geholt, wo dann die eigentliche Entfernung des Darmes sowie die Naht der Darmenden, wie bei einer Operation über einen großen Bauchschnitt, erfolgt. Damit ist gewährleistet, dass die laparoskopische Technik nicht auf Kosten der Sicherheit und Gründlichkeit geht. Voraussetzung für die Durchführung einer laparoskopischen Operationstechnik ist jedoch, dass kein großer entzündlicher Konglomerattumor vorliegt, dass keine verzweigten Fistelsysteme bestehen und dass keine größeren Operationen der Bauchhöhle vorangegangen sind. Unter diesen Voraussetzungen ist die Schlüssellochtechnologie ein sicheres Verfahren zur Behandlung des Morbus Crohn. Mit dieser Technik können Ileozökalresektionen (Entfernung des Übergangs vom Dünn- in den Dickdarm), komplette Dickdarmentfernungen, Dünndarmsegmententfernungen und Ileostomaanlagen durchgeführt werden.

Die „Knopfloch"-Chirurgie verbessert das kosmetische Ergebnis nach Darmoperationen.

Nachsorge

Alle Patienten sollten 6 Wochen nach der Operation dem Chirurgen zur Nachuntersuchung vorgestellt werden. Die weitere Nachsorge wird vom behandelnden Gastroenterologen, der den Patienten meistens schon über Jahre hinweg betreut hat, fortgeführt. Die Cortison-Dosierung kann in der Regel zurückgenommen werden und je nach Schwere und Häufigkeit der Voroperationen muss eine Nachbehandlung mittels Azathioprin oder auch 5-Aminosalicylsäure-Präparaten erfolgen.

Eine postoperative Röntgenuntersuchung bzw. eine Endoskopie ist nur dann notwendig, wenn erneut Beschwerden auftreten. Lediglich bei einem Morbus-Crohn-Befall des Dickdarms, der schon mehr als 10 Jahre anhält, sollte man, wie bei der lang dauernden Colitis ulcerosa auch, zur Krebsvorsorge in jährlichen Abständen eine komplette Dickdarmspiegelung vornehmen.

Schlussbemerkung

Die meisten Morbus-Crohn-Patienten müssen im Laufe ihres Lebens mindestens einmal wegen ihrer Krankheit operiert werden. Die Indikation zur operativen Therapie besteht bei einem Nichtansprechen der konservativen medikamentösen Therapie sowie bei Auftreten von Komplikationen der Erkrankung. Die Notwendigkeit eines chirurgischen Eingriffs sollte bei starken Beschwerden nicht unnötig verzögert, sondern vielmehr rechtzeitig in Erwägung gezogen werden. Das Konzept der sparsamen, möglichst organerhaltenden Resektion stellt einen wesentlichen therapeutischen Fortschritt dar. Im Einzelfall sind auch laparoskopische Eingriffe möglich.

Wegen der vielen Erscheinungsformen des Morbus Crohn lassen sich keine starren Regeln für alle Patienten aufstellen. In Abstimmung zwischen dem Chirurgen und dem Gastroenterologen muss für jeden Patienten ein individuelles Therapiekonzept erstellt werden. Im Rahmen von speziellen Sprechstunden sollte es möglich sein, alle Fragen des Patienten kompetent zu beantworten. Es muss auch selbstverständlich sein, dass Stomatherapeuten bei der Versorgung bzw. bei auftretenden Problemen zur Verfügung stehen. Entscheidende Hilfestellungen leistet auch der Selbsthilfeverband der Deutschen Morbus Crohn/Colitis ulcerosa Vereinigung (DCCV e. V.).

Eine Besonderheit der Colitis ulcerosa – nämlich das Auftreten als Darmerkrankung nur im Dickdarmbereich – eröffnet sehr attraktive chirurgische Behandlungsmöglichkeiten. Durch Entfernung des gesamten Dickdarms lässt sich die Darmkrankheit beseitigen. Abbildung 1 zeigt eine orientierende anatomische Übersicht.

Indikation zur Operation

Man kann für die Entscheidung zur Operation eines Patienten mit Colitis ulcerosa die nachfolgend beschriebenen *drei Hauptindikationsgruppen* unterscheiden.

Die richtige Operation zum richtigen Zeitpunkt

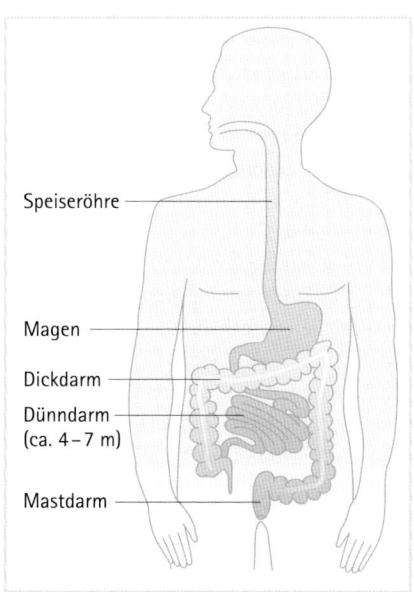

Speiseröhre

Magen

Dickdarm

Dünndarm (ca. 4–7 m)

Mastdarm

Abb. 1: Schematische Darstellung des Darmapparats von der Speiseröhre bis zum After. Von der Colitis ulcerosa kann nur der gesamte Dickdarm befallen werden.

Die Notfall- oder sehr dringliche Operation

Diese ist angezeigt, wenn z. B. ein schwerer Schub der Erkrankung nicht oder nicht ausreichend auf die medikamentösen Maßnahmen anspricht. Es drohen dann sehr schwere weitere Probleme, beispielsweise eine fortbestehende Blutung oder eine zunehmende Erweiterung des Dickdarms mit Ansammlung von schädigendem Darminhalt. Im Extremfall führt dies zum so genannten toxischen Megakolon, einer Maximalerweiterung und Erschlaffung des Dickdarms. Weiterhin kann es zum Darmdurchbruch kommen. Hieraus resultiert eine überaus gefährliche Bauchfellentzündung.

Die Operation zum Zeitpunkt der Wahl (elektive Operation)

Sollte ein Colitis-ulcerosa-Patient trotz optimaler konservativer Therapie immer wieder unter Schüben seiner Erkrankung leiden oder führen die notwendigen Medikamente (z. B. Cortisonpräparate) zu langfristig deutlichen Nebenwirkungen, dann wird die Entscheidung zu einer Operation getroffen. Nach intensiver Vorbereitung erfolgt unter den bestmöglichen Bedingungen die exakt geplante Operation.

Die vorsorgliche Entscheidung zur Operation (prophylaktische Operation)

Nach jahrzehntelanger Colitis-Erkrankung und besonders beim gehäuften Auftreten von atypischen Zellen („Dysplasie", evtl. mit polypenartigen Veränderungen) in der erkrankten Dickdarmschleimhaut wird die Operation durchgeführt, um der möglichen Krebsentstehung im Dickdarm zuvorzukommen. Ist es erst zur Entstehung von Krebs gekommen, verschlechtern sich die an sich guten Aussichten bezüglich eines langfristigen Überlebens.

Operative Strategie und Technik

Aufwändige Operationstechnik für bestmögliche Lebensqualität

Oberstes Ziel der Operation ist die Entfernung aller krank machenden Dickdarmanteile. Da die Erkrankung im Schleimhautbereich lokalisiert ist, kann zum Beispiel im Mastdarmbereich die Erkrankung auch dann komplett entfernt werden, wenn nur die gesamte Schleimhaut entfernt wird und ein Teil der muskulären Darmwand erhalten wird.

Grundsätzlich unterschiedlich kann das Vorgehen entsprechend der oben ange-führten Operationsindikationen sein. Bei der dringlichen Notfalloperation können oft nicht alle heute möglichen technischen Schritte der Operation auf einmal vor-genommen werden, da sie den meist geschwächten Patienten zu sehr belasten würden. Deshalb muss in diesen Fällen die Gesamtoperation oft in mehreren Schritten vorgenommen werden (mehrzeitige Operation). Üblicherweise wird da-gegen bei der elektiven und bei der prophylaktischen Operation der Großteil des operativen Vorgehens bereits bei der ersten Operation vorgenommen.

Standardoperation bei der Colitis ulcerosa

Neben der Beseitigung der Darmerkrankung soll der natürliche After erhalten blei-ben und ein künstlicher Darmausgang auf Dauer vermieden werden. Vorausset-zung für die Vermeidung eines endgültigen künstlichen Ausgangs ist eine mög-lichst gute Funktion des Schließmuskelapparats. Wenn der Schließmuskel bereits zerstört ist, ist eine ausreichende Funktion nach Entfernung des Dickdarms nicht mehr zu erwarten. Zur Vorbereitung der schließmuskelerhaltenden Operation ge-hört deshalb auch die Messung der Schließmuskelfunktion durch die so genannte Analmanometrie.

In ganz seltenen Fällen können Schwierigkeiten auch dadurch entstehen, dass der Dünndarm, trotz vieler technischer Maßnahmen, nicht ausreichend an seinen Aufhängungen (Blut- und Lymphwege) gestreckt werden kann, um bis in den Schließmuskelbereich aus dem oberen Bauchraum heruntergezogen werden zu können.

Nach der Entfernung des Dickdarms wird der Dünndarm direkt oberhalb des Schließmuskels am After wieder angenäht. Wird, wie man es früher versucht hat, der Dünndarm (d. h. der unterste Krummdarmanteil, „terminales Ileum" genannt) ohne weitere Maßnahmen am oberen Schließmuskel angenäht, führt dies zu ei-nem äußerst unbefriedigenden Ergebnis mit unerträglichen Durchfällen und der dünne Stuhl kann nicht ausreichend lange zurückgehalten werden. Auch die Be-lassung des unteren Mastdarmanteils mit Annäht des Dünndarms an diesen belas-senen Rest führt selten zu längerfristig befriedigenden Ergebnissen, da oft der ver-bliebene Mastdarmrest massiv von der Colitis befallen wird.

Eine entscheidende Verbesserung brachte die Konstruktion von Reservoiren aus den vorhandenen Dünndarmschlingen, die eine wesentlich höhere Volumenkapa-zität für den Darminhalt haben als der alleinige gerade Dünndarm. Diese Reser-voire werden „Pouch" genannt. Ein solcher Pouch soll die Funktion des Mastdarms so gut wie möglich ersetzen. Im Rahmen der Entwicklung wurden mehrere Kons-truktionen angegeben, wie die S-förmige, W-förmige oder H-förmige. Am stärks-ten durchgesetzt hat sich der so genannte J-Pouch, wegen seiner relativ einfachen Konstruktion bei guter Funktion. Abbildung 2 zeigt einen J-Pouch, konstruiert aus

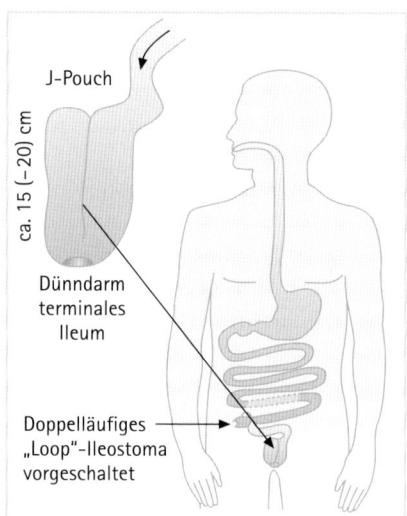

Abb. 2: Schematische Darstellung eines Ileum-Reservoirs (J-Pouch) zum Mastdarmersatz und anatomische Situation nach der totalen Dickdarmentfernung und Positionierung des J-Pouches oberhalb des Afters.

dem untersten Dünndarmanteil (terminales Ileum). Aus zwei ungefähr 15 cm langen Abschnitten des schmalen Dünndarms wird durch Öffnung und Vereinigung der Darmstücke seitlich ein wesentlich voluminöserer Darmbeutel gebildet. Dieser wird anstelle des Mastdarms im Schließmuskelbereich in einem kleinen Rest aus der untersten Mastdarmwand (nach Entfernung der Schleimhaut) am oberen Schließmuskelbereich angenäht. Das beschriebene Operationsverfahren wird *J-Pouch-ileoanale Anastomose* genannt.

Natürlich gibt es noch zahlreiche weitere chirurgisch-technische Details, die letztendlich diese Konstruktion ermöglichen. Der Dünndarmstuhl kann sich im J-Pouch sammeln und kann dann nach längerer Zeit in größerer Menge entleert werden. Üblicherweise wird bei dieser Operation vorübergehend ein künstlicher Darmausgang angelegt, um die komplizierte und empfindliche Konstruktion des am Schließmuskelbereich angeschlossenen Pouches zu entlasten.

Vorgeschaltet wird meist ein so genanntes doppelläufiges Stoma, das aus einer Ileumschlinge etwa 20 bis 40 Zentimeter vor dem Pouch konstruiert wird (s. Abbildung 2). Nach etwa drei Monaten, wenn der Heilungsvorgang abgeschlossen ist und die Dichtigkeit der Nähte überprüft wurde, kann dieser Ausgang zurückverlegt werden. In der Regel erfordert dies einen relativ kleinen Eingriff, bei dem nur im Bereich des Stomas operiert werden muss. Selten ist eine erneute größere Eröffnung der Bauchhöhle erforderlich.

In besonders günstigen Situationen und bei technisch völlig unproblematischer Operation sind einige Chirurgen auch dazu übergegangen, auf einen vorübergehenden künstlichen Ausgang ganz zu verzichten.

Die Dickdarmentfernung kann gelegentlich auch unter Zuhilfenahme der minimal-invasiven Operationstechnik („laparoskopisch assistierte Kolektomie"), d. h. durch kleinere Schnitte anstelle eines großen Bauchschnittes, vorgenommen werden.

Erläuterung zur „Schlüsselloch"-Chirugie siehe Seite 120.

Weitere operative Möglichkeiten bei der Colitis ulcerosa

Bevor die Pouch-Rekonstruktionen eingeführt wurden, war jahrzehntelang die komplette Entfernung des Dickdarms, auch mit Schließmuskelbereich, und Anlage eines endgültigen künstlichen Dünndarmausgangs *(Ileostoma)* die gebräuchliche Operationsmethode. Das Ileostoma muss dabei nach außen vorgewölbt (prominent) angelegt werden, um eine gute Stomaversorgung zu ermöglichen.

Ist der Schließmuskelapparat bei einer früheren Operation erhalten geblieben, so kann auch zu einem wesentlich späteren Zeitpunkt zumindest noch einmal geklärt werden, ob nicht doch eine Pouch-Rekonstruktion mit Wiederanschluss des Dünndarms möglich ist.

Auch für ungewöhnliche Situationen gibt es akzeptable Operationsmöglichkeiten.

Da bei einem klassischen Ileostoma und fehlender Wiederanschlussmöglichkeit am After ständig ein Stomabeutel getragen werden muss, kann auf Wunsch auch ein Reservoir vor dem Stoma angelegt werden, das auf Bedarf mit einem Katheter entleert wird („Kock'sche Tasche", „Kock-Pouch"). Der ständige Abfluss des Dünndarmstuhls aus dem aus Darmschlingen gebildeten Reservoir wird dabei durch einen aus einem Dünndarmanteil gebildeten Ventilmechanismus verhindert. Abbildung 3 zeigt eine klassische prominente Ileostomie und einen „Kock-Pouch". Bei guter Funktion kann auf einen Beutel verzichtet werden und die Entleerung erfolgt ausschließlich intermittierend mit dem Entlastungskatheter.

Das Vorgehen und der Ablauf bei der *Notfalloperation* setzt sich, wie schon erwähnt, aus mehreren Schritten zusammen. Zunächst wird der kranke Dickdarm „fast total" entfernt; dies bedeutet, dass der gesamte Schließmuskelbereich und ein Anteil des Mastdarms erhalten bleiben. Der Mastdarm wird dabei in seinem Anteil zum Bauchraum hin durch Naht verschlossen, einige Operateure nähen den Darmanteil auch in die Haut des Unterbauches ein, um hier zum Beispiel spülen zu können (Mukusfistel). Der Dünndarm, am Einmündungsbereich in den oberen Dickdarm abgetrennt, wird als Dünndarmstoma meist im rechten Unterbauch ausgeleitet. Nach Erholung des Patienten kann dann beispielsweise nach Monaten die beschriebene Pouch-ileoanale Anastomose vorgenommen werden. Als letzter Schritt wird in der Regel das dem Pouch vorgeschaltete Stoma zurückverlegt.

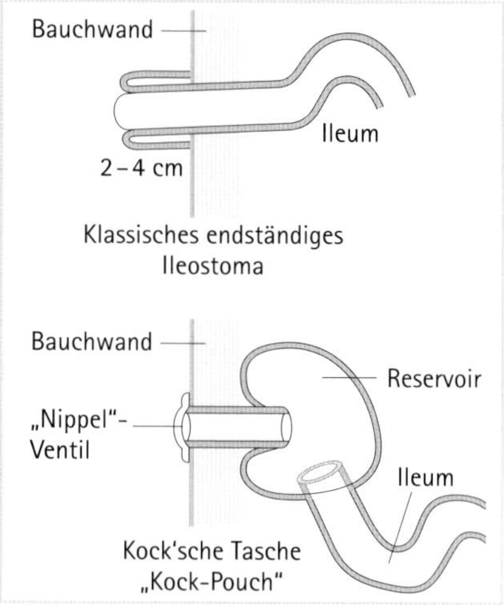

Bauchwand ──

Ileum

2 – 4 cm

Klassisches endständiges
Ileostoma

Abb. 3: Unterschiede zwischen ein-
fachem klassischem künstlichem
Dünndarmausgang (Ileostoma) und
Kock'scher Tasche (Kock-Pouch) mit ei-
nem aus Dünndarm konstruierten Reser-
voir und Ventilausgang, der bei Bedarf
mit einem Katheter sondiert und entleert
wird.

Bauchwand ──

Reservoir

„Nippel"-
Ventil

Ileum

Kock'sche Tasche
„Kock-Pouch"

Operative Probleme nach Pouch-ileoanaler Anastomose

Unmittelbar postoperative Komplikationen

Es gibt zahlreiche typische chirurgische Komplikationen nach dieser großen und aufwändigen Operation. Diese sind grundsätzlich ähnlich den Problemen bei anderen Darmoperationen. Hierbei kann es sich handeln um Nahtbruch an den vielfach genähten Darm- und Bauchwandanteilen, Infektionen im Becken und im Bauchraum sowie an den Bauchdeckenwunden, Nachblutungen und früher Darmverschluss durch Abknickung der Darmanteile oder auch frühe Verwachsungen.

Aus zahlreichen unmittelbar postoperativen Komplikationen können langfristigere Probleme entstehen wie persistierende Fisteln zum Pouch durch den Schließmuskel und zur Haut. Schrumpfungen im Analkanal und Schließmuskelbereich führen zu Stenosen, die einer Dehnungsbehandlung zugeführt werden müssen (s. unten).

Komplikationen im Langzeitverlauf

Wenn die postoperative Phase abgeschlossen ist, treten eine Reihe typischer mittel- und langfristiger Probleme auf. Dies kann das einmalige oder wiederholte Auftreten einer Entzündung des Pouches sein („Pouchitis"). Eine gewisse Entzündung der Pouch-Schleimhaut entwickelt sich bei jedem Patienten nach ileoanaler Pouchanlage, da der Dünndarm künstlich operativ zu einem Mastdarmersatz umfunktioniert wurde und hier eine für ihn nicht typische Funktion zu übernehmen hat. Wenn stärkere Entzündungen dann mit einer mehr oder weniger typischen Symptomatik einhergehen (z. B. erhebliche Erhöhung der Stuhlfrequenz, Blutungen aus dem Pouch, Krämpfe und schlechteres Stuhlhaltevermögen, Fieber), dann muss eine *akute Pouchitis* angenommen werden. Die Diagnose lässt sich durch Endoskopie stellen. Therapeutisch ist eine akute Pouchitis, sofern nicht ein chirurgisches Problem vorliegt, gut medikamentös zu behandeln (Metronidazol, Ciprofloxazin). In einigen Fällen, insbesondere dann, wenn die Colitis nicht ganz sicher als Colitis ulcerosa identifiziert werden konnte (Colitis indeterminata), tritt die Pouchitis häufiger auf und bei einigen Patienten wird dann nachträglich noch ein Morbus Crohn diagnostiziert. Dies bedeutet primär nicht, dass der Pouch damit entfernt werden muss; vielmehr kann die medikamentöse Behandlung mit operativen Maßnahmen aus dem Spektrum der Crohn-Operationen den Pouch oft noch über längere Zeit funktionstüchtig erhalten.

Eine kompetente interdisziplinäre Weiterbetreuung ist essenziell.

An Problemen im langfristigen Verlauf kann z. B. eine massive *Pouch-Vergrößerung* auftreten, oft in Zusammenhang mit einer *Enge im Auslassbereich* vor und in der Schließmuskelregion. Hier kann ein erneuter chirurgischer Eingriff in vielen Fällen eine wesentliche Verbesserung mit für den Patienten akzeptabler Funktion erzielen. Abbildung 4 zeigt beispielhaft eine operative Möglichkeit für eine *Pouch-Umkonstruktion.*

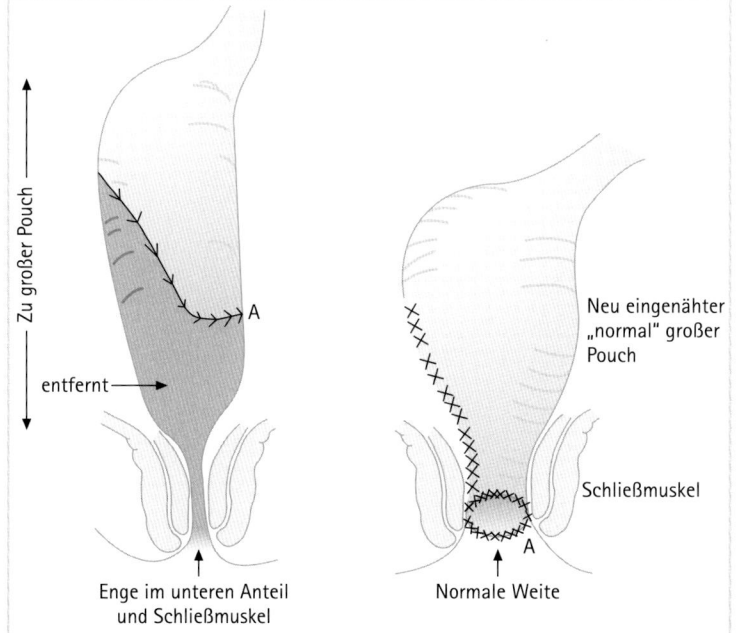

Abb. 4: Beispiel für die Möglichkeit einer Korrekturoperation bei übermäßig vergrößertem (dilatiertem) Pouch. Verkleinerung durch Teilentfernung des Pouches und neues Einnähen im Schließmuskelbereich.

Auch *Schrumpfungen des Pouches* mit wesentlichem Volumenverlust kommen vor. Hier kann man durch Augmentation („Auffüllung") mit Dünndarmschlingen in einer relativ komplizierten Operation wieder ausreichendes Volumen erzielen.

Fisteln können durch klassische Fisteloperationen unter Beachtung der besonderen Situation und der Wichtigkeit des Schließmuskels durchgeführt werden (z. B. Advancement-Flap-Rekonstruktion) oder auch durch Neueinnähen des Pouches unterhalb der inneren Fistelöffnung.

Unabhängig vom eigentlichen Pouch kommt es nach einer solch großen Bauchoperation nicht selten zu Verwachsungen mit leichteren Bauchbeschwerden bis hin zu seltenen Fällen von *Darmverschluss*, der operative Maßnahmen erforderlich macht.

Leichte Funktionsstörungen, z. B. mit allzu häufigen Stuhlgängen, sind oft durch Ernährungs- oder medikamentös-therapeutische Maßnahmen zu verbessern.

Eine kontinuierliche Betreuung des Patienten nach Kolektomie ist aus vielen Gründen dringend anzuraten. Am besten lässt sich dies durch eine enge Teamarbeit zwischen internistischen Gastroenterologen, gastroenterologisch besonders versierten Chirurgen sowie wünschenswerterweise Ernährungsberatern und Stomatherapeuten erreichen. Eine kompetente Anlaufstelle für Patienten mit chronisch entzündlichen Darmerkrankungen, besonders nach aufwändigen Operationen wie z. B. einer Pouch-Rekonstruktion, ist erforderlich.

Der künstliche Darmausgang (Enterostoma) – Was passiert bei der Anlage?

15

G. Schürmann

Bei vielen Patienten mit Morbus Crohn oder Colitis ulcerosa wird ein künstlicher Darmausgang vorübergehend oder auf Dauer angelegt. Im Folgenden sollen die Gründe (Indikationen) hierfür benannt und die verschiedenen Stomatypen sowie die Art und Weise ihrer Anlage erklärt werden. Abschließend werden mögliche Komplikationen und die Stomarückverlagerung vorgestellt.

Gründe (Indikationen) für die Stomaanlage

Bei chronisch entzündlichen Darmerkrankungen kann es mitunter erforderlich sein, bestimmte Darmabschnitte von der Stuhlpassage auszuschließen. Es spricht nämlich vieles dafür, dass durch den fortgesetzten Stuhlkontakt die Erkrankung unterhalten oder eventuell sogar verschlimmert wird, woraus andererseits folgt, dass durch fehlenden Stuhlkontakt die Entzündung besser abklingen kann. In solchen Fällen wird der Darmausgang vor der nachgeschalteten Stuhlpassage angelegt. Dies kann sowohl im Dünndarmbereich (Ileostoma) als auch im Dickdarmbereich (Kolostoma) erforderlich sein. Solche künstlichen Darmausgänge nennt man auch „Deviationsstomata".

Deviationsstomata

Ein anderer Grund für die gewünschte Ausschaltung bestimmter Darmabschnitte ist das Vorliegen von *Fisteln* und *Abszessen* sowie der Wunsch, eine operativ angelegte *Darmnaht (Anastomose)* zu schützen. Auch hier gilt die Vorstellung, dass eine Darmnaht ohne Stuhlkontakt besser heilt als mit Stuhlkontakt. In diesen Fällen dient die Stomaanlage also zum Schutz der Anastomose. Man spricht von *„protektiven Stomata"* (s. unten). Unter den Fisteltypen, die die Anlage eines protektiven Ileostomas erforderlich machen, sind besonders die ausgedehnten Fisteln im Afterbereich (perianale Fisteln) hervorzuheben. Hier kann durch die Anlage eines protektiven Ileostomas die medikamentöse Fisteltherapie (z. B. mit Infliximab) unterstützt werden.

Protektive Stomata

Ein weiterer Grund zur Stomaanlage ist die *chirurgische Entfernung nachgeschalteter Darmabschnitte*, z. B. des gesamten Dickdarms. Musste hierbei der Schließmuskel mit entfernt werden, so ist die permanente Anlage eines künst-

*Hartmann-
Situation*

lichen Dünndarmausgangs erforderlich. Es gibt aber auch die Situation, dass ein endständiger Dünndarmausgang nach solchen Darmentfernungen dergestalt angelegt wurde, dass eine Rückverlagerung zu einem späteren Zeitpunkt möglich ist. Dies ist z. B. der Fall, wenn der Schließmuskel erhalten blieb und ein Mastdarmstumpf belassen wurde. Die Kombination von erhaltenem Mastdarmstumpf und einem endständigen Dickdarmausgang nennt man „Hartmann-Situation".

Im Einzelfall müssen der behandelnde Internist und der Chirurg gemeinsam entscheiden, wann die Indikation zu welchem Typ von Stomaanlage gegeben ist.

Stomatypen

Man kann Enterostomata nach verschiedenartigen Gesichtspunkten einteilen, z. B. nach dem Darmabschnitt, in dem – oder besser gesagt – aus dem heraus das Enterostoma angelegt wurde. Ist beispielsweise der künstliche Darmausgang im Bereich des Dünndarms angelegt, spricht man von einem *Jejunostoma* (Jejunum: mittlerer Dünndarmabschnitt) oder *Ileostoma* (Ileum: unterer Dünndarmabschnitt). Erfolgt die Anlage im Dickdarmbereich, spricht man von einem *Kolostoma*. Letzteres ist noch weiter spezifizierbar, und zwar nach den einzelnen Abschnitten des Dickdarms: So bedeutet *Aszendostoma* die Anlage eines künstlichen Darmausgangs im aufsteigenden Dickdarmbereich, *Transversostoma* im quer verlaufenden und *Deszendostoma* im absteigenden Dickdarmbereich. Von *Sigmastoma* spricht man bei einem aus S-Darm-Anteilen geformten künstlichen Darmausgang.

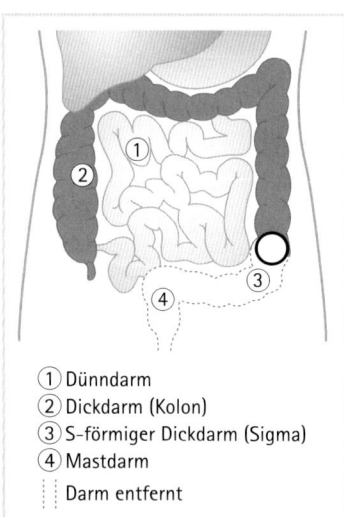

① Dünndarm
② Dickdarm (Kolon)
③ S-förmiger Dickdarm (Sigma)
④ Mastdarm
⋮ Darm entfernt

*Abb. 1: Die endständige Kolostomie
(Dickdarmausgang) (◯).*

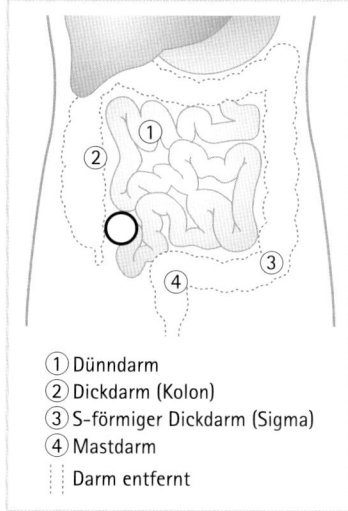

1 Dünndarm
2 Dickdarm (Kolon)
3 S-förmiger Dickdarm (Sigma)
4 Mastdarm
⋮ Darm entfernt

Abb. 2: Die endständige Ileostomie (Dünndarmausgang) (◯).

Ein anderes Prinzip ist die Unterscheidung zwischen doppelläufigem und endständigem Enterostoma: Bei einem *doppelläufigen Enterostoma* gibt es eine zuführende und eine abführende Schlinge zur Bauchdecke, dies gilt sowohl für doppelläufige Dünn- als auch doppelläufige Dickdarmstomata. Häufig wird auch der englische Begriff für das Wort Schlinge benutzt („Loop-Ileostoma"). Bei einem

Doppelläufige und endständige Stomata

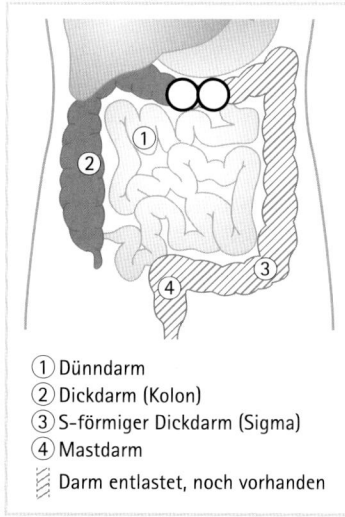

1 Dünndarm
2 Dickdarm (Kolon)
3 S-förmiger Dickdarm (Sigma)
4 Mastdarm
▧ Darm entlastet, noch vorhanden

Abb. 3: Die doppelläufige Kolostomie (◯◯).

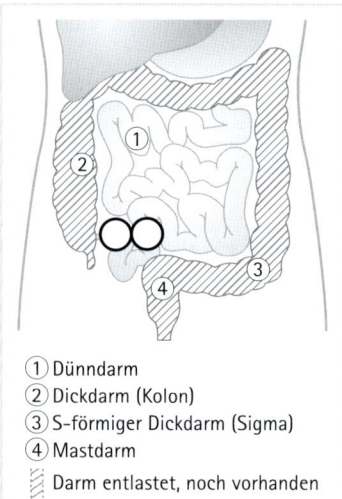

① Dünndarm
② Dickdarm (Kolon)
③ S-förmiger Dickdarm (Sigma)
④ Mastdarm
   Darm entlastet, noch vorhanden

Abb. 4: Die doppelläufige Ileostomie (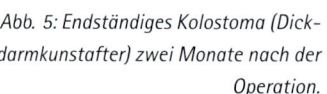 *).*

endständigen Enterostoma (terminales Ileo- oder Kolostoma) gibt es keinen abführenden Schenkel. Die verschiedenen Stomatypen und deren Besonderheiten
sind in den Abbildungen 1 bis 4 schematisch dargestellt. Gelegentlich findet sich
auch der Begriff „AP" für *Anus praeter naturalis* (künstlicher Darmausgang, s. o.),
mit dem in der Regel ein endständiger Dickdarmausgang (Abb. 5) gemeint ist.

Eine Sonderform des Stomas ist das so genannte *kontinente Enterostoma*
(„Kock-Pouch"), bei dem durch bestimmte Techniken bei der Vernähung einer
Dünndarmschlinge eine Stuhlkontrolle erreicht werden kann (vgl. hierzu Kap. 14,
Abb. 3). Der Patient muss in diesem Falle mehrmals am Tag irrigieren und kann auf
die permanente Beutelableitung verzichten. Diese Stomaform ist jedoch Ausnah-
mesituationen vorbehalten.

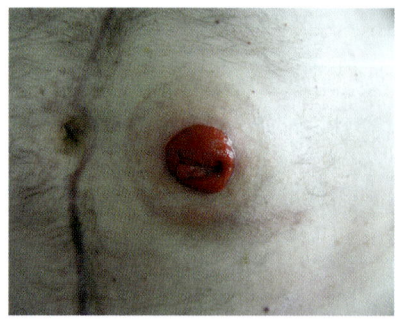

*Abb. 5: Endständiges Kolostoma (Dick-
darmkunstafter) zwei Monate nach der
Operation.*

Die operative Anlage eines Stomas

Die Indikation und der zu wählende Stomatyp geben den Ort der Stomaanlage vor. So kann der Chirurg in der Regel schon vor der Operation festlegen, welchen Stomatyp er wo anlegen will. Nur in seltenen Fällen muss man sich mehrere Möglichkeiten offen halten; dies muss selbstverständlich auch dem Patienten mitgeteilt werden. Es hat sich bewährt, die Stelle der späteren Stomaanlage schon vor der Operation mit dem Betroffenen zu besprechen und auch an der Bauchdecke mit einem nicht wasserlöslichen Stift zu markieren. Auf diese Weise können beispielsweise Hautfalten berücksichtigt werden, die Tragegewohnheiten des Hosengürtels und ggf. auch der Unterwäsche. Es ist stets erforderlich, die allgemeinen Richtlinien der Stomaanlage durch die individuellen Gegebenheiten des Patienten zu modifizieren und individuell anzupassen. Besteht hier noch Unsicherheit, kann dem Patienten einige Tage vor der Operation eine vorläufige Stomaplatte aufgeklebt werden, um die optimale Lage unter den täglichen Lebensbedingungen der Bewegung und des Sichbeugens herauszufinden.

Planung vor der Operation

In der Regel ist es günstig, wenn der künstliche Darmausgang im Bereich des großen geraden Bauchmuskels angelegt wird (paramedian, transrektal). Ferner ist darauf zu achten, dass das Stoma und die später anzulegende Platte (Abb. 6) nicht zu nahe an den Nabel bzw. die Hüftschaufeln heranreichen. Bei der Operation werden dann die verschiedenen Schichten der Bauchdecke vorsichtig eröffnet und der auszuleitende Darmabschnitt wird unter Vermeidung des Kontaktes zwischen eröffnetem Darm und der Bauchwand aus der Bauchdecke ausgeleitet. Ist ein *doppelläufiges Stoma* vorgesehen, geschieht die Ausleitung über einen so genannten „Reiter" (Abb. 7). Dabei handelt es sich um einen 5 bis 7 cm langen Plastikstab, der unter der Darmschlinge, die vor die Bauchdecke gezogen wird, hindurchgeführt wird und diese für die Zeit des Einwachsens vor der Bauchdecke fixiert. Dann werden der zu- und abführende Schenkel des Enterostomas in das Hautniveau eingenäht, sodass das Stoma selbst über die Bauchdecke geringgradig hinausragt. Der Reiter kann nach 12 bis 14 Tagen gezogen werden, was ohne Narkose schmerzfrei möglich ist.

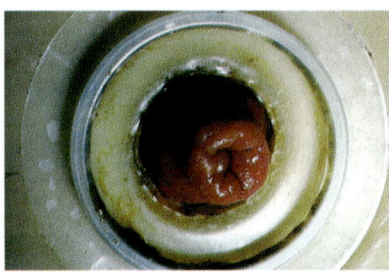

Abb. 6: Blick auf das Stoma nach Anlage der Platte. Durch die maßgeschneiderte Form des Rings, evtl. unter zusätzlicher Verwendung von „Stomapaste", gelingt der luftdichte Abschluss.

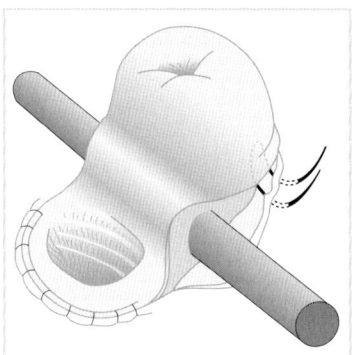

Abb. 7: Doppelläufiges Stoma, das über einen „Reiter" ausgeleitet wurde. Rechts im Bild der leicht hervorstehende zuführende Schenkel, links im Bild der abführende Schenkel im Hautniveau.

Offene und minimal-invasive Operationstechniken

Bei der Anlage eines *endständigen (terminalen) Darmausgangs* geschieht die Vorbereitung in gleicher Weise. Bei der Ausleitung ist dann darauf zu achten, dass der Dünndarmausgang die Bauchdecke etwas überragt, sodass die Darmschleimhaut umgestülpt und an die angrenzende Haut angenäht werden kann (Abb. 8). Dies hat den Vorteil, dass der austretende Dünndarmstuhl, der im Vergleich zum Dickdarmstuhl etwas aggressiver ist, sich direkt in den Beutel entleeren kann und keinen Hautkontakt hat. Beim endständigen Dickdarmausgang ist ebenfalls ein leichtes Herausstehen erwünscht („prominente Lage des Stomas"). Die Eröffnung der Bauchdecke zur Stomaanlage erfolgt in der Regel im Rahmen einer anderen Operation, bei der als „Hauptoperation" beispielsweise ein Darmabschnitt entfernt wurde. Meist wird dabei so vorgegangen, dass nach Ausleitung des Stomas über einen Reiter zunächst die Darmschlinge noch nicht eröffnet wird, sondern zunächst die Hauptwunde, also der Mittelbauchschnitt, verschlossen und mit einem Pflaster-Spray-Verband versiegelt wird. Erst dann erfolgt die Darmeröffnung, wodurch ein Stuhlkontakt mit dem Mittelbauchschnitt verhindert wird.

Die Anlage eines doppelläufigen Ileostomas kann auch in minimal-invasiver Technik, also mit laparoskopischer Schlüssellochchirurgie erfolgen. Dies ist insbesondere dann möglich, wenn die Anlage des Ileostomas der alleinige Eingriff ist, keine Verwachsungen vorliegen und auch sonst keine weiteren Maßnahmen am

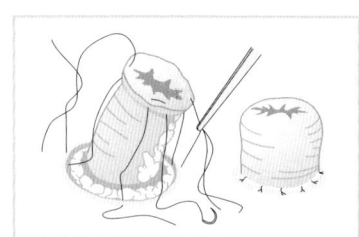

Abb. 8: Bei der Anlage eines endständigen Stomas wird die Darmschleimhaut umgestülpt und mit dem Hautrand vernäht.

Darm erforderlich sind. Vorteile sind die evtl. verkürzte Operationsdauer und die kleineren Wunden. Nachteilig sind die unter Umständen etwas eingeschränkte Übersicht im Bauchraum sowie die höheren Operationskosten.

Komplikationen

Die Anlage eines Enterostomas ist in den Händen eines erfahrenen Chirurgen eine sehr komplikationsarme Maßnahme, insbesondere, wenn die oben genannten Punkte beachtet werden. Nur selten treten Komplikationen auf (unter 5 %), die in der Regel vollkommen beherrscht werden können.

Komplikationen sind selten und in der Regel gut beherrschbar.

Betrachtet man die Komplikationen in der zeitlichen Folge ihres möglichen Auftretens, so sind in der unmittelbaren Phase nach der Operation Schleimhautblutungen aus dem eröffneten Stoma sowie Durchblutungsstörungen zu nennen. Letztere können auftreten, wenn das Stoma gedreht ist oder aus anderen Gründen unzureichend durchblutet ist.

Bei sehr dicken Bauchdecken und kurzen Aufhängestrukturen des Darmsegmentes im Bauchraum kann das Stoma auch unter Spannung stehen. Dann besteht die Gefahr, dass sich beispielsweise der Reiter einzieht und das (doppelläufige) Stoma in die Bauchhöhle zurückgezogen wird. Dies ist in ähnlicher Weise auch bei einem endständigen künstlichen Darmausgang möglich, sodass Stuhl zwischen Darmschleimhaut und Bauchdecke gelangen kann. Manchmal ist es möglich, die Darmwand wieder mit der Bauchdecke zu fixieren; nur in wenigen Fällen ist die komplette Neuanlage durch eine erneute Operation in Vollnarkose erforderlich.

Eine andere seltene Komplikation ist die innere Drehung von Darmschlingen im Bereich des zu- oder abführenden Schenkels des Stomas in der Bauchhöhle oder die Verschlingung von anderen Darmschlingen um das zur Bauchwand gezogene Stoma herum. Hierdurch kann in Extremfällen ein operationspflichtiger Darmverschluss (Ileus) entstehen.

Gelegentlich tritt bei doppelläufigen Stomata Stuhl aus dem zuführenden Schenkel, der also eigentlich in den Beutel ablaufen sollte, in den abführenden Schenkel über („Überlaufstoma"). Dies hat zur Folge, dass der nachgeschaltete Darmabschnitt nicht vollständig von der Stuhlpassage ausgeschaltet ist und der Patient auch auf normalem Wege Stuhl absetzt. Nur in seltenen Fällen ist die Überlaufsituation derart dramatisch, dass der überwiegende Stuhlteil nicht mehr in den Beutel, sondern in den abführenden Schenkel läuft, sodass das Stoma eigentlich nutzlos geworden ist.

Weitere Stomakomplikationen, die allerdings weniger mit der Anlage selbst verbunden sind, können Hauteinziehungen um das Stoma herum, eine Bruchbildung (parastomale Hernie) und Fisteln im Bereich des Stomas sein, die bei Morbus

Crohn gelegentlich beobachtet werden und Ausdruck der Grunderkrankung sind. Bei ausgedehntem Fistelsystem gilt es, dessen Ursprung exakt zu lokalisieren und ggf. eine Stoma-Neuanlage durchzuführen. Das übermäßige Heraustreten des Stomas aus der Bauchdecke bezeichnet man als Stomaprolaps.

Auch im langfristigen Verlauf ist der Stromaträger vor den genannten Komplikationen nicht hundertprozentig geschützt, sie kommen jedoch mit zunehmender Anlagedauer wesentlich seltener vor.

Die Rückverlagerung

Schon bei Anlage des künstlichen Darmausgangs ist in der Regel klar, ob, mit welcher Chance und zu welchem Zeitpunkt das Stoma zurückgelegt werden kann – schließlich sind nur sehr wenige Enterostomata von Anfang an als endgültiger (nicht „endständiger"!) Darmausgang angelegt. War der Anlagegrund des Enterostomas z. B. der Anastomosenschutz oder die Stuhlausschaltung der Pouch-Region, so kann die Rückverlagerung in der Regel nach 6 bis 12 Wochen vorgenommen werden. Hierzu ist eine Kontrolle des ausgeschalteten Darmabschnittes mit Röntgenkontrastmittel oder per Darmspiegelung erforderlich, um die tatsächliche Heilung der Darmnaht wirklich beurteilen zu können. Im Falle einer durchgeführten Pouch-Operation, bei der die Pouch-Naht durch ein Ileostoma geschützt war, muss vor der Rückverlagerung zusätzlich die Schließmuskelfunktion geprüft werden (Sphinkter-Manometrie). Sollte ein entzündeter Darmabschnitt oder z. B. ein perianales Fistelleiden mittels doppelläufigem Stoma ruhiggestellt werden, so ist natürlich die Ausheilung dieser Darmsegmente bzw. der Analregion vor der geplanten Ileostoma-Rückverlagerung zu prüfen. Beim Wiederanschluss eines endständig angelegten Darmausgangs an einen blind endenden inneren Darmabschnitt (z. B. Ileo-Rektostomie, also die Anbindung eines endständigen Dünndarmausgangs an einen blind verschlossenen Mastdarmstumpf) ist ebenfalls vorher eine endoskopische Beurteilung des Mastdarmstumpfes empfehlenswert. In diesem Falle besteht die Operation in der Auslösung des Stomas und in der Wiedereröffnung des Mittelbauchschnittes, um die Darmenden in der Bauchhöhle vereinigen zu können. Hingegen braucht bei der Rückverlagerung eines doppelläufigen Dünndarmausgangs (Loop-Ileostomie) nur an der Stelle der Stomaausleitung selbst operiert zu werden. Meistens braucht auch nur die Vorderwand der Stomaöffnung verschlossen zu werden, in einigen Fällen kann jedoch die Entfernung eines kurzstreckigen Darmabschnittes erforderlich sein.

Die Wunde nach einer Stomarückverlagerung ist wegen des vorausgegangenen Stuhlkontaktes sehr entzündungsgefährdet; sie wird deshalb oftmals nur grob verschlossen, um einer etwaigen Eiterbildung Abflussmöglichkeit zu verschaffen.

Rückverlagerung nach 6 bis 12 Wochen

Leider ist auch die Stomarückverlagerung mit einigen Komplikationsmöglichkeiten behaftet. So kann in seltenen Fällen die Darmnaht undicht werden (Anastomosen-Insuffizienz) oder sie kann zu eng sein und damit die Stuhlpassage behindern. Der erneute Eingriff kann zu Darmverschlingungen und Verwachsungen führen und an der Stelle des ehemaligen Stomas kann ein Narbenbruch entstehen. All diese Dinge sind erfreulicherweise äußerst selten und kommen, abgesehen von der Wundheilungsstörung, in deutlich unter 1 % aller Fälle vor. Die Unannehmlichkeiten eventuell vorkommender Komplikationen treten beim Patienten in der Regel jedoch schnell wieder in den Hintergrund und werden bei Weitem von der Freude überflügelt, endlich wieder auf natürlichem Wege seinen Stuhlgang zur Toilette tragen zu können!

Zusammenfassung

Die Anlage eines künstlichen Darmausgangs kann zum Schutz von Darmnähten (Anastomosen), nach der Entfernung von Darmabschnitten oder zur besseren Ausheilung von erkrankten Darmabschnitten und bei perianalem Fistelleiden erforderlich sein, um die nachgeschalteten Darmabschnitte von der Stuhlpassage auszuschließen. Es gibt doppelläufige und endständige Enterostomata, die im Einzelfall nach dem jeweiligen Stomatyp und dem verwendeten Darmabschnitt benannt werden. Die vorgesehene Ausleitungsstelle eines Stomas sollte vor der Operation angezeichnet werden, die Stomaanlage selbst kann technisch sicher durchgeführt werden.

Mögliche Komplikationen sind das Einziehen des Enterostomas, das starke Hervortreten des Enterostomas (Stomaprolaps) sowie Veränderungen um das Stoma herum (parastomale Hernie, Fisteln und Hautrötungen).

Die Rückverlagerung eines doppelläufigen Stomas zum Anastomosenschutz erfolgt in der Regel nach drei Monaten, bei Stomaanlage aus anderen Gründen muss individuell entschieden werden. Die Rückverlagerung selbst ist die kleinere Operation, bei der der Mittelbauchschnitt in der Regel nicht wieder eröffnet zu werden braucht.

Ileoanale Pouch-Anlage

Die Anlage eines so genannten ileoanalen Pouches (s. a. Kap. 14) ist heutzutage die bevorzugte chirurgische Maßnahme bei Patienten mit Colitis ulcerosa, die unzureichend auf eine medikamentöse Behandlung ansprechen, bei denen die medikamentöse Behandlung wegen Nebenwirkungen abgebrochen werden muss oder bei denen der Verdacht auf eine Tumorbildung besteht. Der Pouch ist ein aus einer Dünndarmschlinge geformtes Reservoir (Abb. 1), das den Dünndarmstuhl sammelt und so den Mastdarm ersetzen kann. Wesentlicher Vorteil der ileoanalen Pouch-Operation ist die Vermeidung eines permanenten prominenten Ileostomas (des „künstlichen Dünndarmausgangs").

Pouch-Anlage: Aus einer Dünndarmschlinge wird ein Reservoir geformt.

Beim gut funktionierenden Pouch wird die direkte Entleerung des Dünndarminhalts über den After hinausgezögert. So berichten Colitis-ulcerosa-Patienten in der Regel nach einer Anpassungszeit von ca. 12 Monaten über 6 bis 8 Stuhlentleerungen pro Tag; ein kleinerer Anteil der Patienten gibt 1 bis 2 Stuhlentleerungen in der Nacht an. Die Kontinenz nach ileoanaler Pouch-Anlage ist auch direkt nach

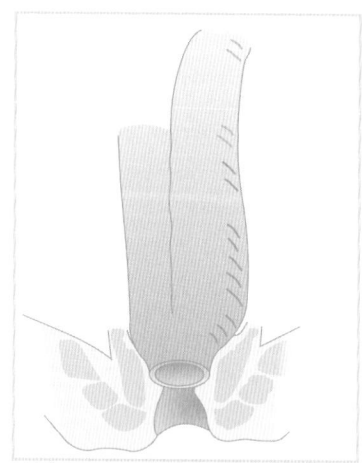

Abb. 1: Schematische Darstellung des ileoanalen J-Pouches. Nach Entfernung des Dickdarms wird der Endteil des Dünndarms zu einem „J" gefaltet, eröffnet und als ein Reservoir zusammengenäht bzw. zusammengeklammert. Dieser Beutel wird durch das Becken in den Analkanal heruntergezogen und dort eingenäht.

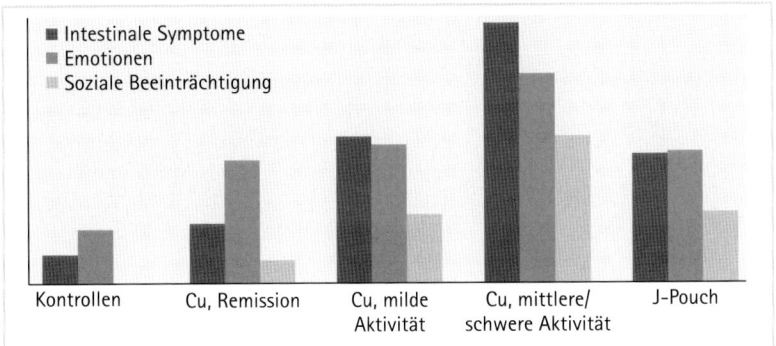

Abb. 2: Lebensqualität bei Patienten mit J-Pouch.
Bei Kontrollen (Menschen ohne Darmerkrankung), Patienten mit Colitis ulcerosa (Cu)
in Remission (d. h. ohne Krankheitsaktivität) und CU-Patienten mit mässiger sowie mittlerer
bis hoher Krankheitsaktivität wurde nach einem standardisierten Fragebogen die Lebensqualität gemessen. Dabei wurden für intestinale Symptome (Anzahl der Stuhlentleerungen,
Stuhldrang etc.), Emotionen (Ängste) und soziale Beeinträchtigung (z. B. Kontakte
im Freundeskreis) Punktwerte erhoben und diese in einen Score überführt. Dieser Punkte-
score wurde ebenfalls bei Patienten mit J-Pouch berechnet und mit den oben genannten
Gruppen verglichen. Es zeigte sich, dass die Lebensqualität der Pouch-Träger derjenigen
von Patienten mit aktiver (milder) Colitis ulcerosa entspricht.

der Operation tagsüber in der Regel gut, nachts bei knapp der Hälfte der Patienten,
vor allem in der ersten postoperativen Zeit, eingeschränkt. Eine Untersuchung
zum Langzeitverlauf in einem Patientenkollektiv der Heidelberger Universitäts-
klinik zeigt, dass bei 67 % der Patienten eine vollständige Kontinenz, bei 18 %
gelegentliches Stuhlschmieren (1- bis 2-mal pro Woche), bei 12 % eine leichte Inkontinenz (3- bis 7-mal pro Woche) und bei 3 % eine schwere Inkontinenz zu
beobachten ist.

Untersucht man die *Lebensqualität* von Colitis-ulcerosa-Patienten mit ileoanalem Pouch, so zeigt sich, dass diese mit der Lebensqualität von Patienten mit mä-
ßiggradig aktiver Colitis ulcerosa vergleichbar ist (Abb. 2). Anzumerken ist, dass
die Anlage eines ileoanalen Pouches nur bei Colitis-ulcerosa-Patienten mit kom-
pliziertem oder schwerem Verlauf durchgeführt wird. Insofern ist die ileoanale
Pouch-Operation ein klinisch wichtiges Behandlungsverfahren, das insbesondere
bei Patienten mit komplizierter Colitis ulcerosa seinen Stellenwert hat und insgesamt auch zu einer Verbesserung der Lebensqualität der betroffenen Patienten
führt.

Tab. 1: Komplikationen des ileoanalen Pouches.

Chirurgische Komplikationen	Idiopathische Pouchitis
● Durchblutungsstörungen	● Akute Pouchitis
● Schwäche bzw. Störung der Nähte im Pouch	● Akut-rezidivierende Pouchitis
● Fistel/Abszess, die/der vom Pouch ausgeht (Entzündung neben dem Pouch)	● Chronische Pouchitis
● Belassene Rektumschleimhaut	

Komplikationen bei ileoanalem Pouch

Während das chirurgische Verfahren der ileoanalen Pouch-Anlage als eine „Erfolgsstory" gelten darf, können im Langzeitverlauf Komplikationen und Probleme auftreten, deren Ursache und Bedeutung z. T. noch unklar sind. Grundsätzlich muss zwischen *chirurgischen Komplikationen* und der in ihrer Ursache unklaren Entzündung des Pouches *(Pouchitis)* unterschieden werden (Tab. 1).

Idiopathische Pouchitis

Der überwiegende Teil der Patienten mit ileoanalem Pouch (50 bis 70 %) entwickelt keine oder nur leichte Pouch-Entzündungen. 30 bis 40 % erkranken ein- bis dreimal an einer akuten Pouchitis. Nur ein kleiner Teil der Pouch-Träger (ca. 5 bis 10 %) entwickelt eine chronische Pouchitis.

Insgesamt ist die Datenlage zu Definition, Therapie und Prognose der Pouchitis trotz bisher ca. 1000 Pouch-Operationen in Deutschland sehr begrenzt. Da der Begriff „Pouchitis" im Grunde *jede* Form einer Pouch-Entzündung umschreibt, wird im Folgenden unter dem Begriff „Pouchitis" die in ihrer Ursache unklare (= *idiopathische*) bzw. *primäre Pouchitis* verstanden. Sie tritt unabhängig von evtl. vorhandenen chirurgischen Komplikationen auf.

Im Langzeitverlauf entwickeln zwischen 30 und 50 % der Patienten mit Colitis ulcerosa nach Pouch-Anlage eine akute Pouchitis. Dabei tritt die erste Pouchitis in ca. 50 % aller Fälle im ersten Jahr nach der Pouch-Anlage auf. Zwei Drittel der Patienten entwickeln nach der ersten Pouchitis im weiteren Verlauf Rückfälle; bei ca. 5 bis 10 % der Patienten geht die akute Pouchitis in eine chronische Form über.

Mögliche Ursachen

Die Ursache(n) der Pouchitis sind bislang unbekannt. Sicher ist, dass nicht eine alleinige Ursache für die Auslösung einer Pouch-Entzündung verantwortlich zu machen ist (Tab. 2).

　　Bei einer Pouchitis liegt eine akute Entzündung mit ausgeprägter Einwanderung von Granulozyten, Lymphozyten und Makrophagen vor. Bei der Pouchitis sind diese Abwehrzellen des Immunsystems vermehrt aktiviert. Sie produzieren in der entzündlich veränderten Schleimhaut Botenstoffe der Entzündung (so genannte „Zytokine"). Diese Botenstoffe wirken auf Bindegewebszellen (Fibroblasten und Muskelzellen). Die Bindegewebszellen produzieren dann verstärkt Enzyme, die die *extrazelluläre Matrix* in der Darmwand abbauen. Bei dieser extrazellulären Matrix handelt es sich um ein Grundgerüst, in das die verschiedenen Zellen eingebettet sind. Sie verleiht den Organen ihre Stabilität und die typische Struktur („inneres Skelett der Organe"). Wird die extrazelluläre Matrix durch die gebildeten Enzyme abgebaut, so verliert der Dünndarm im Pouch seinen typischen Aufbau mit fingerförmigen Ausstülpungen (Zotten) und Einstülpungen (Krypten). Die Oberfläche flacht daher bei einer lange bestehenden Entzündung ab. Zusätzlich entstehen in der Darmschleimhaut Geschwüre.

Die Ursache(n) der Pouchitis sind nicht bekannt.

Symptome

Leitsymptom der Pouchitis ist meist eine erhebliche Zunahme der Stuhlfrequenz mit Schmerzen im Unterbauch. Gelegentlich werden Blutbeimengungen im Stuhl oder erhöhte Temperaturen sowie Beschwerden außerhalb des Verdauungstrakts (extraintestinale Symptome, z. B. Gelenkschmerzen) beobachtet. Eine Erhöhung der Entzündungsparameter im Blut (Blutsenkungsgeschwindigkeit) und selten eine Vermehrung der weißen Blutkörperchen („Leukozytose") können nachgewiesen werden.

Tab. 2: Mögliche Ursachen der idiopathischen Pouchitis.

- Bakterielle Fehlbesiedelung des Pouches
- Fehlen von Ernährungsfaktoren im Epithel bzw. der Schleimhautschicht im Pouch
- Stase (Stauung) von Dünndarminhalt
- Verminderte Durchblutung als direkte Folge der Operation mit Sauerstoffarmut in der Schleimhaut
- Wiederauftreten der Grunderkrankung bzw. Neumanifestation einer chronisch entzündlichen Darmerkrankung
- Genetische (durch die Erbinformationen des Patienten) bestimmte Ursachen?

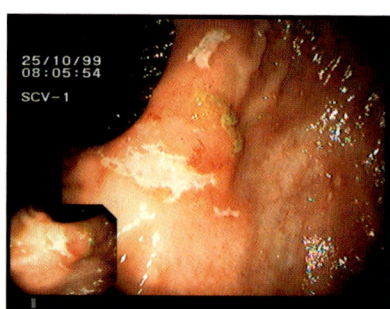

Abb. 3: Endoskopisches Bild der Pouchitis
mit fibrinbedeckten Ulzerationen.

Zu beachten ist, dass die Beschwerden der Patienten bzw. die Laborparameter keine Unterscheidung zwischen chirurgischen Komplikationen oder einer Pouchitis ermöglichen (s. oben). Für eine Differenzierung ist die Endoskopie (Spiegelung) des Pouches notwendig (Abb. 3), ggf. muss diese durch eine Kernspintomographie des Beckens ergänzt werden.

Verlaufsformen

Die Verlaufsformen der Pouchitis sind in der Literatur nicht einheitlich definiert, wodurch insbesondere bei der Therapie kaum verwertbare Daten existieren. Eine klinisch relevante Klassifikation unterscheidet zwischen

- der *akuten* Pouchitis,
- der *akut-rezidivierenden* Pouchitis und
- der *chronischen* Pouchitis.

Da die klinische Differenzierung manchmal schwierig ist, kann eine morphometrische Erfassung der Krypten-Zottenhöhe in der Pouch-Mukosa zur Beschreibung der mukosalen Transformation (Veränderung der Darmschleimhaut) hilfreich sein (Abb. 4). Nur bei Patienten mit chronischer Pouchitis findet sich ein (nahezu) kompletter Verlust der Darmzotten; der Nachweis dieser so genannten Zottenatrophie definiert dieses Patientenkollektiv.

Therapie der Pouchitis

Die Datenlage zur Therapie der Pouchitis ist zum gegenwärtigen Zeitpunkt noch ungenügend. Eine Vergleichbarkeit der vorliegenden Studien wird durch die uneinheitliche Definition der Pouchitis-Formen erschwert („Jeder versteht unter ei-

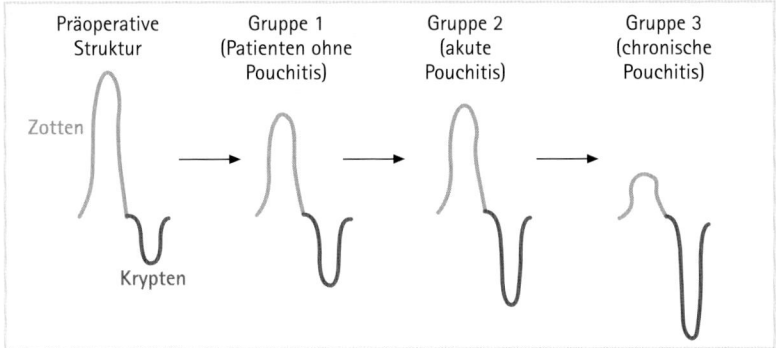

Abb. 4: Schematische Darstellung der möglichen Umbauformen der Schleimhaut im ileoanalen Pouch.

ner chronischen Pouchitis etwas anderes...“). Die hier vorgestellten Empfehlungen basieren im Wesentlichen auf den wenigen publizierten Studien sowie den Ergebnissen einer Konsensuskonferenz der Deutschen Gesellschaft für Verdauungs- und Stoffwechselkrankheiten (DGVS).

Akute Pouchitis

Zur Behandlung der akuten Pouchitis sind bisher nur sehr wenige kontrollierte Studien mit kleinen Fallzahlen (z. T. nur 20 Patienten) publiziert worden. Trotzdem besteht große Einigkeit, dass eine akute Pouchitis durch die Gabe von Antibiotika (z. B. Metronidazol oder Ciprofloxacin) über 14 Tage in den allermeisten Fällen erfolgreich behandelt werden kann.

Aufbauend auf die eigene klinische Erfahrung sowie Umfrageergebnisse (Expertenmeinungen), kann folgender Therapieansatz empfohlen werden: Die akute Pouchitis sollte primär mit *Metronidazol* oder *Ciprofloxacin* behandelt werden. Die Therapie wird dabei mit 2 bis 3 x 400 mg Metronidazol p.o. (per os = oral, über den Mund) für 2 Wochen bzw. 2 x 250 bis 2 x 500 mg Ciprofloxacin p.o. für 2 Wochen durchgeführt. Alternativ kann Metronidazol auch als Suppositorium (Zäpfchen) bzw. als Klysma (Einlauf) eingesetzt werden. In der Regel sprechen ca. 80 bis 90 % der Patienten auf diese Therapie an. Diese Erfolgsrate wurde durch eine offene, prospektive Behandlungsstudie, in der Metronidazol (3 x 250 mg/Tag p.o.) für sieben Tage gegeben wurde, bestätigt. Kommt es unter dieser Therapie nicht zu einer Besserung, kann ein Antibiotikawechsel versucht werden.

Auch *Budesonid*-Klysmen besitzen einen therapeutischen Effekt. Die auf der Basis individueller Erfahrungen immer wieder durchgeführte antiinflammatori-

Durch eine antibiotische Therapie kann eine akute Pouchitis in der Regel erfolgreich behandelt werden.

sche Therapie mit *5-Aminosalizylsäure*-Klysmen bzw. Suppositorien kann nur als Therapieempfehlung dritter Ordnung gelten und ist in ihrer Effektivität nicht durch Studien abgesichert.

Akut-rezidivierende Pouchitis

Unter einer akut-rezidivierenden Pouchitis wird ein Krankheitsbild verstanden, das durch akute Pouchitiden (mehr als zwei Krankheitsschübe pro Jahr) und durch unterschiedlich lange Intervalle der Beschwerdefreiheit gekennzeichnet ist. Etwa $2/3$ der Patienten mit akuter Pouchitis entwickeln im weiteren Verlauf Rezidive. Die Differenzierung zur chronischen Pouchitis kann durch die morphometrische Bestimmung der Zottenhöhe (s. o.) durchgeführt werden.

Die akut-rezidivierende Pouchitis wird wie die akute Pouchitis behandelt. Eine Rezidivprophylaxe nach Überwinden der Akutsituation wird nicht generell empfohlen. Im Einzelfall (hohe Frequenz der entzündlichen Schübe im Jahr) sollte, wie bei der chronischen Pouchitis, ein Behandlungsversuch mit *Probiotika* (s. u.) durchgeführt werden.

Chronische Pouchitis

Eine chronische Pouchitis liegt bei einer entzündlichen Reaktion im Pouch vor, deren Klinik und endoskopisch/histologischer Befund über mehr als 3 Monate trotz Akuttherapie anhält. Typisch ist der Nachweis einer subtotalen bzw. totalen Zottenatrophie (s. o.). Gesicherte Daten zur Therapie der chronischen Pouchitis, die sich aus größeren kontrollierten Studien ableiten, liegen nicht vor. Die Kombination von *Rifaximin* (1 g, 2 x täglich) und *Ciprofloxacin* (500 mg, 2 x täglich) über 15 Tage führte bei Patienten mit chronischer Pouchitis zu einer Besserung der Symptome bzw. Befunde, sodass dieses Behandlungskonzept zurzeit als das erfolgversprechendste zu gelten hat.

Behandlungs-versuche mit Probiotika erbrachten interessante Ergebnisse bei Patienten mit chronischer Pouchitis.

Von besonderem Interesse sind auch die Ergebnisse einer italienischen Arbeitsgruppe, die bei Patienten mit chronischer Pouchitis die Wirkung eines oral verabreichten Gemisches von *Laktobazillen*, *Bifidobakterien* und *Streptokokken* untersuchte. Nach antibiotischer Behandlung der Pouchitis und Besserung des Befundes wurden die Patienten in zwei Gruppen eingeteilt: Eine Gruppe erhielt das Bakteriengemisch (Probiotika), während die zweite Gruppe ein Scheinpräparat (Placebo) erhielt. Bei einer Nachbeobachtung von neun Monaten entwickelten nur drei von 20 Patienten, die das Bakteriengemisch erhielten, einen Rückfall, während in der Placebogruppe alle 20 Patienten wieder an der Pouchitis erkrankten. Die Arbeitsgruppe konnte außerdem nachweisen, dass sich die Bakterien bei den Patienten im Darm ansiedelten und somit die Zusammensetzung der Flora im Pouch verändert wurde. Auch ist dieses Bakteriengemisch geeignet, die Entstehung einer Pouchitis zu verhindern. Bei dem Bakterienpräparat handelt es sich nicht um ein zugelassenes Medikament, sondern um ein Nahrungsergänzungsmittel, das in Apotheken erhältlich ist; es reduziert die Stuhlfrequenz und steigert die Lebensqualität der Patienten.

Immunsuppressive Behandlung der Pouchitis

Wenn man bedenkt, dass bei Patienten mit chronisch-aktiver Colitis ulcerosa die Pouch-Anlage häufig wegen des Versagen einer immunsuppressiven Behandlung oder zur Vermeidung einer solchen Therapie durchgeführt wird, so wird verständlich, dass die immunsuppressive Therapie der Pouchitis *per se* problematisch ist. Zwar gibt es Einzelfallberichte über eine Beherrschung der Pouchitis-Aktivität durch eine immunsuppressive Behandlung (z. B. mit *Azathioprin* oder *Cyclosporin A* in Kombination mit Steroiden), doch besteht eine Indikation zur immunsuppressiven Behandlung allenfalls als Heilversuch im individuellen Fall. Bei diesen Patienten sollte sorgfältig die Indikation zur Entfernung des chronisch entzündlich veränderten Pouches geprüft werden.

Nachsorge

Da die Langzeiterfahrungen bei Patienten mit ileoanalem Pouch noch immer limitiert sind, sollte bei allen Pouch-Trägern eine Nachsorge in einem spezialisierten Zentrum durchgeführt werden. Bei Pouch-Patienten ohne Komplikationen reicht wahrscheinlich eine Nachsorge mit klinischer Untersuchung und einer endoskopischen Inspektion des Pouches mit Entnahme von Biopsien alle drei Jahre aus. Bei Patienten mit schwerer Zottenatrophie (Patienten mit chronischer Pouchitis) sind wegen des erhöhten Karzinomrisikos Stufenbiopsien aus dem Pouch wie bei langjähriger ausgedehnter Colitis ulcerosa (Dysplasiediagnostik) sinnvoll. Aufgrund der Datenlage muss auch bei Patienten mit noch verbliebener Rektumschleimhaut von einem Restkarzinomrisiko ausgegangen werden, obwohl diese Hypothese bisher nur durch Einzelfallberichte gestützt wird.

Zusammenfassung

Die ileoanale Pouch-Anlage ist das chirurgische Behandlungsverfahren der Wahl bei Patienten mit komplizierter Colitis ulcerosa. Bei ca. 25 % der Patienten treten chirurgische Komplikationen auf; bei bis zu 50 % der Patienten ist die in ihrer Ursache unklare (idiopathische) Pouchitis als Komplikation zu beobachten. In der Regel lässt sich die akute Pouchitis gut mit Antibiotika behandeln. Eine chronische Pouchitis wird bei weniger als 10 % der Patienten beobachtet. Diese Patienten sind gefährdet, einen bösartigen Tumor im Pouch zu entwickeln. Das Risiko hierfür scheint zwar nicht sehr groß zu sein, eine regelmäßige Überwachung ist jedoch sinnvoll. Ein Verlust des Pouches wegen einer akuten oder chronischen Pouchitis ist sehr selten.

Im Verlauf der chronisch entzündlichen Darmerkrankungen Morbus Crohn und Colitis ulcerosa können Begleiterkrankungen an einer Reihe von Organsystemen auftreten: Augen, Haut, Gelenke, Leber und Gallenwege, Bauchspeicheldrüse, Gefäßsystem u. a. Diese Begleiterkrankungen können wie folgt eingeteilt werden:

● Extraintestinale (nicht den Darmtrakt betreffende) Erkrankungen, die infolge gemeinsamer pathophysiologischer Ursachen (gemeinsame Krankheitsentstehung) im Rahmen der chronisch entzündlichen Darmerkrankungen (CED) auftreten
● Folgen der gestörten Dünn- oder Dickdarmfunktion
● Unerwünschte Nebenwirkungen der im Rahmen der CED-Behandlung eingesetzten Medikamente.

Unsere Kenntnisse über die *Häufigkeit* von Begleiterkrankungen bei Patienten mit CED in Deutschland sind lückenhaft, da eine flächendeckende Analyse fehlt. Nach den Angaben bislang vorliegender Studien treten extraintestinale Begleitkrankheiten bei 50 bis 60 % aller Patienten mit CED auf.

Etwa 50–60 % aller Patienten mit CED haben Begleiterkrankungen außerhalb des Magen-Darm-Trakts

Gemeinsame Pathophysiologie (Krankheitsentstehung)

Die chronisch entzündlichen Darmerkrankungen entstehen aus heutiger Sicht aus einem Zusammenspiel genetischer Faktoren und Immunreaktionen auf Infekte, Nahrungsmittelbestandteile oder Umweltstoffe. Das darmassoziierte Immunsystem stellt den größten Teil des Immunsystems des Menschen dar. Weiße Blutkörperchen, die an Immunreaktionen in der Darmwand beteiligt sind, wandern über das Lymph- und Blutsystem in andere Organe und können dort entzündliche Reaktionen hervorrufen. Dies ist einer der Mechanismen, der die Entstehung von Begleiterkrankungen in anderen Organen wie Haut, Augen, Gelenken und Gefäßsystem erklärt. Bei starker Freisetzung von Entzündungsfaktoren (z. B. TNFα, Zytokinen) im Rahmen der Entzündungsreaktion im Darm gelangen diese über den Blutstrom in den gesamten Organismus und lösen Allgemeinsymptome aus: Fieber, Gewichtsverlust, Neigung zu Thrombosen und Osteoporose.

Informieren Sie den Facharzt, den Sie wegen Erkrankungen an Augen, Haut und Gelenken aufsuchen, über Ihre Darmerkrankung!

Als weitere Ursache von extraintestinalen Begleiterkrankungen wird diskutiert, dass infolge gesteigerter Darmwandpermeabilität (Durchlässigkeit) bei CED vermehrt Zellwandbestandteile von Bakterien (Endotoxine) und andere Mikrobestandteile in die Blutzirkulation gelangen und entzündliche Reaktionen auslösen.

Zu den extraintestinalen Begleitkrankheiten, die im Entzündungsgrad *parallel* zum Ausmaß und der Aktivität der Darmentzündung auftreten, zählen entzündliche Erkrankungen des *Auges* (z. B. Uveitis), der *Gelenke* (Arthritiden) und der *Haut* (z. B. Pyoderma gangraenosum, Erythema nodosum).

Diese Begleiterkrankungen führen den Patienten möglicherweise zunächst zum Augen-, Hautarzt oder Orthopäden/Rheumatologen. Für eine wirkungsvolle Therapie ist entscheidend, den nichtinternistischen Facharzt– falls bereits bekannt– auf die bestehende Darmentzündung als Grunderkrankung aufmerksam zu machen. Umgekehrt sollte bei Auftreten entsprechender Augen-, Haut- oder Gelenksymptome nach einer chronisch entzündlichen Darmerkrankung gefahndet werden.

Begleiterkrankungen der Augen

Zwischen 4 und 10 % der Patienten mit CED entwickeln Entzündungen des Auges, häufiger bei Morbus Crohn mit Ileocolitis oder isoliertem Kolonbefall. Die Entzündungen können in allen Abschnitten des Auges auftreten: Bindehaut (Konjunktivitis), Hornhaut (Skleritis), Regenbogenhaut (Iritis), Linse und Regenbogenhaut (Iridozyklitis) u. a.

Klinische Symptome sind unter anderem Rötung und Brennen, verschleiertes Sehen, Augen- und Kopfschmerzen.

Die *Behandlung* besteht in örtlicher Anwendung Cortison-haltiger Augentropfen und Salben sowie in der konsequenten Therapie der Darmkrankheit.

Begleiterkrankungen der Haut

Typische Begleiterkrankungen der Haut sind *Erythema nodosum* und *Pyoderma gangraenosum.*

Erythema nodosum

Das Erythema nodosum tritt bei etwa 4 % der Patienten mit Morbus Crohn und ca. 15 % der Patienten mit Colitis ulcerosa auf. Es handelt sich um eine überwärmte, gerötete und leicht erhabene Hautveränderung überwiegend am Schienbein. Frauen sind häufiger betroffen. Meistens besteht gleichzeitig oder zeitnah eine deutliche Entzündungsaktivität der Darmkrankheit. Unter entsprechender Behandlung der Darmerkrankung klingt das Erythem rasch ab, kann jedoch eine vermehrte Hautpigmentierung hinterlassen.

Es können Begleiterkrankungen an mehreren Organsystemen gleichzeitig vorliegen, z. B. an Augen, Haut und Gelenken.

Pyoderma gangraenosum

Das Pyoderma gangraenosum tritt bei bis zu 5 % der Patienten mit Colitis ulcerosa und etwa 2 % der Patienten mit Morbus Crohn auf. Es handelt sich um eine schmerzhafte eitrige Entzündung, oft an den Streckseiten der Beine. Die Entzündung kann zu Eiterherden (Abszessen) und Geschwürbildung (Ulkus) führen.

Das Pyoderma gangraenosum bedarf einer intensiven *Steroidtherapie* und örtlicher Behandlung, bei Nichtansprechen wird eine immunsuppressive Behandlung mit *Azathioprin* oder *Ciclosporin A* notwendig.

Begleiterkrankungen der Gelenke

Die Gelenkbeteiligung kann sich äußern in Form einer *Arthritis* mit Befall eines oder mehrerer peripherer Gelenke (Mono- oder Polyarthritis), der *Sakroileitis* (Kreuzbein-Beckengelenk) oder der *ankylosierenden Spondylitis* (entsprechend Morbus Bechterew).

Diese Gelenkerkrankungen gehören zum Formenkreis der so genannten seronegativen (Rheumafaktor-negativen) Gelenkerkrankungen. Bei etwa 25 % der Patienten liegen mehrere Begleiterkrankungen gleichzeitig an Gelenken, Auge oder Haut vor.

Arthritis

Die Arthritis ist mit bis zu 25 % der CED-Fälle die häufigste extraintestinale Manifestation. Die Entzündungsaktivität der Gelenke kann parallel der Darmentzündung oder unabhängig vom Entzündungsgrad des Darmes verlaufen. Überwiegend betroffen sind Kniegelenke und Sprunggelenke, nachfolgend Ellbogen, Hüftgelenke, Mittelhand- und Fingergelenke. Die Entzündung kann von einem auf das nächste Gelenk überspringen.

Nichtsteroidale Antirheumatika, z. B. Diclofenac u. a., sollten in der Schmerztherapie bei CED-Patienten nicht eingesetzt werden.

Klinische Symptome der Gelenkentzündung sind Schmerz, Überwärmung, Rötung oder Schwellung.

Wenn die Gelenkentzündung mit der Aktivität der Darmentzündung korreliert, steht therapeutisch die konsequente Behandlung der zugrunde liegenden CED im Vordergrund. Zur *Standardtherapie* bei Gelenkbeschwerden gehören, wenn Steroide nicht erforderlich sind, *Sulfasalazin* und *Mesalazin*. Nichtsteroidale Antirheumatika (z. B. Diclofenac) sollten wegen möglicher Verschlechterung der CED nicht eingesetzt werden. Chloroquin- und Gold-Präparate sind nicht indiziert.

Sakroileitis

Die Sakroileitis (Entzündung Kreuzbein-Beckenfuge) tritt in einer Häufigkeit von bis zu 14 % der Patienten mit CED auf und bleibt in 90 % der Fälle symptomarm. Die Sakroileitis steht nicht in Zusammenhang mit der Aktivität der Darmentzündung.

Bei Behandlungsbedürftigkeit stehen *Sulfasalazin, Analgetika wie Paracetamol oder Novaminsulfat* und *physikalische Maßnahmen* zur Verfügung.

Ankylosierende Spondylitis

Die ankylosierende Spondylitis (entsprechend Morbus Bechterew) tritt bei bis zu 8 % der Patienten mit CED auf. 60 % der Patienten sind, wie bei Morbus Bechterew, HLA-B27-positiv. Es besteht kein Zusammenhang mit der entzündlichen Aktivität der CED.

Die *klinischen Symptome* mit Schmerzen und Steifigkeit im Lumbalbereich (Lendenbereich) sowie die Röntgenbefunde unterscheiden sich nicht vom echten Morbus Bechterew. Der Verlauf ist schubweise fortschreitend und kann zu eingeschränkter Beweglichkeit führen.

Therapeutisch stehen die *physikalische Therapie* und in geeigneten Fällen eine *immunsuppressive Behandlung* im Vordergrund.

Fibromyalgie-Syndrom

In der Folge einer CED kann, wie auch bei verschiedensten anderen chronischen Erkrankungen, ein sekundäres Fibromyalgie-Syndrom auftreten. Es handelt sich um ein nichtentzündliches weichteilrheumatisches Krankheitsbild. Die Symptome bestehen in Muskel- und Sehnenansatzschmerzen, z. B. in Schulter-Nacken-Region, Ellbogen, Becken, Kniegelenken und Rippen-Brustbein-Übergängen. Typisch ist die Druckschmerzhaftigkeit im Bereich der Sehnenansätze (Tenderpoints).

Die Behandlung besteht aus einer Kombination von Schmerztherapie, Krankengymnastik, körperlicher Aktivität und psychologischer Begleitung.

Osteoporose

Die Osteoporose, d. h. ein verminderter Kalkgehalt der Knochen mit u. U. erhöhter Häufigkeit von Knochenbrüchen, ist Folge einer gestörten Darmfunktion mit Mangel an Calcium und Vitamin D oder sie kann als unerwünschte Nebenwirkung einer längerfristigen Steroidbehandlung auftreten. Nach einer aktuellen Erhebung lag bei einem Drittel der Patienten einer spezialisierten Crohn-Ambulanz eine Osteoporose vor. Bei Patienten mit zusätzlich bestehender primär sklerosierender Cholangitis (PSC; s. unten) sind infolge des Gallensäuremangels im Darm und der gestörten Fettresorption Begleiterkrankungen wie Osteopenie (Knochenschwund) und Vitaminmangel gehäuft.

Therapie der Osteoporose: Zusätzlich zu vorbeugenden Maßnahmen wie körperlicher Aktivität im Freien werden Vitamin D, Calcium und nach aufgetretenen Knochenbrüchen Aminobisphonate empfohlen.

Therapie bei Vitaminmangel: Bei chronischem Gallestau in fortgeschrittenen Stadien cholestatischer Lebererkrankungen wird die Resorptionsstörung fettlöslicher Vitamine durch eine parenterale Substitution (Zufuhr über die Blutbahn) der Vitamine A, D, E und K ausgeglichen. Bei Morbus-Crohn-Patienten mit ausgedehntem Ileumbefall oder nach Ileumresektion kann ein Vitamin-B_{12}-Mangel bestehen. Eine Vitamin-B_{12}-Injektion ist dann alle drei Monate erforderlich.

Begleiterkrankungen an anderen inneren Organen

Chronisch entzündliche Darmerkrankungen können mit einer Reihe von Erkrankungen an anderen Organen des Verdauungstrakts wie Leber, Gallenwege und Bauchspeicheldrüse vergesellschaftet sein. Eine engmaschige ärztliche Überwachung sowie eine konsequente Therapie tragen dazu bei, diese Begleiterkrankungen rechtzeitig zu erkennen und Komplikationen zu verhindern.

Begleiterkrankungen stellen keine Indikation zur Kolektomie dar.

Fettleber

Eine Leberzellverfettung stellt den häufigsten auffälligen Befund an der Leber dar. Es handelt sich hierbei um eine nicht behandlungsbedürftige Begleiterscheinung chronisch entzündlicher Darmerkrankungen. Als Ursache kommen Mangelernährung, Gewichtsabnahme oder Aufnahme direkt toxischer Substanzen aus dem Darm infrage.

Primär sklerosierende Cholangitis (PSC)

Die häufigste Begleiterkrankung an Leber und Galle bei Patienten mit chronisch entzündlichen Darmerkrankungen ist die primär sklerosierende Cholangitis (PSC). Es handelt sich dabei um eine Vernarbung der kleinen, in der Leber gelegenen Gallengänge und/oder größerer, außerhalb der Leber gelegener Gallengänge. Die Vernarbung mit Einengung der Gallenwege behindert den Galefluss aus der Leber in den Darm – es entsteht ein Gallestau (Cholestase). Dies führt zum einen zu einem Rückstau des gelben Blutfarbstoffes (Bilirubin) und gallepflichtiger, zum Teil toxischer Ausscheidungsprodukte in die Leber. Zum anderen gelangt zu wenig Gallenflüssigkeit, die der Resorption von Fetten und fettlöslichen Vitaminen dient, in den Darm. Die primär sklerosierende Cholangitis gehört neben der so genannten primär biliären Zirrhose zu den wichtigsten Erkrankungen, die zu einem chronischen Gallestau führen (chronische cholestatische Lebererkrankungen).

Häufigkeit und Beziehung zu CED

Die Angaben zur Häufigkeit der primär sklerosierenden Cholangitis sind ungenau und liegen eher zu niedrig, da die zur Diagnostik erforderlichen Untersuchungsmethoden (ERCP = endoskopische retrograde Cholangiopankreatikographie) erst seit den 70er Jahren flächendeckend verfügbar sind. Auch heute noch wird die Diagnose oft erst im fortgeschrittenen Stadium der Erkrankung gestellt. Etwa 2 bis 10 % aller Patienten mit Colitis ulcerosa leiden an einer PSC; umgekehrt liegt bei etwa 80 % aller Patienten mit PSC eine Colitis ulcerosa vor. Die Beziehung zum Morbus Crohn ist seltener und betrifft in der Regel Patienten mit Morbus Crohn des Kolons. Nach aktuellem Kenntnisstand liegt die Prävalenz (Zahl der derzeit an PSC Erkrankten) in der Bundesrepublik zwischen 1 und 5 pro 100 000 Einwohner, das heißt, es gibt bis zu 4000 Patienten mit PSC in der Bundesrepublik Deutschland. Die Dunkelziffer der PSC ist hoch, da im Anfangsstadium nicht alle typischen Cholestase anzeigenden Laborwerte erhöht sein müssen und die beweisenden endoskopischen Verfahren nur zögerlich eingesetzt werden.

Der „Arbeitskreis PSC" in der DCCV e. V. steht allen Betroffenen mit Rat und Tat zur Verfügung. Wissenschaftliche Untersuchungen zu Häufigkeit und Verlauf der PSC werden im Rahmen der DCCV-Aktivitäten durchgeführt[1].

Betroffen sind zweimal häufiger Männer als Frauen, die Erkrankung wird in der Regel im 3. bis 4. Lebensjahrzehnt diagnostiziert. Die begleitende Colitis ulcerosa ist in der Regel auf den gesamten Dickdarm ausgedehnt und macht häufig wenig klinische Symptome. In den meisten Fällen wird zunächst die Colitis ulcerosa diag-

---

[1] Arbeitskreis PSC der Deutschen Morbus Crohn/Colitis ulcerosa Vereinigung – DCCV e. V. –, Paracelsusstraße 15, 51375 Leverkusen. Tel. 0214–876080, Fax 0214–8760888, E-Mail: psc@dccv.de, Homepage: www.dccv.de/psc

nostiziert und erst später die PSC; diese kann der Colitis jedoch auch vorausgehen. Gallenwegserkrankung und Colitis ulcerosa verlaufen unabhängig, das heißt, auch nach totaler Entfernung des Dickdarms (Kolektomie) verläuft die PSC unbeeinflusst weiter.

Auslösende Ursache

Die Ursache der PSC ist unbekannt. Nach derzeitiger Hypothese führen immunologische Faktoren, ausgelöst durch eine infektiöse oder toxische Substanz im Darm bei genetischer Bereitschaft zur Krankheitsauslösung in Darm und Leber.

Klinische Symptome

Frühe klinische Symptome, die an eine cholestatische Lebererkrankung denken lassen sollten, sind Juckreiz und ein Anstieg bestimmter Leberwerte (γ-GT, alkalische Phosphatase). Sichtbare Gelbfärbung der Haut, lehmfarbene Stühle und dunkler Urin sind spätere Symptome, die auf den gestörten Gallefluss hinweisen. Bei etwa 80 % der Patienten mit PSC lassen sich so genannte antineutrophile zytoplasmatische Antikörper (ANCA) nachweisen, ein möglicher Hinweis auf die Immungenese der Erkrankung.

Bei erhöhten Leberwerten unbedingt an die PSC denken!

Diagnostik

Die Diagnosestellung einer primär sklerosierenden Cholangitis erfolgt mittels der endoskopischen Kontrastmittelfüllung des Gallenwegsystems: ERCP = endoskopische retrograde Cholangiopankreatikographie. Die Kontrastdarstellung zeigt die narbigen Einengungen der Gallenwege und ist für die Erkrankung beweisend. Die Durchführung der ERCP kann ähnlich wie eine Magenspiegelung mit kurzer Betäubung auch ambulant durchgeführt werden. Wenn aufgrund der klinischen Symptome und anhaltend erhöhter Leberwerte der Verdacht auf das Vorliegen einer primär sklerosierenden Cholangitis besteht, sollte mit der Durchführung der endoskopischen Untersuchung nicht gezögert werden. Nur die frühzeitige Diagnosestellung ermöglicht den frühen Einsatz der Behandlung. Bei Kindern kann anstelle der ERCP zunächst eine MRCP (Kernspinuntersuchung) durchgeführt werden.

Eine Leberbiopsie ist für die Diagnosestellung nicht erforderlich, ermöglicht jedoch eine Stadieneinteilung. Je nach histologischem Ausmaß von Leberzellverlust, Bindegewebsbildung und Umbau der Leberarchitektur können histologisch vier Erkrankungsstadien bis hin zur Leberzirrhose unterteilt werden.

Natürlicher Verlauf

Die Vernarbung der Gallenwege kann im Laufe der Jahre zunehmen. Die Folgen sind Leberzellschädigung durch chronischen Gallestau, Bindegewebseinlagerung (Fibrose) und Entwicklung einer Leberzirrhose. Die derzeitigen Kenntnisse über den zeitlichen Verlauf der Erkrankung sind ungenügend, da in früheren Jahren die

Diagnose einer primär sklerosierenden Cholangitis erst im fortgeschrittenen Stadium mit sichtbarer Gelbsucht gestellt wurde. Die Prognose der PSC ist heute infolge Frühdiagnose und den Möglichkeiten einer konsequenten Therapie sehr viel besser als früher angenommen.

Patienten mit PSC haben ein erhöhtes Risiko, ein Gallengangskarzinom zu entwickeln. Deshalb ist eine engmaschige ärztliche Kontrolle mit klinischer Untersuchung, Labortests einschließlich CA-19/9 Marker, Ultraschall und evtl. Computertomographie/Kernspin oder ERCP mit feingeweblichen Untersuchungen (Histologie/Aspirationszytologie) erforderlich.

Therapie

Die Behandlung der primär sklerosierenden Cholangitis umfasst:

- die medikamentöse Therapie,
- die endoskopische Aufdehnung von eingeengten Gallengangabschnitten (Stenosen),
- die Behandlung begleitender Komplikationen und
- die Lebertransplantation im fortgeschrittenen Stadium.

Medikamente

Ab Diagnosestellung „PSC" ist eine Dauerbehandlung mit Ursodeoxycholsäure dringend erforderlich.

Die medikamentöse Behandlung der PSC erfolgt mit *Ursodeoxycholsäure* in einer Dosierung von 15 bis 30 mg pro Kilogramm Körpergewicht (kg KG) täglich. Ursodeoxycholsäure ist eine physiologisch vorkommende Gallensäure, die als Medikament sehr wirkungsvoll bei cholestatischen Lebererkrankungen eingesetzt wird. Diesen Erkrankungen ist gemeinsam, dass zunächst eine z. B. immunologische Störung zur Ausbildung einer Cholestase führt und sekundär als Cholestasefolge die Anhäufung toxischer Substanzen, wie einiger endogener Gallensäuren, zur Schädigung des Lebergewebes beiträgt. Die Verabreichung der Ursodeoxycholsäure führt bei diesen cholestatischen Erkrankungen zur Abnahme der endogenen, zum Teil toxischen Gallensäurenmetabolite. Darüber hinaus besitzt Ursodeoxycholsäure eine direkte protektive (schützende) Wirkung auf die Leberzellmembran durch Blockierung von Gallensäurenrezeptoren oder Einbau von Ursodeoxycholsäure in die Leberzellmembran. Neueste Ergebnisse haben außerdem gezeigt, dass Ursodeoxycholsäure die Cholestase-bedingte Expression von HLA-Klasse-I- und -II-Antigenen auf den Gallengangepithelien und Hepatozyten (Leberzellen) vermindern kann und somit auch Einfluss auf das Immunsystem hat.

Ursodeoxycholsäure ist zur Behandlung der primär biliären Zirrhose zugelassen. Sie sollte nach einer Konsensus-Empfehlung der Deutschen Gesellschaft für Verdauungs- und Stoffwechselkrankheiten (DGVS, 1997, mit Aktualisierung 2004) bei Patienten mit PSC als Dauermedikation auch in Spätstadien bis zu einem Bilirubinwert von 10 mg% eingesetzt werden. Bei Patienten, die auf eine Ursodeoxycholsäure-Behandlung, gemessen an den Laborwerten, nicht ausreichend ansprechen, sollte die Ursodeoxycholsäure-Dosis auf 25 bis 30 mg/kg KG täglich erhöht werden.

Andere Medikamente wie Cortison, Colchicin oder Methotrexat sind nicht indiziert.

Endoskopische Behandlung

Zusätzlich zur medikamentösen Therapie mit Ursodeoxycholsäure sollten endoskopisch erreichbare hochgradige Gallengangstenosen aufgedehnt und eventuell vorübergehend mit einer inneren Drainage versorgt werden (Gallengang-Stent). Wie mehrere publizierte Arbeiten zeigen konnten, führt die kombinierte konsequente medikamentöse und, falls erforderlich, endoskopische Behandlung zur entscheidenden Besserung des Krankheitsverlaufes und des Überlebens.

Lebertransplantation

Im Endstadium der PSC stellt die Lebertransplantation die Therapie der Wahl dar. Die Transplantation ist angezeigt bei Vorliegen einer Leberzirrhose mit gestörter Leberfunktion, häufigen bakteriellen Infektionen in gestauten Gallengangabschnitten, fortgeschrittener Vernarbung der Gallengänge oder Verdacht auf Entwicklung eines Gallengangskarzinoms.

Die Erfolgsraten der Lebertransplantation sind für Patienten mit primär sklerosierender Cholangitis ebenso wie bei primär biliärer Zirrhose sehr günstig mit Überlebensraten von über 80 % nach 5 Jahren.

Insgesamt stehen heute wirkungsvolle Therapieprinzipien zur Behandlung der PSC zur Verfügung. Wesentlich ist eine frühzeitige Veranlassung der wegweisenden Diagnostik (ERCP) bei klinischen Hinweisen auf Lebererkrankung (z. B. γ-GT-Erhöhung). Nur die frühzeitige Diagnosestellung ermöglicht eine konsequente wirkungsvolle Behandlung.

Gallensteine

Gallensteine werden bei bis zu 30 % der Morbus-Crohn-Patienten mit Ileumbefall, nach Ileozökalresektion und bei Colitis-ulcerosa-Patienten nach Kolektomie festgestellt. Ursache ist der Gallensäuremangel durch fehlende Resorption im Darm, der zur Ausfällung von Cholesterin (Cholesterol) in der Gallenflüssigkeit führt.

Die Gallenblasensteine werden, falls sie Symptome wie Koliken verursachen, in der Regel operativ entfernt.

Nierensteine

Nierensteine (Oxalatsteine) finden sich gehäuft bei Patienten mit Morbus Crohn und ausgedehntem Ileumbefall oder nach Ileumresektion. Eine Vorbeugung kann mit Oxalsäure-armer Kost, Calciumgabe und vor allem durch eine ausreichende Trinkmenge von über zwei Litern täglich betrieben werden.

Karzinomrisiko

Eine konsequente medikamentöse Behandlung mit Ursodeoxycholsäure bei PSC senkt das Krebsrisiko.

Das Karzinomrisiko ist bei Patienten mit ausgedehnter Colitis ulcerosa erhöht. Einige publizierte Studien zeigen eine Verminderung des Risikos für Dickdarmkrebs (Kolonkarzinome) bei konsequenter Behandlung der Colitis ulcerosa mit *Sulfasalazin* und *5-Aminosalicylsäure-Präparaten.*

Bei gleichzeitigem Bestehen einer Colitis ulcerosa und primär sklerosierender Cholangitis (PSC, s. oben) ist das Risiko eines Kolonkarzinoms *zusätzlich* erhöht. Es gibt erste Erkenntnisse über eine Abnahme des Karzinomrisikos bei Patienten mit Colitis ulcerosa und PSC unter Ursodeoxycholsäure-Behandlung.

Seltene Begleiterkrankungen

Sehr seltene Begleiterkrankungen von chronisch entzündlichen Darmerkrankungen sind:

- *Autoimmunhepatitis*: Entzündung der Leber, die als Autoimmunerkrankung in eine Gruppe mit primär sklerosierender Cholangitis und primär biliärer Zirrhose gehört. Sie kann auch als Überlappungssyndrom (Overlap-Syndrom) PSC/Autoimmunhepatitis auftreten.
- *Pankreatitis*: Bauchspeicheldrüsenentzündung im Rahmen eines Morbus Crohn, einer primär sklerosierenden Cholangitis oder als seltene unerwünschte Medikamentennebenwirkung von 5-Aminosalicylsäure und Azathioprin.
- *Myokarditis*: Hierbei handelt es sich um eine Herzmuskelentzündung, die sich statistisch bei Patienten mit Colitis ulcerosa etwa doppelt so häufig findet wie in der Normalbevölkerung; sie stellt jedoch keine Manifestation der Colitis dar.
- *Amyloidose*: Produktion und Ablagerung von Eiweißkörpern (Amyloid) in der Wand des Magen-Darm-Trakts bei chronischen Entzündungen. Diese Ablagerung kann zu Wandverdickung und gestörter Motorik führen.

A. Dignass

Die chronisch entzündlichen Darmerkrankungen (CED) Morbus Crohn und Colitis ulcerosa treten gehäuft im jüngeren Lebensalter und somit in einer Lebensphase auf, in der die Familienplanung eine wesentliche Rolle spielt. Frauen und Männer, die an einer chronisch entzündlichen Darmerkrankung leiden, aber auch deren Partner, sind häufig unsicher, welche Auswirkungen notwendige diagnostische und therapeutische Maßnahmen wie Spiegelungen des Magen-Darm-Traktes (Endoskopien), Röntgenuntersuchungen, Operationen oder die häufig notwendige Einnahme von Medikamenten auf den Verlauf und den Ausgang einer Schwangerschaft haben können. Häufig stellt sich auch die Frage, inwieweit die chronisch entzündliche Darmerkrankung durch eine Schwangerschaft beeinflusst werden kann (Verbesserung oder Verschlimmerung der Beschwerden, Auslösung eines Erkrankungsschubes?) und ob bestimmte Vorsichtsmaßnahmen beachtet werden müssen, z. B. spezielle diagnostische Maßnahmen vor einer geplanten Schwangerschaft oder ein bestimmter Entbindungsmodus. Vielfach besteht aber auch Unklarheit darüber, ob die Zeugungsfähigkeit durch eine chronisch entzündliche Erkrankung herabgesetzt sein kann und ob somit überhaupt eine Schwangerschaft möglich ist. Da eine erbliche Veranlagung bei der Auslösung und Entwicklung chronisch entzündlicher Darmerkrankungen anzunehmen ist, bestehen auch zu diesem Problemkreis zahlreiche Fragen von Betroffenen und ihren Angehörigen. Eine ausführliche Beratung der betroffenen Patienten und ihrer Angehörigen vor, während und nach einer Schwangerschaft ist daher notwendig und sinnvoll, um oft unbegründete Ängste hinsichtlich einer Schwangerschaft abzubauen und um mögliche Gefahren und Komplikationen für Mutter und Kind frühzeitig zu erkennen. Ein Schwangerschaftsabbruch aufgrund einer chronisch entzündlichen Darmerkrankung ist sehr selten oder möglicherweise nie notwendig.

Im Folgenden soll versucht werden, auf häufig gestellte Fragen unter Berücksichtigung aktueller wissenschaftlicher Erkenntnisse Antworten zu geben. Es muss jedoch betont werden, dass dieses Kapitel nicht als allgemeingültige Antwort auf alle Fragen im Zusammenhang mit Sexualität, Partnerschaft und Schwangerschaft bei chronisch entzündlichen Darmerkrankungen verstanden werden darf und dass hierdurch nicht das vertrauensvolle persönliche Gespräch mit dem behandelnden Arzt, der Familie und dem Partner ersetzt werden kann.

Eine versierte medizinische Beratung von CED-Patienten und ihren Partnern vor, während und nach einer Schwangerschaft ist sinnvoll, um deren Verlauf zu optimieren.

Familienplanung

Notwendige Untersuchungen
vor einer geplanten Schwangerschaft

Nicht in jedem Fall sind aufwändige Untersuchungen wie Spiegelungen und Röntgenuntersuchungen notwendig. Die individuelle Situation sollte mit den betreuenden Ärzten besprochen werden. Ein ausführliches ärztliches Gespräch sowie eine
Laboruntersuchung zur Beurteilung der entzündlichen Aktivität und zum Aus-
schluss von Mangelerscheinungen sollten in der Regel vor einer geplanten Schwangerschaft stattfinden. Auch eine Ultraschalluntersuchung des Bauches und des
Darmes durch einen erfahrenen Untersucher kann wichtige Befunde liefern. In Einzelfällen können auch weiterführende Untersuchungen, z. B. Spiegelungen und
Röntgenuntersuchungen, erforderlich werden.

In der Folge kann dann unter Umständen eine entzündungshemmende Therapie
oder eine zusätzliche Gabe von Vitaminen und Mineralien (z. B. Vitamin B_{12}, Folsäure, Eisen) notwendig werden. Insbesondere die Einnahme von *Folsäure* kann
sinnvoll sein, da hierdurch die Zahl der selten auftretenden Neuralrohrdefekte
während der kindlichen Entwicklung vermindert werden kann. Möglicherweise ist
die Aufnahme und Verarbeitung von Folsäure unter einer Sulfasalazin-/Sulfapyri-
din-Therapie zusätzlich vermindert.

Fruchtbarkeit bei Frauen mit CED

Patientinnen mit Colitis ulcerosa unterscheiden sich bezüglich ihrer Fruchtbarkeit
in der Regel nicht von gesunden Frauen. Eine Ausnahme stellt jedoch eine vorübergehend verminderte Fruchtbarkeit nach größeren Operationen dar, z. B. nach einer
ausgedehnten oder sogar totalen Entfernung des Dickdarms (Kolektomie). Insbesondere die Schaffung eines Dünndarmreservoirs und Wiederanschluss des Dünndarms an den Enddarm (sog. ileoanale Pouch-Anlage) ist mit einer anhaltenden
Verminderung der Fruchtbarkeit verbunden; so wird im ersten Jahr nach einer solchen Operation nur bei 18 % der operierten Frauen mit Kinderwunsch und sexueller
Aktivität eine Schwangerschaft beobachtet. Während man früher vermutet hatte,
dass dies nur eine vorübergehende Erscheinung sei, konnte vor einigen Jahren gezeigt werden, dass auch nach 2 und 5 Jahren nur 27 bzw. 36 % der Frauen mit Kinderwunsch schwanger wurden. Hierbei handelt es sich jedoch nicht um eine generelle Unfruchtbarkeit, da durch künstliche Befruchtung auch bei diesen Frauen in
der Regel ein normaler Schwangerschaftsverlauf ermöglicht werden konnte. Daher
sollte nach ileoanaler Pouch-Operation bei unerfülltem Kinderwunsch frühzeitig
an die Möglichkeit einer künstlichen Befruchtung gedacht werden.

Bei *Patientinnen mit Morbus Crohn* ist die Datenlage nicht ganz so eindeutig. Es scheint, dass die Fruchtbarkeit in einer Ruhephase der Erkrankung nicht beeinträchtigt ist, während im akuten Schub oder auch nach größeren Operationen eine vorübergehende Verminderung der Fruchtbarkeit beobachtet werden kann. Dies äußert sich dann gelegentlich auch in einem Ausbleiben der Regelblutung, einem Symptom, das gehäuft bei zusätzlichem größerem Gewichtsverlust im Rahmen der Erkrankung beobachtet wird. Eine Verringerung der Fruchtbarkeit in Phasen stark erhöhter entzündlicher Aktivität erscheint aus biologischer Sicht durchaus sinnvoll, um einen möglichst positiven Verlauf einer eingetretenen Schwangerschaft zu ermöglichen und eine nicht wünschenswerte zusätzliche Belastung für die erkrankte Patientin zu verhindern. Nach Ausheilung der Operationsfolgen und Stabilisierung der Erkrankungsaktivität scheint die weibliche Fruchtbarkeit nicht wesentlich beeinträchtigt zu sein, auch wenn einzelne Untersuchungen doch von einer geringgradig verminderten Fruchtbarkeit bei operierten Patientinnen ausgehen.

Die Fruchtbarkeit von Frauen und Männern mit CED ist bis auf wenige Ausnahmen (s. Text) nicht beeinträchtigt.

Es muss zusätzlich betont werden, dass eine ausbleibende Schwangerschaft nicht immer auf eine bestehende chronisch entzündliche Darmerkrankung zurückgeführt werden kann, da auch bei völlig gesunden Frauen nur in etwa 80 bis 90 % eine erfolgreiche Schwangerschaft zu beobachten ist.

Zeugungsfähigkeit bei Männern mit CED

Die Zeugungsfähigkeit von Männern mit chronisch entzündlichen Darmerkrankungen ist im Allgemeinen nicht beeinträchtigt. Abszesse und Fisteln im Becken- und Analbereich können jedoch zu Erektionsstörungen und Störungen des Samenergusses (Ejakulationsstörungen) führen. Dies kann gelegentlich auch nach ausgedehnten Operationen beobachtet werden; insbesondere nach ileoanalen Pouch-Operationen werden derartige Störungen gelegentlich gesehen, sind aber insgesamt sehr selten.

Eine besondere Situation besteht hinsichtlich der Therapie der chronisch entzündlichen Darmerkrankungen mit *Salazosulfapyridin-* bzw. *Sulfasalazin-Präparaten*. Diese Medikamente können bei Männern zu einer vorübergehenden Unfruchtbarkeit führen, die sich etwa zwei Monate nach Absetzen des Medikaments oder Wechsel auf reine Mesalazin- bzw. 5-Aminosalicylsäure-(5-ASA-)Präparate zurückbildet. Die Ursache für diese vorübergehende Zeugungsunfähigkeit besteht in einer verminderten Spermienzahl, einer Verminderung der Samenflüssigkeit sowie einer veränderten Struktur und Beweglichkeit der männlichen Samenzellen. Diese Veränderungen werden bei etwa 80 % der mit dieser Medikamentengruppe behandelten Männer beobachtet.

Schwangerschaft

Einfluss der Erkrankung auf den Schwangerschaftsverlauf und die Gesundheit des Kindes

Generell kann davon ausgegangen werden, dass ein unkomplizierter Schwangerschaftsverlauf bei Frauen mit Morbus Crohn oder Colitis ulcerosa in etwa 85 % der Fälle zu beobachten ist (Tab. 1). Fehlbildungen werden sowohl bei Morbus-Crohn- als auch bei Colitis-ulcerosa-Patientinnen nur in etwa 1 % beobachtet. Auch für Fehlgeburten besteht allgemein kein erhöhtes Risiko. Die Häufigkeiten entsprechen den Zahlen, die man bei völlig gesunden Frauen beobachten kann. Es muss betont werden, dass eine Schwangerschaft auch bei völlig gesunden Frauen nicht in 100 % normal verläuft, sondern auch hier in etwa 15 % Schwangerschaftsprobleme und kindliche Komplikationen auftreten können.

Der Verlauf einer Schwangerschaft ist bei Zeugung in einer Ruhephase bzw. in einer Phase mit geringer entzündlicher Aktivität nicht beeinträchtigt. Daher sollte eine Schwangerschaft möglichst in einer Ruhephase geplant werden.

Obwohl eine Schwangerschaft bei chronisch entzündlichen Darmerkrankungen allgemein einen vergleichbar günstigen Verlauf wie bei gesunden Frauen nimmt, zeigen verschiedene Untersuchungen, dass eine *höhere entzündliche Aktivität zum Zeitpunkt der Zeugung* sowohl bei Morbus-Crohn- als auch bei Colitis-ulcerosa-Patientinnen den Schwangerschaftsverlauf ungünstig beeinflussen kann und zu einer deutlichen Zunahme von Fehlgeburten, Frühgeburten sowie anderen Schwangerschaftskomplikationen führt (s. Tab. 1).

Da bei einer *Empfängnis in einer Remissionsphase* bzw. in einer Phase *niedriger Erkrankungsaktivität* eine Schwangerschaft in der Regel ungestört verläuft und kein erhöhtes Risiko für Komplikationen aufweist, sollten Schwangerschaften möglichst in diese Zeiträume hinein geplant werden. Hierbei ist jedoch zu bedenken, ob diese Ruhephase der Erkrankung eventuell durch Arzneimittel bedingt ist, die eine Schwangerschaft ungünstig beeinflussen können (s. S. 165 ff.). In diesem

Tab. 1: Schwangerschaftsverlauf bei gesunden Frauen und bei Patientinnen mit chronisch entzündlichen Darmerkrankungen in Abhängigkeit von der Erkrankungsaktivität (mittlere Prozentzahlen aus europäischen und amerikanischen Untersuchungen).

	Normal [%]	Fehlbildungen [%]	Frühgeburten [%]	Fehlgeburten [%]
Allgemeinbevölkerung	83	2	6	9
Morbus Crohn in Remission	82	1	7	10
Morbus Crohn im Schub	54	1	25	20
Colitis ulcerosa in Remission	84	1	6	9
Colitis ulcerosa im Schub	65	2	12	21

Fall sollte bei einem Schwangerschaftswunsch ein vertrauensvolles Gespräch mit den behandelnden Ärzten gesucht werden.

Einfluss von Darmoperationen auf den Schwangerschaftsverlauf

In früheren Jahren erfolgte Operationen scheinen insgesamt keinen negativen Einfluss auf den Verlauf einer Schwangerschaft zu haben. Komplikationslose Schwangerschaften sind auch nach ausgedehnten Darmoperationen wie beispielsweise einer Kolektomie oder der Anlage eines Ileostomas möglich. Wichtig ist hierbei, dass ein ausreichender Zeitraum zwischen den Operationen und dem Zeitpunkt der Befruchtung (Konzeption) besteht, sodass die Wundheilungsvorgänge abgeschlossen sind und keine wesentliche entzündliche Erkrankungsaktivität besteht. Nach einer Kolektomie sollte in der Regel vor einer geplanten Schwangerschaft ein Jahr abgewartet werden. Gelegentlich können im Rahmen der Schwangerschaft Komplikationen im Bereich eines Ileostomas (Vorfall, Verschluss) auftreten. Möglicherweise nimmt nach totalen Kolektomien und Ileostoma-Anlagen die Zahl der Frühgeburten leicht zu.

In Einzelfällen kann auch bei bereits bestehender Schwangerschaft eine operative Intervention notwendig werden. Dies kann in seltenen Fällen zu Frühgeburten oder auch zu ungewollten Schwangerschaftsabbrüchen führen, tritt aber eher selten auf. Andererseits sind selbst nach ausgedehnten Operationen (z. B. nach totaler Kolektomie bei medikamentös nicht behandelbarer Colitis ulcerosa) komplikationslose Schwangerschaftsverläufe bekannt.

Beeinflussung des Krankheitsverlaufes durch die Schwangerschaft

In der überwiegenden Zahl der Fälle hat eine Schwangerschaft keinen Einfluss auf die Aktivität und die Remissionserhaltung einer chronisch entzündlichen Darm-

Tab. 2: Einfluss einer Schwangerschaft auf die Entzündungsaktivität bei Morbus Crohn bei Zeugung in einer Remissionsphase.

●	Erhaltung der Remission:	~ 85 %
●	Eintreten eines Schubes:	~ 15 %
	– im 1. Drittel:	~ 13 %
	– im 2. Drittel:	< 1 %
	– im 3. Drittel:	< 1 %
	– im Wochenbett:	~ 2 %

Tab. 3: Einfluss einer Schwangerschaft auf die Entzündungsaktivität des Morbus Crohn bei Zeugung während einer akuten Entzündungsphase.

- Erreichen einer Remission: 15 %
- Verbesserung: 20 %
- Gleichbleibende Erkrankungsaktivität: 30 %
- Verschlechterung: 25 %
- Verschlechterung im Wochenbett: 10 %

Tritt eine Schwangerschaft in einer Ruhephase ein, wird nur selten ein schwerwiegender Schub der chronisch entzündlichen Darmerkrankung beobachtet.

erkrankung, obwohl in einzelnen Fällen eine deutliche Verbesserung oder auch Verschlechterung des Erkrankungsverlaufes der chronisch entzündlichen Darmerkrankung beobachtet werden kann (Tab. 2 u. 3).

Erfolgt die Zeugung in einer Remissionsphase, erleiden nur ungefähr 15 % der *Patientinnen mit einem Morbus Crohn* einen akuten Schub der Erkrankung während der Schwangerschaft. Dies entspricht in etwa dem normalen Verlauf des Morbus Crohn. Besteht bei Morbus-Crohn-Patientinnen bereits zu Beginn der Schwangerschaft eine erhöhte entzündliche Aktivität, so bleibt diese in etwa der Hälfte der Fälle auch während der Schwangerschaft bestehen (s. Tab. 3). Schübe treten gehäuft im ersten Drittel der Schwangerschaft und im Wochenbett auf.

Auch bei *Patientinnen mit Colitis ulcerosa* wird die Erkrankungsaktivität nicht wesentlich durch eine Schwangerschaft beeinflusst. Etwa ein Drittel der Patientinnen, bei denen die Empfängnis in einer Remissionsphase erfolgte, erleidet einen akuten Schub der Erkrankung (Tab. 4). Dies entspricht dem normalen Verlauf der Colitis ulcerosa ohne begleitende Schwangerschaft. Schübe treten gehäuft in den ersten sechs Monaten der Schwangerschaft und auch im Wochenbett auf. Tritt eine Schwangerschaft in einer aktiven Krankheitsphase ein, so bleibt wie beim Morbus Crohn die Erkrankungsaktivität in der Regel erhalten (Tab. 5).

Durch eine medikamentöse Therapie kann der Verlauf der CED auch während einer Schwangerschaft in der Regel günstig beeinflusst werden, sodass eine Remis-

Tab. 4: Einfluss einer Schwangerschaft auf die Entzündungsaktivität einer Colitis ulcerosa bei Zeugung in einer Remissionsphase.

- Erhaltung der Remission: ~ 70 %
- Eintreten eines Schubes: ~ 30 %
  - im 1. Drittel: ~ 20 %
  - im 2. Drittel: ~ 7 %
  - im 3. Drittel: < 1 %
  - im Wochenbett: ~ 3 %

Tab. 5: Einfluss einer Schwangerschaft auf die Entzündungsaktivität einer Colitis ulcerosa bei Zeugung während einer akuten Entzündungsphase.

- Erreichen einer Remission: 19 %
- Verbesserung: 18 %
- Gleichbleibende Erkrankungsaktivität: 32 %
- Verschlechterung: 31 %

sion oder geringere Entzündungsaktivität erreicht und auch im weiteren Verlauf der Schwangerschaft erhalten werden kann. Wenn der Verlauf einer CED durch eine Verschlechterung im Rahmen einer Schwangerschaft gekennzeichnet war, kann prinzipiell nicht davon ausgegangen werden, dass dieser Effekt in zukünftigen Schwangerschaften ebenfalls auftritt.

Sowohl eine Colitis ulcerosa als auch ein Morbus Crohn können sich *erstmals* während einer Schwangerschaft bemerkbar machen. In der Regel ist der Verlauf der chronisch entzündlichen Darmerkrankung dann nicht ungünstiger als bei Nichtschwangeren.

Medikamentöse Therapie chronisch entzündlicher Darmerkrankungen während der Schwangerschaft

Es erscheint nur allzu selbstverständlich, dass während und auch vor einer geplanten Schwangerschaft möglichst alle Medikamente vermieden werden sollten, um das ungeborene Kind vor unnötigen Gefahren zu schützen. Vorab soll darauf hingewiesen werden, dass auf den Beipackzetteln fast aller Medikamente von einer Einnahme in der Schwangerschaft abgeraten wird und dass eine Einnahme nur nach *strenger Indikationsstellung* erfolgen sollte. Dieser Hinweis begründet sich in erster Linie aus einem besonders hohen Sicherheitsbedürfnis. Auch wenn bei einem Medikament bislang keine unerwünschten Wirkungen für die Schwangere und ihr Kind gemeldet wurden, lässt sich ein derartiges Risiko, sei es auch noch so gering, naturgemäß nicht komplett ausschließen. Es ist daher sinnvoll, während der Schwangerschaft nur wirklich notwendige Medikamente einzunehmen. Dabei ist jedoch zu beachten, dass auch eine nicht oder nur unzureichend behandelte Erkrankung ein Risiko für die Schwangerschaft darstellen kann.

Die Einnahme der zur üblichen Therapie bei CED eingesetzten Cortison- und Mesalazin- bzw. 5-ASA-Präparate vor und während der Schwangerschaft in den gebräuchlichen Dosierungen stellt keine erhöhte Gefahr für das ungeborene Kind dar.

Cortisonpräparate (Kortikosteroide) und Aminosalizylate

Die Einnahme von *Cortisonpräparaten* (z. B. Prednison, Prednisolon, Methylprednisolon, Hydrocortison) und *Mesalazin- bzw. 5-Aminosalicylsäure-(5-ASA-)Präparaten* vor oder während einer Schwangerschaft in den zur Behandlung der chronisch entzündlichen Darmerkrankungen üblichen Dosierungen scheint nach dem heutigen Wissensstand keine erhöhte Gefahr für das ungeborene Kind darzustellen. Auch in den Beipackzetteln dieser Präparate wird jedoch, aus den oben genannten Gründen, auf eine strenge Indikationsstellung in den ersten drei Schwangerschaftsmonaten hingewiesen.

Bei sehr hohen Dosierungen von Cortisonpräparaten in der Endphase der Schwangerschaft kann es theoretisch zu einer verringerten Cortisonbildung in der Nebenniere des Neugeborenen kommen, die sich in erniedrigten Cortisonspiegeln nach der Geburt mit Teilnahmslosigkeit (Apathie) und mangelnder Aktivität äußert. Daher sollte in diesen Fällen eine engmaschige Kontrolle des Neugeborenen durch einen Kinderarzt erfolgen. Durch eine vorübergehende Cortisonersatztherapie beim Kind kann die Zeit überbrückt werden, bis die kindliche Nebenniere in der Lage ist, selbständig ausreichend Cortison zu produzieren.

Zur Therapie mit *Budesonid* können derzeit keine allgemeingültigen Empfehlungen gegeben werden, da die klinischen Erfahrungen begrenzt sind. Eigene, jedoch noch begrenzte Erfahrungen haben keine Hinweise für eine Gefährdung der Mutter oder des Kindes ergeben – eine ausführliche Beratung der Schwangeren sollte aber vor einer eventuellen Therapie mit Budesonid erfolgen.

Eine unzureichend kontrollierte CED ist für Kind und Mutter schädlicher als die medikamentöse Therapie!

Patientinnen, die zur Remissionserhaltung eine Therapie mit 5-ASA-Präparaten oder Cortisonpräparaten (Kortikosteroiden) benötigen, sollten diese Therapie auch nach Feststellung einer Schwangerschaft fortsetzen, da – wie bereits dargestellt – eine erhöhte entzündliche Aktivität der Darmerkrankung während der Schwangerschaft eine weitaus höhere Gefahr für den Feten darstellt. Tritt ein akuter Schub der chronisch entzündlichen Darmerkrankung auf, sollten diese Medikamente in ausreichender Dosierung verabreicht werden, um den akuten Schub möglichst rasch unter Kontrolle zu bringen. Eine unzureichend kontrollierte CED schadet sowohl dem Kind als auch der Mutter mehr als die medikamentöse Therapie.

Im Gegensatz zu Acetylsalicylsäure haben 5-ASA-freisetzende Medikamente in therapeutischen Dosierungen keinen Einfluss auf die Blutgerinnung beziehungsweise hemmen nicht die Aggregation von Blutplättchen (Thrombozyten), die das Stoppen von Blutungen bewirken. Eine Unterbrechung der 5-ASA-Therapie vor der Entbindung ist daher im Allgemeinen nicht erforderlich, zumal die Blutspiegel von 5-ASA sehr niedrig sind.

Auch die *väterliche medikamentöse Therapie* mit den üblichen reinen 5-ASA- oder Cortisonpräparaten hat nach den heutigen Erkenntnissen keine negativen Auswirkungen auf den Verlauf einer Schwangerschaft. Lediglich die oben beschriebene vorübergehend eingeschränkte Zeugungsfähigkeit unter der Einnahme von Salazosulfapyridin/Sulfasalazin sollte durch Umstellung auf ein reines 5-ASA- bzw. Mesalazin-Präparat bei bestehendem Kinderwunsch berücksichtigt werden.

Immunmodulatoren, Immunsuppressiva

Die immunmodulierenden Medikamente *Azathioprin* oder *6-Mercaptopurin* sollten nach Möglichkeit drei Monate vor einer geplanten Konzeption abgesetzt werden, da die Datenlage insgesamt noch zu unsicher ist. Sollte eine Schwangerschaft unter Azathioprin eintreten, besteht keine generelle Indikation für einen Schwangerschaftsabbruch, da zumindest für den Menschen keine gesicherte Zunahme von Fehlbildungen oder Totgeburten belegt ist. Neuere Daten, insbesondere aus der Transplantationsmedizin und der Rheumatologie, aber auch bei Patienten mit CED, legen nahe, dass auch unter Azathioprin oder 6-Mercaptopurin in der Regel eine komplikationslose Schwangerschaft möglich ist. Die Entscheidung, ob die Behandlung mit Azathioprin bei eingetretener Schwangerschaft beendet werden sollte oder ob eine Zeugung unter einer laufenden Azathioprintherapie möglich ist, bedarf einer ausführlichen Abwägung der Vor- und Nachteile sowie einer umfangreichen Aufklärung der Eltern. Diese Entscheidung verlangt ein hohes Maß an Verantwortung und sollte im gemeinsamen Gespräch zwischen Eltern, betreuenden Frauen- und Hausärzten sowie gastroenterologisch versierten Spezialisten erfolgen. Aufgrund zunehmender Erfahrungen mit der Anwendung von Azathioprin während der Schwangerschaft ist die Zurückhaltung bezüglich dieser Substanz vor und während einer geplanten Schwangerschaft zurückgegangen. Man geht heute davon aus, dass bei Patientinnen, bei denen die chronisch entzündliche Darmerkrankung nur durch Azathioprin kontrolliert werden kann, eine Fortsetzung dieser Therapie günstiger ist und somit eher eine unkomplizierte Schwangerschaft ermöglicht wird, als dies ohne Azathioprineinnahme der Fall wäre.

Gerade auch bei Schwangeren ist die Zusammenarbeit der behandelnden Ärzte sehr wichtig.

Unklar ist auch, wie mit der *väterlichen* Einnahme von Azathioprin oder 6-Mercaptopurin vor einer geplanten Schwangerschaft umgegangen werden soll. Während die meisten Ärzte und Wissenschaftler kein erhöhtes Risiko für Schwangerschaftskomplikationen fürchten, gibt es einzelne Fallberichte, die über eine erhöhte Zahl von Fehlgeburten und Fehlbildungen berichten, wenn in den letzten 3 Monaten vor der Zeugung dieses Medikament vom Mann eingenommen wurde. Im Zweifelsfall sollte daher vor einer geplanten Zeugung dieses Medikament vom männlichen Partner abgesetzt werden und die chronisch entzündliche Darmerkrankung ggf. mit Cortisonpräparaten kontrolliert werden. Dies ist dadurch begründet, dass Azathioprin evtl. zu Erbgutänderungen in den Samenzellen führen kann und das Heranreifen einer neuen Spermiengeneration etwa 90 Tage benötigt. Aufgrund der bisherigen Erkenntnisse aus der Transplantationsmedizin und der Rheumatologie besteht aber keine generelle Indikation für einen Schwangerschaftsabbruch. In speziellen Situationen kann unter Umständen auch eine Fortsetzung der Azathioprintherapie sinnvoll sein. Wir haben in unserer Praxis sowohl Männer als auch Frauen betreut, die Azathiopin oder 6-Mercaptopurin vor und während der Schwangerschaft eingenommen hatten, ohne dass eine wie auch immer geartete Beeinträchtigung des Schwangerschaftsverlaufs eingetreten wäre.

Methotrexat (MTX) sollte aufgrund eines stark erhöhten Risikos von Fehlgeburten und Fehlbildungen nicht während einer Schwangerschaft eingenommen werden.

Die Anwendung immunmodulierender Medikamente wie *Methotrexat* (MTX), *Ciclosporin*, *Tacrolimus* und *Mycophenolatmofetil* muss im Einzelfall streng geprüft werden. Generell sollten diese Medikamente nicht in der Schwangerschaft eingesetzt werden, da ein negativer Einfluss auf den Verlauf einer Schwangerschaft aufgrund tierexperimenteller Daten möglich scheint. Dies gilt insbesondere für Methotrexat, das in höheren Dosierungen mitunter zur Durchführung von Schwangerschaftsabbrüchen eingesetzt wird. Hinsichtlich der Anwendung von Ciclosporin und Tacrolimus sind zahlreiche normal verlaufende Schwangerschaften sowohl bei chronisch entzündlichen Darmerkrankungen, aber insbesondere auch bei Patienten mit Organtransplantation, beschrieben worden. Somit besteht aufgrund des aktuellen wissenschaftlichen Kenntnisstandes keine allgemeine Indikation für einen Schwangerschaftsabbruch, falls es zu einer ungeplanten Schwangerschaft unter einer Therapie mit Ciclosporin oder Tacrolimus kommt.

Zum Einsatz von *Infliximab* während einer Schwangerschaft ist die Datenlage derzeit noch begrenzt, sodass eine Einnahme in der Schwangerschaft nicht generell empfohlen werden kann und nach einer Behandlung in der Regel dreimonatige antikonzeptive Maßnahmen empfohlen werden. Auch unter einer Infliximab-Behandlung sind bereits zahlreiche gesunde Kinder geboren worden, sodass aus derzeitiger Sicht keine sichere Indikation für einen Schwangerschaftsabbruch existiert. Kürzlich wurden verschiedene Berichte veröffentlicht, wo trotz einer geplanten Schwangerschaft eine Therapie mit Infliximab weiter fortgesetzt wurde. Hierbei waren keine negativen Einflüsse zu beobachten, sodass vermutlich auch unter Infliximab nicht von einer negativen Beeinflussung des Schwangerschaftsverlaufs auszugehen ist.

Antibiotika

Die Anwendung der Antibiotika *Metronidazol* oder *Ciprofloxacin* in der Schwangerschaft bedarf einer strengen Indikation und ist als langfristige Therapie in der Regel kontraindiziert. Da es sich hierbei um Reservemedikamente handelt, die im Vergleich zur Standardtherapie mit Steroiden oder 5-ASA-Präparaten in der Regel eine geringere Wirksamkeit aufweisen, sollte zunächst eine Therapie mit den Standardsubstanzen erwogen werden.

Diagnostische Untersuchungen während der Schwangerschaft

Ultraschalluntersuchungen des Bauches und des Darms können ohne Gefährdung durchgeführt werden und wichtige Hinweise über Aktivität und Ausbreitung der chronisch entzündlichen Darmerkrankung liefern.

Bei entsprechend erfahrenen Untersuchern besteht auch für eine *Magenspiegelung* oder eine *Darmspiegelung* (Rektoskopie, Sigmoidoskopie und sogar Ileokoloskopie) kein erhöhtes Risiko. Diese invasiven Untersuchungen sollten aber nur durchgeführt werden, wenn sie zur Festlegung des Behandlungskonzeptes absolut notwendig sind.

Kernspintomographien, die vermutlich ebenfalls unschädlich sind, können im Einzelfall gelegentlich nützlich sein.

Diagnostische *Röntgenuntersuchungen* sollten, wenn möglich, erst nach der Entbindung durchgeführt werden und Notfallsituationen vorbehalten bleiben.

Geburt

Besonderheiten bei CED-Patientinnen

Im Allgemeinen wird auch bei chronisch entzündlichen Darmerkrankungen eine vaginale Geburt bevorzugt. Auch bei einem künstlichen Darmausgang ist in der Regel eine vaginale Entbindung möglich; gelegentlich kann es aber durch den erhöhten Druck im Rahmen der Presswehen zu einem Vorfall des Darmausgangs kommen. Daher bevorzugen manche Gynäkologen die Entbindung durch einen Kaiserschnitt. Bei einem ausgeprägten Fistelleiden im Perianalbereich und im Becken wird häufiger die Entbindung mittels Kaiserschnitt bevorzugt. Dies sollte jedoch in enger Abstimmung zwischen der Schwangeren und dem betreuenden Gynäkologen erfolgen. Inwieweit ein Dammschnitt ein höheres Risiko für die Entwicklung eines perianalen Fistelleidens darstellt, ist umstritten. Die meisten zu diesem Thema publizierten Berichte sehen kein signifikant erhöhtes Risiko für eine gehäufte Entwicklung von perianalen Fisteln nach einem Dammschnitt.

In der Regel ist eine natürliche Geburt und das Stillen des Kindes möglich.

Stillen

Während der Einnahme von *Cortisonpräparaten* (z. B. Prednison, Prednisolon, Methylprednisolon, Hydrocortison) und *5-ASA-Präparaten* kann gestillt werden, da nur vernachlässigbare Mengen über die Muttermilch in den kindlichen Organismus gelangen und keine negativen Auswirkungen für den Säugling bekannt sind. Cortisonpräparate sollten, wie auch bei Nichtschwangeren, entsprechend des klinischen Verlaufes so schnell wie möglich reduziert werden. Da Cortison über die Muttermilch in den kindlichen Organismus gelangen kann, ist grundsätzlich auch eine Unterdrückung der Cortisonbildung in der kindlichen Nebenniere denkbar, sodass auch in diesem Fall eine engmaschige Kontrolle durch einen Kinderarzt erfolgen sollte. Generell ist jedoch nicht mit dauerhaften Schädigungen des kindlichen

Organismus zu rechnen; nach Beendigung der Cortisontherapie kommt es zu einer Normalisierung der Nebennierenfunktion mit ausreichender eigener Cortisonbildung des Kindes.

Zur Anwendung von *Budesonid* in der Stillzeit können derzeit noch keine allgemeingültigen Empfehlungen gegeben werden, da die diesbezüglichen Erfahrungen begrenzt sind. Theoretisch sind aufgrund des raschen Abbaus von Budesonid in der mütterlichen Leber nur geringe Blutspiegel bei der Mutter und auch eine geringe Übertragung mit der Muttermilch auf den Säugling zu erwarten. Eigene Erfahrungen mit Budesonid während der Stillzeit sind durchaus positiv, Nebenwirkungen beim Säugling wurden von uns bisher nicht beobachtet. Die Verwendung von Budesonid-Sprays zur Asthmatherapie während einer Schwangerschaft scheint ebenfalls nicht mit einer Zunahme von kindlichen Fehlbildungen vergesellschaftet zu sein. Aufgrund der geringen Erfahrungen sollte der Einsatz von Budesonid in der Schwangerschaft und Stillzeit jedoch nur nach ausführlicher Beratung der Schwangeren erfolgen.

Patientinnen, die mit immunmodulierenden Substanzen wie Azathioprin, 6-Mercaptopurin, Methotrexat, Ciclosporin, Tacrolimus oder Infliximab behandelt werden müssen, sollten nicht stillen.

Ist eine Einnahme von *immunmodulierenden Substanzen* wie Azathioprin, 6-Mercaptopurin, Methotrexat, Ciclosporin, Tacrolimus oder Infliximab erforderlich, sollte das Neugeborene nicht gestillt werden, da die Spätfolgen und die möglichen negativen Einflüsse für das Neugeborene nicht sicher abgeschätzt werden können.

Vererbung

Das Risiko für Kinder von CED-Patienten, ebenfalls an Morbus Crohn oder Colitis ulcerosa zu erkranken, ist relativ gering. Es handelt sich bei den chronisch entzündlichen Darmerkrankungen nicht um Erbkrankheiten im engeren Sinne. Vererbt wird aber die *genetische Veranlagung*, unter bestimmten Umständen diese Erkrankungen zu entwickeln. Gelegentlich wird eine familiäre Häufung von chronisch entzündlichen Darmerkrankungen beobachtet. Das individuelle Risiko, an einer CED zu erkranken, wenn andere Familienmitglieder betroffen sind, kann nicht genau vorhergesagt, sondern nur aufgrund empirischer Untersuchungen abgeschätzt werden. Demnach schwankt das relative Risiko zwischen 0 und 36 %, je nach Verwandtschaftsgrad zu einem bereits Erkrankten (Tab. 6).

Das Vererbungsrisiko von chronisch entzündlichen Darmerkrankungen ist relativ gering.

Trotz dieses insgesamt erhöhten Risikos raten wir nicht zur Kinderlosigkeit, da frühzeitig diagnostizierte chronisch entzündliche Darmerkrankungen durch die verbesserten medizinischen Möglichkeiten heute im Allgemeinen relativ gut behandelbar sind und sich die Lebenserwartung von CED-Patienten nicht signifikant von der Lebenserwartung Gesunder unterscheidet.

Tab. 6: Geschätztes relatives Risiko, an einer chronisch entzündlichen Darmerkrankung zu erkranken.

- Risiko für die Kinder bei *einem* erkrankten Elternteil: 1–7 %
- Risiko für die Kinder bei *zwei* erkrankten Elternteilen: 4–10 (–36) %
- Risiko für weitere Geschwister bei einem erkrankten Kind: 2–6 %
- Risiko für die Eltern bei einem erkrankten Kind: 1–5 %

Orale Antikonzeptiva (Antibabypille)

In der Vergangenheit wurde von verschiedenen Untersuchern gezeigt, dass Frauen, die die Antibabypille einnehmen, etwas häufiger an einem Morbus Crohn erkranken und etwas häufiger akute Schübe des Morbus Crohn erleiden. Diese Ergebnisse konnten jedoch von anderen Untersuchern nicht bestätigt werden. Ungünstige Effekte der Antibabypille bei Frauen mit Colitis ulcerosa sind nicht bekannt. Grundsätzlich kann aus unserer eigenen Praxis festgehalten werden, dass das Risiko einer Verschlechterung bzw. Auslösung eines akuten Schubes einer CED durch die Antibabypille eher als gering einzuschätzen ist, sodass aus unserer Sicht im Allgemeinen keine Vorbehalte gegen die Einnahme der Antibabypille bei CED-Patientinnen bestehen.

Es muss aber darauf hingewiesen werden, dass die Sicherheit der Antibabypille aufgrund einer gestörten Aufnahme im Darm bei ausgeprägten Durchfällen im Einzelfall vermindert sein kann. Eine Verringerung des Konzeptionsschutzes (Empfängnisverhütung) ist insbesondere bei Antibabypillen mit geringerem Hormonanteil (Mikropille) zu befürchten.

Sexualität und Partnerschaft

Im Gegensatz zu den oben dargestellten Problemen der *Schwangerschaft* bei chronisch entzündlichen Darmerkrankungen existieren nur wenige wissenschaftliche Informationen hinsichtlich des *Sexualverhaltens* und der *Partnerschaft* bei Menschen mit chronisch entzündlichen Darmerkrankungen. Dies liegt nicht zuletzt daran, dass es sich hierbei auch in der heutigen Zeit häufig noch um ein Tabuthema handelt, das aufgrund von Unwissenheit, Scham und Ängsten nur unzureichend diskutiert wird. Eine Thematisierung von sexuellen Themen und Partnerschaftsproblemen findet häufig weder in der Partnerbeziehung noch in der Arzt-Patienten-Beziehung statt. Aufgrund der wenigen zur Verfügung stehenden

Tab. 7: Häufige Gründe für sexuelle Inaktivität bei Patienten mit chronisch entzündlichen Darmerkrankungen.

Bauchschmerzen:	24 %
Durchfall:	20 %
Unfähigkeit, den Stuhl zu halten:	14 %
Schmerzen beim Geschlechtsverkehr:	15 % (bei Gesunden: 7 %)

Daten scheint jedoch eine *sexuelle Inaktivität* bei CED-Patienten häufiger als bei Gesunden zu bestehen (24 % sexuelle Inaktivität bei CED versus 4 % in der Normalbevölkerung). In Tabelle 7 sind die am häufigsten genannten Gründe für sexuelle Inaktivität zusammengefasst.

Aus medizinischer Sicht sind unterschiedliche Gründe für Partnerschafts- und Sexualkonflikte bei Patienten mit chronisch entzündlichen Darmerkrankungen erkennbar. Dazu zählen Probleme, die unmittelbar durch die Erkrankung verursacht werden können, z. B. Bauchschmerzen oder Durchfälle. Zusätzlich bestehen häufig Probleme mit der Selbstwahrnehmung, die z. B. durch Nebenwirkungen der medikamentösen Therapie (Veränderungen durch Cortisontherapie, künstlicher Darmausgang, Narben nach Operationen) verursacht werden können. Dies führt dann häufig zu Problemen bei der Partner*findung* und Partner*bindung*.

Probleme beim Geschlechtsverkehr können sowohl direkt durch die Erkrankung, aber auch durch die Angst, den Partner zu schockieren, oder die Angst vor möglichen Schmerzen bedingt sein.

Allgemeine Verhaltensregeln bei Sexual- und Partnerschaftsproblemen existieren natürlich nicht. Wichtig erscheint jedoch eine Thematisierung der Problematik – sowohl mit dem Partner, aber auch innerhalb der Arzt-Patienten-Beziehung –, um auf die bestehenden Probleme hinzuweisen und Hilfestellungen in deren Bewältigung und Aufarbeitung zu erfahren.

Morbus Crohn

Definition

Der Morbus Crohn ist eine chronisch entzündliche Darmerkrankung (CED), die prinzipiell den gesamten Magen-Darm-Trakt vom Mund bis zum After betreffen kann, jedoch typischerweise

- segmental (abschnittsweise) auftritt (gesunde Abschnitte wechseln mit erkrankten),
- nicht nur die Schleimhaut, sondern die ganze Darmwand erfasst,
- durch zahlreiche extraintestinale (d. h. außerhalb des Verdauungstrakts auftretende) Komplikationen gekennzeichnet ist und
- deren Ursachen bis heute nicht endgültig geklärt sind.

Das Krankheitsbild im Kindesalter unterscheidet sich vor allem dadurch vom Verlauf im Erwachsenenalter, dass die chronische Entzündung zu erheblichen *Verzögerungen im Wachstum und in der Pubertätsreife* führen kann.

Häufigkeit

Die CED nehmen auch bei Kindern jeden Alters an Häufigkeit zu.

In den letzten Jahren hat der Morbus Crohn sowohl bei Erwachsenen als auch bei Kindern zugenommen.

Eine Inzidenz (Zahl der Neuerkrankungen) von 9,8 pro 100 000 Morbus-Crohn-Fällen in Schottland und 1,5 pro 100 000 in Florenz weisen auf ein erhebliches Nord-Süd-Gefälle hin; der Süden scheint jedoch mittlerweile aufzuholen. In den 90er Jahren wurde über eine gestiegene Inzidenz und einen Beginn in jüngerem Alter in Nordost-Schottland berichtet (Kyle,

1992). Für die Altersgruppe 10 bis 19 Jahre wurde eine Zunahme von 2,91 pro 100 000 und Jahr (1955 bis 1969) auf 5,61 für den Zeitraum 1955 bis 1988 angegeben. In Dänemark wurde ein jährliche Inzidenz von 0,2 pro 100 000 für Kinder unter 15 Jahren festgestellt.

Der Morbus Crohn ist auch bei jungen Kindern nicht mehr so selten wie früher: Aus einem USA-Register von 1370 Kindern mit CED waren 6 % jünger als 3 Jahre, 15 % jünger als 6 Jahre, 47 % zwischen 6 und 12 Jahre und 36 % zwischen 13 und 17 Jahre alt. In der Altersgruppe unter 6 Jahren machte der Morbus Crohn ein Drittel der Fälle aus, bei den älteren Kindern und Jugendlichen jedoch fast zwei Drittel der Fälle. Etwa 25 % aller neuen Morbus-Crohn-Erkrankungen betreffen Menschen unter 20 Jahren.

Ursachen

Genetische Faktoren

Genetische Faktoren spielen eine Rolle.

Der Morbus Crohn kommt bei der weißen Rasse häufiger vor als bei Farbigen. In jüngsten Bevölkerungsstudien ist eine Zunahme bei Frauen und jüngeren Patienten, d. h. auch bei Kindern und Jugendlichen zu verzeichnen. Eine familiäre Häufung von Morbus-Crohn-Fällen ist bekannt. Etwa 21 % der Betroffenen mit chronisch entzündlichen Darmerkrankungen und Diagnose im Kindesalter haben eine positive Familienvorgeschichte, bei 17 von 20 untersuchten eineiigen Zwillingspaaren waren jeweils beide Zwillinge an Morbus Crohn erkrankt. In einer Studie mit 838 pädiatrischen Patienten mit chronisch entzündlichen Darmerkrankungen wurde bei 16 % der Verwandten ersten Grades ebenfalls eine CED diagnostiziert. Die Zusammenhänge von bestimmten Gewebeeigenschaften, so genannten HLA-Mustern, und dem Auftreten von Morbus Crohn sind nicht eindeutig, interessant ist jedoch das häufige Vorkommen von Dünn- und Dickdarmentzündungen (Ileitis und Colitis) ohne Symptome bei Rheumapatienten, die das HLA-B27-Antigen aufweisen. Eine Autorengruppe aus Pittsburgh, USA, berichtete 1992 über eine positive Assoziation des HLA-Klasse-II-Antigens DQ 5 und Morbus Crohn mit Beginn im Kindesalter. Mit einigen Erbkrankheiten sind die chronisch entzündlichen Darmerkrankungen häufiger assoziiert: Ullrich-Turner-Syndrom, Glykogenose Ib, Mukoviszidose, Zöliakie, IgA-Mangel und andere Immundefekte. Empfänglichkeitsregionen auf den Chromosomen 5, 6, 12 und 16 machen eine Vielzahl von genetischen Faktoren wahrscheinlich. Eine bestimmte Mutation (CARD 15) ist mit dem Morbus Crohn im Ileum assoziiert.

In den 90er Jahren wurde die Hypothese entwickelt, dass Gene, die für das Auftreten chronisch entzündlicher Darmerkrankungen prädisponieren, einen selektiven Vorteil der Darmschleimhautabwehrlage in einer „schmutzigen Welt" darstellten. Verbesserte hygienische Bedingungen machten diesen selektiven Vorteil zunichte. Eine spätere Keimexposition könnte sogar in einer Überstimulation oder ausbleibende Keimkontakte in einer Fehlregulation des intestinalen Immunsystems resultieren.

Die „attraktivste" Hypothese für die Entstehung der CED ist derzeit eine *Störung der Immuntoleranz*, z. B. gegenüber der eigenen Darmflora, auf genetischer Basis. Die initialen Auslöser sind nicht bekannt. Die schubweise ablaufende Entzündung ist durch ein Ungleichgewicht zwischen proentzündlichen (Interleukin-1, -6, Tumornekrosefaktor alpha) und kontraentzündlichen Mediatoren gekennzeichnet. Eine Beeinflussung dieses Netzwerks von Entzündungsbotenstoffen eröffnet für die Zukunft neue Therapieansätze.

Attraktivste Hypothese für die Entstehung der CED: Störung der Immuntoleranz gegenüber der eigenen Darmflora.

Umwelt- und andere Faktoren

Die oben beschriebene Hypothese über den Selektionsvorteil bestimmter Gene unter schlechten *hygienischen Bedingungen* bekam durch den Bericht einer britischen Autorengruppe Unterstützung. Darin wurde festgestellt, dass Morbus Crohn in einer Patientengruppe, die in der Kindheit Heißwasser und ein eigenes Badezimmer zur Verfügung hatte, häufiger auftrat als bei anderen ohne derartige hygienische Verhältnisse.

Ferner scheint *Rauchen* ein Risikofaktor sowohl für die Entwicklung als auch für den Verlauf eines Morbus Crohn zu sein, wie aus Skandinavien berichtet wird. Starke Raucher mit Morbus Crohn hatten ein höheres Operationsrisiko und einen komplizierteren Verlauf mit Fisteln und Abszessen als nichtrauchende Morbus-Crohn-Patienten. Antiraucherkampagnen bei Morbus-Crohn-Patienten scheinen notwendig zu sein.

Raucher mit Morbus Crohn haben schlechtere klinische Verläufe.

Bei weiblichen Patienten scheint der Gebrauch von *Ovulationshemmern* das Risiko für Morbus Crohn 1,5fach und zusätzliches Rauchen 2,6fach zu erhöhen. Derartige Effekte wurden bei Colitis ulcerosa nicht beobachtet. Wahrscheinlich ist jedoch der Risikofaktor Nicotin höher zu bewerten als der Gebrauch von Ovulationshemmern.

Ein erhöhter Verzehr von *feinraffiniertem Zucker* bei Patienten mit Morbus Crohn ist bekannt. Ferner ergeben sich Hinweise für ein erhöhtes Morbus-Crohn-Risiko bei *häufigem Konsum von „Fast Food"* (relatives Risiko: 3,4). Derartige, epidemiologische Daten sind wichtig für eine fundierte Ernährungsberatung von Morbus-Crohn-Patienten gerade im Kindes- und Jugendalter. Allerdings sind die Erkenntnisse zur Bedeutung von Diätfaktoren nicht gesichert.

Diätfaktoren sind nicht gesichert.

Stressfaktoren wie Schule, familiäre oder partnerschaftliche Probleme könnten im Kindes- und Jugendalter von ausschlaggebender Bedeutung für ein Wiederaufflackern einer chronisch entzündlichen Darmerkrankung sein. Entsprechende Hinweise aus Erwachsenenstudien liegen vor.

Als weitere Faktoren, die für die Auslösung eines Morbus Crohn in Frage kommen, werden Störungen der Darmwandbarriere, *Durchblutungsstörungen* und entzündliche Mechanismen, ausgelöst durch noch unbekannte Antigene, diskutiert.

Diese Mechanismen sollen hier nicht weiter erörtert werden. Spezifische weiße Blutkörperchen, so genannte *T-Zellen*, die auch bei Kindern mit Morbus Crohn in Gewebsproben charakterisiert werden konnten, haben für die Entzündungsvorgänge im Darm bei Morbus Crohn eine besondere Bedeutung. Neu entwickelte Medikamente, die spezifisch gegen diese T-Zellen gerichtet sind, eröffnen daher moderne Behandlungsmöglichkeiten.

Symptome

Klassische Symptomtrias bei Morbus Crohn:
– chronische Durchfälle
– Bauchschmerzen
– Gewichtsabnahme

Der Morbus Crohn kann sich wie ein „Chamäleon" verhalten. Entweder manifestiert er sich mit typischer gastrointestinaler Symptomatik (chronische Durchfälle, Bauchschmerzen und Gewichtsabnahme) oder er zeigt sich maskiert mit Symptomen wie Wachstumsstillstand, unklaren Fieberschüben, unspezifischen Gelenkbeschwerden oder zum Beispiel knotigen bläulichen schmerzhaften Hautveränderungen bevorzugt an den Unterschenkeln, einem sogenannten Erythema nodosum. Letztere sind Symptome, die zunächst gar nicht an eine Erkrankung des Magen-Darm-Trakts denken lassen, sodass die Diagnose eines Morbus Crohn häufig verschleiert wird und immer noch lange Intervalle (im Schnitt 13 Monate) zwischen Erstsymptomen und definierter Diagnose entstehen. In einer kooperativen Crohn-Studie deutschsprachiger Kinderkliniken sank dieses Intervall von fast drei Jahren 1977 auf zwei Jahre 1983. Die häufigsten Symptome bei Morbus Crohn aus der genannten Multicenterstudie (n=528) sind in Tabelle 1 aufgeführt. Fast identische Zahlen wurden im Jahre 2000 aus der Kinderklinik Toronto, Kanada, anhand von 386 Kindern und Jugendlichen aus dem Intervall 1990 bis 1999 berichtet.

Maskierte Symptomatik bei Morbus Crohn:
– Wachstumsstillstand
– verzögerte Pubertät
– unklares Fieber
– Gelenkbeschwerden

Die klinische Symptomatik des Morbus Crohn bei Kindern und Jugendlichen hängt in einem gewissen Ausmaß von der Lokalisation und dem Schweregrad der Entzündung ab. *Durchfälle* und *krampfartige Bauchschmerzen* weisen besonders auf einen Dickdarmbefall (Colitis) hin, wenn Blut im Stuhl auftritt. Bei der Crohn-

Tab. 1: Symptome bis zur Diagnose eines Morbus Crohn (n = 528).

Symptome	Häufigkeit
Bauchschmerzen	84 %
Gewichtsstillstand/-verlust	80 %
Durchfälle	79 %
Aktivitätsverlust	65 %
Anorexie (Appetitlosigkeit)	57 %
Rezidivierende Fieberschübe	44 %
Wachstumsstillstand	35 %
Erbrechen	25 %

Colitis finden sich sehr häufig Veränderungen am After wie Marisken, Fissuren, Abszesse und Fisteln. *Fisteln* und andere anale Läsionen können unter Umständen einzige Hinweise auf einen Morbus Crohn sein. Erstbehandelnde Chirurgen sollten Kinder und Jugendliche mit diesen Symptomen immer an den pädiatrischen Gastroenterologen weiterleiten, um nach einem zugrunde liegenden Morbus Crohn zu fahnden. Fisteln können sich vom Darm auch zu anderen Organen wie Harnblase, Scheide oder Haut entwickeln oder zum Beispiel vom Dickdarm zu Dünndarmschlingen entstehen. Dadurch kann es unter Ausschaltung der normalen Magen-Darm-Passage zu Kurzschlussverbindungen im Darm kommen, sodass eine große Darmoberfläche nicht mehr zur Aufnahme von Nährstoffen zur Verfügung steht und eine ausgeprägte Gewichtsabnahme sowie Wachstumsstillstand die Folge sein können. Ausschließlicher Dickdarmbefall ist im Kindesalter eher selten (3 % in einer kanadischen Untersuchung). Am häufigsten ist der Enddünndarm (terminales Ileum) und der Anfang des Dickdarms (Zökum) betroffen (Abb. 1). Bei einem Befall dieses Bereichs (Ileocolitis) können neben Durchfällen starke Gewichtsabnahme, ausgeprägte *Blässe* durch Mangel an den Blut bildenden Vitaminen Folsäure, Vitamin B_{12} sowie Eisen und Bauchschmerzen im Vordergrund stehen. Fast immer ist dann eine *schmerzhafte walzenförmige Darmverdickung* im rechten Unterbauch zu tasten. Nicht selten führen diese Beschwerden zunächst unter dem Verdacht einer akuten Blinddarmentzündung zu einer Operation (Appendektomie), wobei dann die Diagnose Morbus Crohn gestellt wird.

Das längste Intervall von den ersten Symptomen bis zur Diagnose eines Morbus Crohn ist für den im Kindesalter nicht so häufigen (10 %), aber unter Umständen

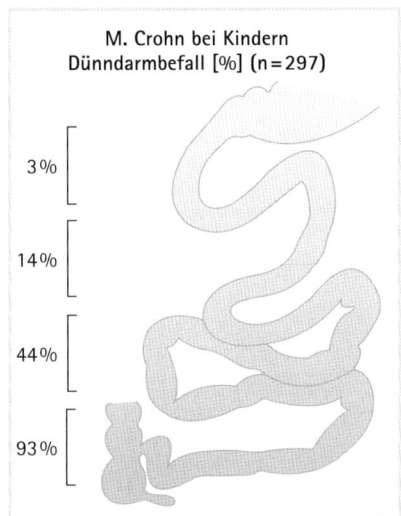

M. Crohn bei Kindern
Dünndarmbefall [%] (n = 297)

3 %

14 %

44 %

93 %

Abb. 1: Radiologische Veränderungen im Dünndarm bei 297 Patienten aus der Multicenterstudiengruppe Morbus Crohn bei Kindern (1985).

ausgedehnten Dünndarm-Crohn beschrieben (durchschnittlich 31 Monate). *Übelkeit*, *Völlegefühl*, *frühes Erbrechen* und *Appetitlosigkeit* mit Gewichtsabnahme ohne Durchfälle können so im Vordergrund stehen, dass unter dem Verdacht einer nervösen Magersucht (Anorexia nervosa) über Jahre eine psychiatrische Behandlung erfolgt, bevor die Diagnose eines Morbus Crohn gestellt wird.

Sind *Minderwuchs* und *verzögerte Pubertät* ohne Durchfälle führende Symptome, so kann auch einmal fälschlicherweise der Hormonspezialist (Endokrinologe) zuerst zu Rate gezogen werden.

Neben Minderwuchs, verzögerter Pubertät und Gewichtsverlust gibt es weitere, nicht direkt auf den Gastrointestinaltrakt weisende, so genannte *extraintestinale Symptome* wie Knochenschmerzen infolge Osteoporose, Gelenkbeteiligungen, Augenentzündungen, Nieren- und Gallensteine. Die springende Arthritis der großen Gelenke kann so im Vordergrund stehen, dass sich zunächst eine rheumatologische Erkrankung als Verdachtsdiagnose aufdrängt.

Eine *Blutarmut* kann bei Morbus Crohn so schwerwiegend sein, dass zuerst an eine primäre Erkrankung des Knochenmarks gedacht wird.

Die Diagnose eines Morbus Crohn wird aus einem Puzzle verschiedener Befunde zusammengesetzt.

In der Praxis sind die aufgeführten klinischen Symptome bei einem individuellen Patienten nicht mit Sicherheit einem bestimmten anatomischen Befallsmuster zuzuordnen, sondern überlappen stark. Daher müssen für die Diagnose Morbus Crohn Symptome, klinische Untersuchungsbefunde, Laborbefunde, Ultraschall- und Röntgenuntersuchungen, Darmspiegelung (Endoskopie) und feingewebliche Befunde (Histologie) von Gewebsproben wie in einem Puzzle zusammengesetzt werden.

Klinische Untersuchungsbefunde

Körpergewicht und -länge müssen bei jeder Untersuchung bestimmt und in Normwertkurven (Perzentilen) eingetragen werden.

Die Patienten müssen – wie immer in der Kinderheilkunde – körperlich komplett untersucht werden. Sie werden unbekleidet (Unterwäsche) gewogen und gemessen. Die Ergebnisse sollten in Normwertkurven (Perzentilen) eingetragen werden. Liegen Daten des Kinderarztes aus der früheren Zeit vor, kann man einen Verlauf erstellen, einen eventuellen Entwicklungsknick feststellen und für das Wachstum eine *Wachstumsgeschwindigkeitskurve* erstellen (Abb. 2). So sind oft Rückschlüsse auf den eigentlichen Beginn der Erkrankung möglich. Zur Beurteilung des Ernährungszustands werden Hautfalten an verschiedenen Stellen gemessen und mit den Perzentilenwerten verglichen. Wichtig ist die Dokumentation des Pubertätsstadiums und bei weiblichen Jugendlichen die Frage nach der Monatsblutung.

Bei einer genauen Inspektion (äußere Untersuchung) des Patienten mit Morbus Crohn fallen gelegentlich eine *Lippenentzündung* (Cheilitis) und *Faulecken in den Mundwinkeln* (Perlèche) (Abb. 3) oder *Aphthen* im Mund auf (Abb. 4). *Uhrglasnägel* oder Wasseransammlungen im Gewebe (Ödeme) sind eher selten. Fast immer sind die Kinder auffallend blass und müde. Bei 7 % der Kinder findet sich das be-

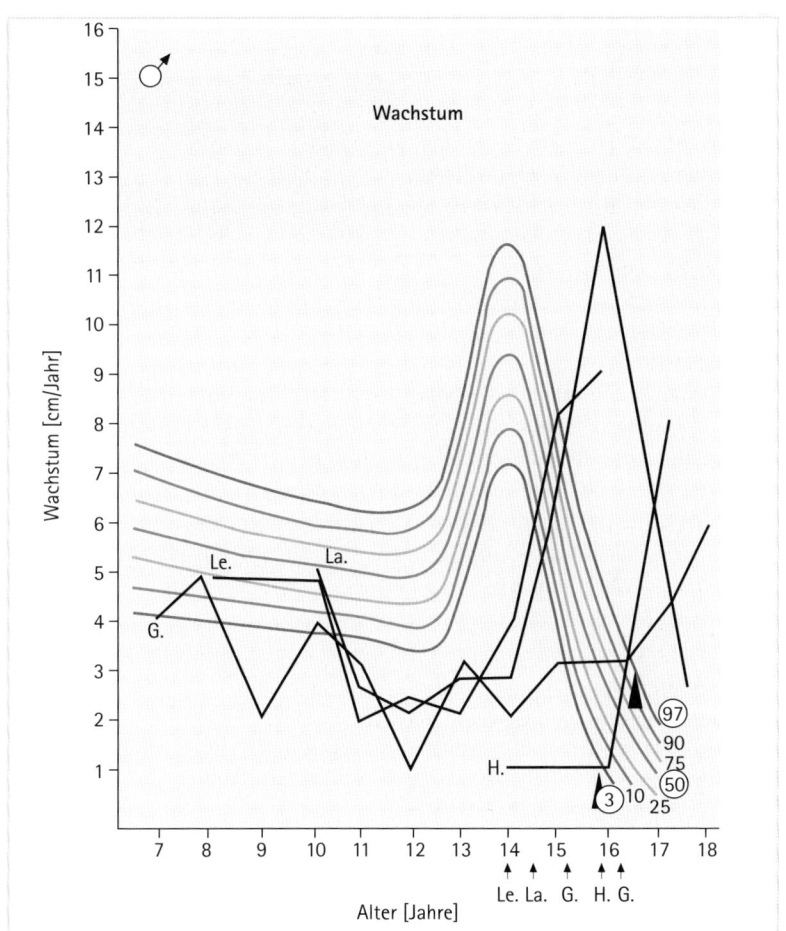

Abb. 2: Wachstumsgeschwindigkeitskurven bei vier männlichen Patienten mit Morbus Crohn und Minderwuchs vor und nach totaler parenteraler Ernährung (↑) bzw. Operation (Δ).

reits genannte *Erythema nodosum*. Veränderungen am After bemerkt der aufmerksame Arzt bei etwa 40 % der Kinder und Jugendlichen.

Beim Abtasten des Bauches mit den Händen (Palpation) können bei 10 bis 35 % der Kinder mit Morbus Crohn *druckschmerzhafte Darmwalzen* (bevorzugt im rechten, aber häufig auch im linken Unterbauch) festgestellt werden. Liegt eine stärker ausgeprägte Verengung eines Darmabschnitts vor, so berichten die Patienten oft über ein Gefühl, der Stuhl könne nicht weiter. Dann lassen sich meist *„korbhenkelartige" Darmsteifungen* tasten. Ganz akut kann es dabei auch zu dem schweren

Pupertätsstadium bestimmen!

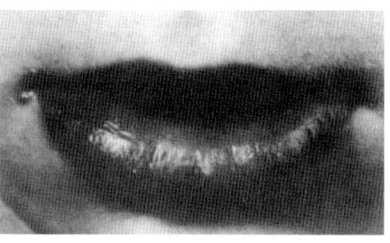

Abb. 3: Cheilitis und Faulecken
(Perlèche) in den Mundwinkeln bei einem
11-jährigen Jungen mit Morbus Crohn.

Krankheitsbild eines Darmdurchbruchs kommen, wobei Stuhl in die freie Bauch-höhle gelangt.

Bei begleitenden Lebererkrankungen kann die Leber vergrößert sein. Aus klinischen Symptomen, Befunden und bestimmten Laborparametern werden auch im Kindesalter so genannte Indizes zur objektiven Beurteilung der aktuellen *Krankheitsaktivität* erstellt. Viele verwenden den aus dem Erwachsenenalter bekannten Best-Index, in den USA wurde zusätzlich ein pädiatrischer Index eingeführt. Von einer deutsch-schweizerischen Arbeitsgruppe wurde in den 90er Jahren ein pädiatrischer Morbus-Crohn-Aktivitätsindex entwickelt, bestehend aus zwei klinischen (Appetit und Zahl der Stühle pro Woche) und vier laborchemischen Parametern.

Laborbefunde

Bei einer Morbus-Crohn-Erkrankung finden sich in der Regel erhöhte Entzündungsparameter im Blut (Blutsenkung, C-reaktives Protein, α_2-Globulin, Orosomukoid, erhöhte Zahl weißer Blutkörperchen [Leukozyten] mit vermehrten Stabkernigen und erhöhte Zahl von Thrombozyten [Blutplättchen]). Diese Werte sind wichtig für die Abschätzung der Krankheitsaktivität und die Steuerung der medikamentösen Therapie. Die Blutsenkung kann allerdings trotz aktiver Krankheit normal sein. Das C-reaktive Protein (CRP) ist ein guter prognostischer Parameter, wenn ein Rückfall (Rezidiv) bei asymptomatischen oder geringgradig kranken Kindern bevorsteht. Das Gesamteiweiß und das Albumin sind als Ausdruck der Unterernährung und bei Eiweißverlusten über den Darm meist erniedrigt. Weiterhin las-

Mikrobiologische
Stuhluntersuchungen
auf Durchfallerreger
sind wichtig.

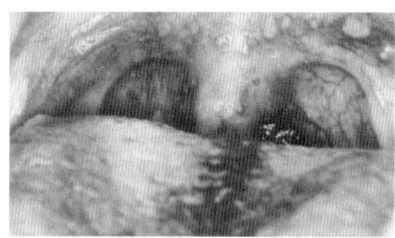

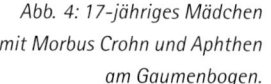

Abb. 4: 17-jähriges Mädchen
mit Morbus Crohn und Aphthen
am Gaumenbogen.

sen sich Mangelzustände an Calcium, Magnesium, Eisen, Zink, Folsäure, Vitamin B_{12} und verschiedenen Vitaminen feststellen. Beteiligungen anderer Organe wie Leber, Pankreas oder Nieren sind zu berücksichtigen. Immer muss das Vorliegen einer Tuberkulose ausgeschlossen werden (Tuberkulosehauttest). Im Kindesalter sind Infektionen des Magen-Darm-Trakts besonders häufig. Daher müssen mikrobiologische Stuhluntersuchungen auf verbreitete Durchfallerreger wie Salmonellen, Yersinien, Campylobacter etc. sowie seltenere Erreger wie Clostridien oder Shigellen und Parasiten wie zum Beispiel Lamblien und Amöben veranlasst werden. Wird eine derartige Infektion diagnostiziert, schließt dies zwar nicht eine zugrunde liegende Morbus-Crohn-Erkrankung aus, oft müssen jedoch diese Infektionen zuerst behandelt werden. Sind gastrointestinale Infektionen ausgeschlossen, können positive Entzündungsparameter im Stuhl (Laktoferrin, Calprotectin) für die Indikation einer endoskopischen Untersuchung hilfreich sein.

Ultraschall

Durch seine geringe Belastung und Schmerzfreiheit ist der hochauflösende Ultraschall in der Kinderheilkunde eine besonders geeignete Suchmethode (Screening) bei einem so häufigen Problem wie Bauchschmerzen. Der erfahrene Untersucher vermag beim Vorliegen eines Morbus Crohn besonders im Unterbauch die *verdickten Darmwände* darzustellen, sodass bei Verdacht auf Morbus Crohn der Ultraschall heutzutage die erste apparative Untersuchungsmethode darstellt. Ferner können mit dieser Technik auch Komplikationen wie innere Fisteln und Abszesse oder Gallen- und Nierensteine entdeckt werden.

Der Ultraschall des Darmes in der Hand des Erfahrenen und mit neuester Technik: geeignete, nichtinvasive Suchmethode!

Neueste Techniken der Ultraschalluntersuchung mit *Dopplergefäßdarstellung* ermöglichen eine Erfassung der lokalen Durchblutung des Darmes (= starke Entzündung) (vgl. hierzu Kap. 7, „Ultraschalldiagnostik bei chronisch entzündlichen Darmerkrankungen", Abb. 2). Weniger stark durchblutete, aber verdickte Darmwände sind eher Ausdruck einer starken Vernarbung, was unter Umständen operiert werden muss. Dem Ultraschall kommt somit ein wichtiger Stellenwert während des jahrelangen Krankheitsverlaufs zu.

Röntgen

Bei allen Patienten mit Morbus Crohn wird eine Röntgenuntersuchung der Hand vorgenommen, um eine Aussage über den Mineralsalzgehalt des Knochens, die Knochendichte und das *Knochenalter* zu bekommen. Letzteres ist besonders bei kleinwüchsigen Patienten wichtig. Wenn das Knochenalter hinter dem biologischen Alter (Geburtstag) um Jahre nachhinkt, hat der Betreffende bei richtigem Management eine gute Wachstumsprognose und wird entsprechend um Jahre länger wachsen.

Röntgenuntersuchung der Hand zur Bestimmung des Knochenalters.

Die beste Methode zur Früherfassung einer Knochendemineralisation ist die radiologische *Knochendichtemessung* eines Lendenwirbelkörpers im *Computertomogramm (CT)*. Im Kindesalter genügt eine Schicht.

Bei Verdacht auf Morbus Crohn ist eine radiologische Darstellung des oberen Gastrointestinaltrakts, insbesondere des *Dünndarms* im gesamten Verlauf einschließlich des terminalen Ileums, unbedingt erforderlich. Die besten Ergebnisse lassen sich erzielen, wenn das Kontrastmittel mit Wasser verdünnt wird. Beispielhaft seien hier die radiologischen Ergebnisse der bereits erwähnten Multicenterstudie (Abb. 1 u. 5) genannt: Bei 450 Röntgenuntersuchungen aus verschiedenen Kinderkliniken wurden die Hauptveränderungen im Ileozökalbereich (Übergang Dünn- zu Dickdarm) erfasst. An radiologischen Kriterien wurden Verdickungen der Darmwand (distanzierte Darmschlingen), so genanntes Pflastersteinrelief, Fisteln, Verengungen (Stenosen) und der segmentale Befall wie bei erwachsenen Patienten auch gewertet.

Röntgenuntersuchungen des *Dickdarms* (Kolon-Kontrasteinlauf) werden auch in der Kinderheilkunde durch die zunehmende Verbreitung der endoskopischen Untersuchungstechniken seltener durchgeführt. Damit können Röntgenstrahlen eingespart werden. Hauptindikationen sind endoskopisch nicht passierbare Stenosen und die Suche nach Fisteln. Bei der Interpretation der Röntgenbilder muss allerdings berücksichtigt werden, dass radiologische Frühzeichen oft erst nach mehrjährigem Krankheitsverlauf zu identifizieren sind. Frühveränderungen lassen sich am besten mit der Endoskopie erfassen (s. unten).

Bei der Darstellung des Dünndarms verdrängt die Kernspintomographie zunehmend die Röntgenuntersuchung mit Kontrastmittel.

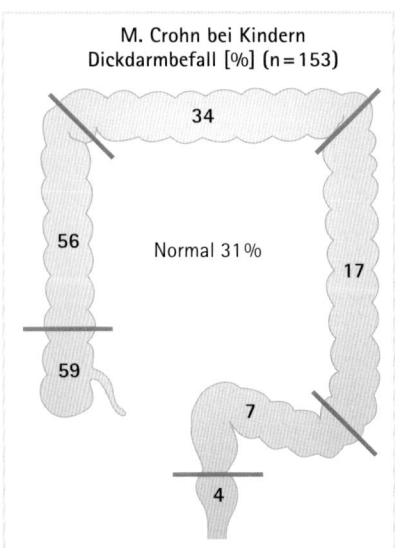

Abb. 5: Radiologische Veränderungen im Dickdarm bei 153 Patienten aus der Multicenterstudiengruppe Morbus Crohn bei Kindern (1985).

Möglicherweise können auch die Röntgenstrahlen der radiologischen Dünndarmuntersuchung in Zukunft noch eingespart werden, und zwar durch die neuere Technik der *Kernspintomographie* (= Magnetfelduntersuchung ohne Röntgenstrahlenbelastung). Insbesondere eine Weichteilentzündung des den Darm umgebenden Gewebes (Mesenterium) kann so am besten dokumentiert werden, was für die Therapie ganz entscheidend ist.

Endoskopie

Die Endoskopie (Spiegelung) ist die entscheidende Untersuchungsmethode, um die Diagnose eines Morbus Crohn makroskopisch und durch Gewebsproben auch feingeweblich (mikroskopisch) zu sichern. Videoendoskope sind heute Standard. Die Veränderungen bei Morbus Crohn sind wie im Erwachsenenalter Aphthen, länglich gestellte Ulzera (Geschwüre) im Wechsel mit völlig gesunden Abschnitten. Die für Morbus Crohn typischen Veränderungen unter dem Mikroskop, die so genannten epitheloidzelligen Granulome, kommen bei Kindern zwar häufiger vor als bei Erwachsenen, sind jedoch nicht essenziell für die Diagnose. Wir entnehmen zahlreiche Gewebsproben aus allen Abschnitten des Kolons und auch aus dem terminalen Ileum.

In der Reihenfolge der diagnostischen Abklärung bei chronisch entzündlichen Darmerkrankungen steht die *Koloskopie* (Darmspiegelung) direkt nach dem Ultraschall noch vor der Röntgen-Magendarmpassage. Sie wird nach gründlichen Abführmaßnahmen (Polyethylenglykol am Vortag) am nüchternen Patienten in der Regel in tiefer Sedierung oder intravenöser Kurznarkose unter Monitorüberwachung (EKG-Monitor, Pulsoxymeter) durchgeführt. An unserer Klinik werden Wirkstoffe wie Etomidat, Midazolam, Pethidin und Propofol sicher und effektiv eingesetzt. Die Schmerzreaktion ist zur Steuerung für den Untersucher erhalten, um die Perforationsgefahr beim Vorwärtsspiegeln zu minimieren. Die Patienten können sich an die Untersuchung nicht erinnern (retrograde Amnesie) und sind nach Ende der Koloskopie nach kurzer Zeit voll orientiert und ansprechbar.

Die Videokoloskopie ist die diagnostisch entscheidende Untersuchungsmethode: immer mit Biopsieentnahme!

Eine Endoskopie des oberen Gastrointestinaltrakts *(Ösophagogastroduodenoskopie)* wird an vielen Zentren bei Verdacht auf Morbus Crohn routinemäßig als Initialdiagnostik durchgeführt, an anderen Kliniken nur bei klinischen Hinweisen auf eine Beteiligung des oberen Magen-Darm-Trakts. In jüngster Zeit wurden mehrere Untersuchungen des oberen Gastrointestinaltrakts im Rahmen der Erstabklärung von chronisch entzündlichen Darmerkrankungen bei Kindern und Jugendlichen vorgelegt. Bei einer signifikanten Anzahl von Patienten konnten erst durch Analyse der Gewebsproben aus dem oberen Gastrointestinaltrakt vorher nicht klassifizierbare Veränderungen des Kolons endgültig dem Morbus Crohn zugeordnet werden. An Wirkstoffen werden Atropin, Etomidat und Midazolam eingesetzt.

Konservative Behandlung

Die konservative Behandlung stützt sich auf zwei Säulen:
- die *medikamentöse Entzündungshemmung* und
- die *adäquate Ernährung* zur Wiederherstellung und/oder Erhaltung eines optimalen Ernährungszustands und Wachstums einschließlich des Ausgleichs von Mangelzuständen an Vitaminen und Spurenelementen.

Medikamentöse Therapie

Da kontrollierte Therapiestudien im Kindesalter nicht vorliegen, ist die Behandlungsstrategie des Morbus Crohn von den großen Erwachsenenstudien abgeleitet. Es werden die gleichen Medikamente verwendet. Die Krankheitsverläufe sind sehr unterschiedlich, sodass individualisierte Behandlungsregimes angewendet werden müssen. Im Folgenden sollen nur die Grundzüge der Therapie skizziert werden.

Prednison

Steroide bei hochaktivem Morbus Crohn an erster Stelle zur Akutbehandlung, nicht zur Dauertherapie.

Glukokortikoide sind bei aktivem Morbus Crohn Medikamente erster Wahl, insbesondere bei der im Kindesalter häufigen Dünndarmbeteiligung. Zur Einleitung einer Remission sind initial meist Dosen von 1 bis 2 mg pro kg Körpergewicht pro Tag (mg/kg KG/Tag) erforderlich, wobei Maximaldosen von 60 mg pro Tag nicht überschritten werden sollten. In der Regel können bei klinischer Besserung die Dosen von drei auf zwei Tagesdosen oder auf eine morgendliche Dosis reduziert und die Gesamtsteroidmenge in wöchentlichen Intervallen um 5 bis 10 mg vermindert werden. Ziel ist meist eine Tagesdosis von 10 bis 15 mg/Tag bzw. 0,1 bis 0,25 mg/kg KG/Tag, unter Umständen auch jeden zweiten Tag. Prinzip sollte sein, initial genügend Steroide einzusetzen, um eine Remission zu erreichen, und möglichst wenig bis überhaupt keine Steroide als Dauertherapie beizubehalten, um die Krankheitsaktivität zu kontrollieren und ein normales Wachstum zu ermöglichen.

Hauptnebenwirkungen sind Gewichtszunahme (dicke Wangen), Steroidakne, Striae (Dehnungsstreifen) an der Haut, Unterdrückung der Nebennierenfunktion, Bluthochdruck, Osteoporose (Knochenschwund), Minderwuchs, Diabetes, Infektionen, vermehrte Körperbehaarung und psychische Veränderungen (Euphorie oder Depression). Bei der Betrachtung der Nebenwirkungen insgesamt erscheint es besonders wichtig, auf regelmäßige und sorgfältige augenärztliche Kontrollen zu achten, einschließlich einer Augendruckmessung. 22 % einer Patientengruppe mit Morbus Crohn entwickelten unter Cortison erhöhte Augendruckwerte. Die Mehrzahl davon reagierte mit einem Druckabfall, wenn Prednison auf unter 10 mg pro Tag reduziert wurde. Drei Kinder wiesen in dieser Untersuchung noch unter 5 mg Prednison erhöhte Werte auf.

Die Mehrzahl der eigenen Patienten wurde mit einer Kombination von Steroiden und Sulfasalazin oder Mesalazin behandelt. Manchmal findet sich ein Schwellenwert von 5 bis 10 mg pro Tag, unter den die Prednisondosis nicht reduziert werden kann. Steroide liegen neben Tablettenform auch als Einläufe, Zäpfchen und Rektalschaum vor. Diese sind jedoch maximal bis zur linken Flexur, Sigma bzw. Rektum wirksam. Zumindest die Einläufe haben ebenfalls das Risiko systemischer Nebenwirkungen durch Resorption über die Schleimhaut und werden nicht immer gut von den Kindern akzeptiert.

Budesonid

Budesonid ist ein verändertes Steroid mit hoher Affinität (Bindungstendenz) zum Glukokortikoidrezeptor und hoher antientzündlicher Aktivität, aber geringer Verfügbarkeit im Körper durch schnelle Verstoffwechselung in der Leber. Oral eingenommen wirkt es nur im terminalen Ileum und aufsteigenden Kolon, als Einlauf bis maximal zur linken Flexur. Verglichen mit dem herkömmlichen Prednison erhoffte man sich von Budesonid eine gleiche Wirkung bei deutlich weniger Nebenwirkungen. Eine Analyse von sechs Studien mit mehreren hundert erwachsenen Morbus-Crohn-Patienten erbrachte im Jahr 2000 die enttäuschenden Ergebnisse einer schlechteren Effektivität bei immerhin weniger Nebenwirkungen im Vergleich zu Prednison. Die Ergebnisse einer multizentrischen europäischen Studie zum Vergleich von Budenosid und Prednison bei Kindern und Jugendlichen mit Morbus Crohn bestätigten die Ergebnisse bei Erwachsenen.

Budesonid hat einen Platz beim Ileozökal-Crohn mit mäßiger Aktivität.

Sulfasalazin/Mesalazin

Sulfasalazin wird im Dickdarm durch Bakterien in die lokal wirksame 5-Aminosalicylsäure (5-ASA) gespalten und ist daher nur bei Befall des Kolons und angrenzenden Ileums indiziert (Dosis 50 bis 75 mg/kg KG/Tag, maximal 4 bis 6 g pro Tag, langsam einschleichend). Es gibt aber auch Berichte über positive Effekte bei Dünndarmbefall, wenn höhere Dosen verabreicht werden.

Hauptnebenwirkungen sind Kopfschmerzen, Übelkeit, Erbrechen, Durchfälle, Neutropenie, reversible Oligospermie (Verminderung der Spermienzahl) und allergische Reaktionen. Bei Sulfasalazin-Allergie sind auch für das Kindesalter erfolgreiche *Desensibilisierungen* beschrieben. Durch anfänglich kleine Dosen mit langsamer Dosissteigerung ist eine Toleranzentwicklung gegenüber Sulfasalazin möglich. Dies erscheint besonders wichtig, wenn man dieses Präparat auch gegen die bei Morbus Crohn nicht so seltenen Arthralgien (Gelenkschmerzen) einsetzen möchte. Einem Folsäuremangel durch Sulfasalazin infolge kompetitiver Absorptionshemmung kann durch die tägliche Gabe von 1 mg Folsäure vorgebeugt werden. In den letzten Jahren sind reine 5-ASA-Präparate (Olsalazin, Mesalazin) entwickelt worden, die bei vergleichbarer Wirksamkeit insbesondere bei allergischen Reaktionen oder anderen Unverträglichkeiten auf Sulfasalazin eingesetzt werden können (Dosis 50 bis 60 % der Sulfasalazindosis, maximal 2 g pro Tag) und teilweise bereits im Dünndarm ihre Wirkung entfalten. Außer den genannten Grün-

Sulfasalazin zur Behandlung des akuten M. Crohn im Kolon besonders bei Gelenkschmerzen, Mesalazin bei akutem M. Crohn im Dünn- und Dickdarm.

den gibt es sonst nur die männliche Infertilität (Unfruchtbarkeit) als Indikation dafür, eine Sulfasalazinmedikation auf 5-ASA umzusetzen. Als weitere Nebenwirkungen müssen Pankreatitis (Bauchspeicheldrüsenentzündung) und seltener Nierenentzündung (regelmäßige Urinkontrollen!) erwähnt werden.

Indikation zum Erhalt der Remission umstritten!

Zumindest für das Erwachsenenalter sind Therapieerfolge bei aktiver Colitis und Ileocolitis Crohn mit Sulfasalazin, Olsalazin und Mesalazin beschrieben. Umstritten ist der Wert dieser Medikamente zur Erhaltung einer Remission. Ein gewisser Effekt ist nur zur postoperativen Remissionserhaltung bei Erwachsenen beschrieben. Eine Dauertherapie fällt daher auch aufgrund der damit verbundenen Kosten nicht leicht, ist aber in der Praxis etabliert, um für chronisch kranke Kinder jeden auch noch so kleinen Vorteil in der Wachstumsphase zu nutzen. Als Dauertherapie werden Dosen von 2 g Sulfasalazin oder 1 g Mesalazin empfohlen. Größere prospektive, kontrollierte Studien zur Definition des therapeutischen Werts von 5-ASA bei Kindern mit Morbus Crohn liegen bislang nicht vor. Die effektivste Dosis ist noch nicht festgelegt.

Azathioprin/6-Mercaptopurin

Der Einsatz von Azathioprin ist heute Standard beim chronisch aktiven Verlauf, um Steroide einzusparen.

Azathioprin wird zu *6-Mercaptopurin* verstoffwechselt und in die DNA bestimmter weißer Blutkörperchen (aktivierte Effektorlymphozyten) eingebaut, sodass deren Vermehrung verhindert wird. Ferner werden diesem Medikament antientzündliche Wirkungen durch direkten Angriff an Leukozytenmembranen zugeschrieben. Mit einer klinischen Wirkung ist jedoch verzögert erst nach zwei bis drei Monaten zu rechnen. In dieser Zeit dürfen daher zum Beispiel Steroide nicht zu früh reduziert oder abgesetzt werden, die in der Regel nach Einsetzen der Wirkung von Azathioprin eingespart werden können. Für das Erwachsenenalter liegen mehrere kontrollierte Studien vor, die eine signifikante Wirkung in der Behandlung aktiver Crohn-Fälle, bei Patienten mit nicht heilenden Fisteln und in der Erhaltung einer Remission nachweisen.

Hauptnebenwirkungen sind Blutarmut (Anämie), Leukopenie, Pankreatitis und ein sehr niedriges Risiko von Lymphomen (< 1 %). 1994 wurde ein Studie von 755 Patienten mit chronisch entzündlichen Darmerkrankungen vorgelegt, die langjährig mit Azathioprin behandelt worden waren. Dabei wurde im Vergleich zur Normalpopulation kein erhöhtes Krebsrisiko unter Azathioprin beobachtet. Einzelfälle schwerer Infektionen mit dem Epstein-Barr-Virus bei Morbus-Crohn-Patienten unter Azathioprin sind beschrieben.

Die Dosierung wird einschleichend unter anfänglich häufigen Blutbildkontrollen vorgenommen. Aus den USA wurde im Jahr 2000 eine prospektive Studie von 55 Kindern mit Morbus Crohn publiziert, bei denen 6-Mercaptopurin im Vergleich zu Placebo als Initialtherapie verglichen wurde. Beide Gruppen erhielten gleichzeitig Prednison, das nach einem festgelegten Schema reduziert wurde. Über eine Studiendauer von 18 Monaten blieben die Kinder in der Mercaptopurin-Gruppe signifikant länger in Remission und benötigten weniger und kürzer Prednison. Die Autoren schlagen 6-Mercaptopurin (bei uns Azathioprin) als Startmedikament bei schweren bzw. mittelschweren Fällen mit Morbus Crohn vor.

Ciclosporin

In der Behandlung eines aktiven Morbus Crohn bei Erwachsenen hat Ciclosporin nur einen untergeordneten Stellenwert. Es kann bei fistulierenden und fulminanten Verläufen allenfalls kurzfristig eingesetzt werden. Kontrollierte Studien zur Behandlung des Morbus Crohn für das Kindesalter liegen nicht vor.

Tacrolimus

Neuere Daten über den lokalen Einsatz von Tacrolimus (FK 506) bei Kindern mit Fisteln im Afterbereich (perianale Fisteln) belegen, dass Tacrolimus wie Ciclosporin wirkt, nur stärker. Kontrollierte Studien hierzu fehlen jedoch bislang.

Immunglobuline

Die Anwendung von Immunglobulinen bei therapierefraktären, d. h. auf andere medikamentöse Therapien nicht ansprechenden Fällen mit Morbus Crohn ist in Einzelfällen beschrieben, aber nicht als Standardtherapie gesichert.

Infliximab

Die chronische entzündliche Reaktion wird bei Morbus Crohn durch so genannte Botenstoffe vermittelt. Ein solcher Botenstoff ist Tumornekrosefaktor alpha (TNFα), gegen den biologisch hergestellte Antikörper (Infliximab) entwickelt wurden. Bei Einzelinfusion dieses TNFα-Antikörpers gelingt es, den Morbus Crohn für einige Wochen in Remission zu bekommen. Auch bei Kindern wurden erste Studien bei schweren therapierefraktären Verläufen durchgeführt. 90 % sprachen für einige Wochen an, bei wenigen gelang eine Remission bis zu einem Jahr. Langzeiterfahrungen fehlen noch, die Nebenwirkungen können erheblich sein (Allergien, Lymphome). Zurzeit ist deshalb diese Therapie schwerkranken Kindern vorbehalten, die anders nicht behandelbar sind.

Infusionen mit TNFα bei schwerkranken Kindern mit M. Crohn, die auf eine immunsuppressive Therapie (Azathioprin) nicht ansprechen und nicht operiert werden können.

Metronidazol

Bei Hinweisen auf eine bakterielle Dünndarmüberwucherung und ausgedehnten perianalen Befall mit Fisteln wird dieses Antibiotikum vielfach zusätzlich eingesetzt. Dosisempfehlungen liegen zwischen 10 und 20 mg/kg KG/Tag (maximal 800 mg/Tag) für maximal sechs Monate. Periphere Neuropathien (Nervenerkrankungen) stellen die Hauptnebenwirkungen dar. Eine Alternative ist Ciprofloxacin.

Bewegung tut gut – und ist wichtig zur Vorbeugung einer Osteoporose.

Andere Medikamente

Colestyramin hat seinen Platz zur Behandlung einer chologenen Diarrhöe (Durchfälle aufgrund von Gallensäureverlusten) nach Ileumresektion.

Eisen, Magnesium, Zink und Vitamine einschließlich Vitamin B_{12} müssen oft substituiert werden. Neben Sport und adäquater Ernährung ist die Substitution von Calcium und Vitamin D wichtig zur Vorbeugung einer Osteoporose.

Ernährung

Seit Mitte der siebziger Jahre sind die Ernährungsprobleme von Kindern mit Morbus Crohn in den Mittelpunkt gerückt. Chronische Malnutrition (Mangelernährung), hohe Verluste durch Durchfälle, erhöhter Nährstoffbedarf und spezifische Mangelzustände (Eisen, Folsäure, Vitamin B_{12}, Zink, Magnesium) gelten als Hauptursache für *Minderwuchs* und *verzögerte Pubertät*. Allerdings wurde aus Schweden eine Arbeit vorgelegt, die für eine Untergruppe von Patienten mit Beginn des Morbus Crohn im Kindesalter ein genetisch determiniertes geringeres Wachstum dokumentiert (Abb. 6). Die tägliche Kalorienzufuhr beträgt häufig nur 60 bis 80 % der notwendigen Menge. Viele Kinder und Jugendliche schränken reflektorisch bei Bauchschmerzen und Durchfällen ihre Nahrungszufuhr ein, um diese Symptome subjektiv zu mindern. Angesichts des in diesem Alter hohen Kalorienbedarfs ist eine Nahrungseinschränkung über lange Zeiträume für die körperliche Entwicklung fatal. Schon aus diesen Gründen ist vor einseitigen Diätvorschlägen (zuckerarm, milcharm, ballaststoffreich), die wissenschaftlich nicht unumstritten sind, im Kindes- und Jugendalter zu warnen. Eine normo- bis hyperkalorische Ernährungstherapie ist daher viel wichtiger als eine Elimination einzelner Nahrungsbestandteile.

Die chronische unbehandelte Entzündung M. Crohn ist die Hauptursache für Untergewicht und Wachstumsstörung.

Es gibt keine „Crohn"-Diat!

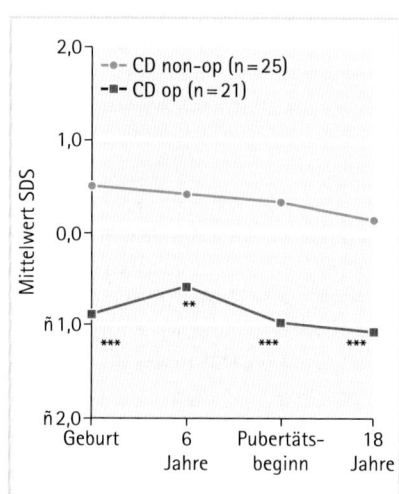

Abb. 6: Körperlängen von Morbus-Crohn-Patienten mit (= CD op) und ohne (= CD non-op) Operation zum Zeitpunkt der Geburt, im Alter von 6 Jahren, zum Zeitpunkt des Pubertätsbeginns und im Alter von 18 Jahren, dargestellt als durchschnittlicher „standard deviation score" (SDS). $SDS_{Länge} = (Länge_{ist} - Länge_{Mittelwert})/Standardabweichung_{Länge}$; bezogen auf gesunde gleichaltrige Kinder. Die Sterne bedeuten statistisch signifikante Unterschiede der operierten zu den nicht-operierten Patienten (nach Hildebrand et al., J. Pediatr. Gastroenterol. Nutr., 1994).

Generell sollte eine *ausgeglichene, normokalorische, vitaminreiche und eher ballaststoffreiche Wunschkost* angestrebt werden, insofern keine Darmstenosen dafür hinderlich sind. Das Essen sollte appetitlich angerichtet sein, mit Liebe zubereitet und mit genügend Zeit eingenommen werden: „Essen muß Spaß machen!" Diese positiven Ansätze müssen absolute Priorität vor den zahlreichen Nahrungsverboten haben.

Essen muss Spaß machen!

Untergewicht und *Minderwuchs* bedürfen jedoch einer *intensiven Ernährungstherapie.* Ziele einer adäquaten Ernährungstherapie sind metabolische Homöostase (Ausgleich spezifischer Mangelzustände, Ersatz laufender Verluste), positive Stickstoffbilanz und Aufholwachstum. Dazu sind Anhebungen der täglichen Kalorienzufuhr auf 140 bis 150 % des Tagesbedarfs erforderlich. Mit einer Normalkost sind diese Nahrungsmengen nicht zu bewältigen, insbesondere wenn Darmstrikturen vorliegen.

Eine intensive Ernährungstherpaie über Wochen und Monate ist bei Untergewicht und Minderwuchs erforderlich.

Voraussetzungen für eine erfolgreiche Behandlung des Minderwuchses sind offene Epiphysenfugen (Wachstumsfugen), hinter das biologische Alter retardiertes Knochenalter und fehlende Pubertätszeichen.

Zur *Behandlung des Minderwuchses über die Ernährung* wurden verschiedene Studien vorgelegt. Bereits 1981 konnte gezeigt werden, dass ein Minderwuchs bei Morbus Crohn durch orales Ernährungssupplement aufgeholt werden kann (Kirschner et al., 1981). In anderen Untersuchungen konnte durch nächtliches Supplement mit Elementardiät („Astronautenkost") jeden vierten Monat über den Zeitraum eines Jahres im Vergleich zu einer nicht supplementierten Kontrollgruppe ein signifikanter Wachstumsschub induziert werden (Belli et al., 1988). Der Aktivitätsgrad der Krankheit sank, sodass in dieser Gruppe sogar die Prednisondosis signifikant gesenkt werden konnte. Kurze Zeit später zeigte eine andere Arbeitsgruppe (Aiges et al., 1989), dass Wachstum nicht nur über die Elementardiät erreicht werden kann: Ein Jahr nächtliches Supplement einer kommerziellen Sondenkost induzierte einen signifikanten Gewichts- und Wachstumsschub im Vergleich zu einer Kontrollgruppe. Dies ist wichtig, da hochmolekulare (nährstoffdefinierte) Diäten wegen des besseren Geschmacks den niedermolekularen (chemisch definierten) Diäten vorgezogen werden (Chahda et al., 1986). Bei Dünndarmbefall ist die Anwendung der Elementardiät erfolgreicher als bei Crohn-Colitis (Papadopoulou et al., 1995). Sanderson und Mitarbeiter (1987) stellten bei Kindern mit Dünndarm-Crohn eine gleich hohe Effektivität der Elementardiät im Vergleich zur Prednisonmedikation fest. Ruuska et al. legten 1994 eine Studie vor, bei der Sondendiät mit intaktem Protein auch bei Crohn-Patienten mit Colonbeteiligung gleich effektiv wie Prednison war. Die Rezidivrate nach Absetzen der Therapie war sogar in der Prednison-Gruppe höher. In den großen Erwachsenenstudien war jedoch die medikamentöse Behandlung der reinen Ernährungstherapie stets überlegen.

Das Ernährungssupplement mit Elementardiät oder Sondenkost über Sonde oder oral, als nächtliche Dauerinfusion oder als Bolus, mit oder ohne zusätzliche orale

Eine enterale Ernährung ist kostengünstiger und risikoärmer als die parenterale Ernährung (s. auch Kap. 22, S. 241).

Normalkost ist eine kostengünstigere, risikoärmere und physiologischere Behandlungsmethode als die parenterale Ernährung (s. unten). Es liegen sogar gute Erfahrungen mit endoskopisch gelegten Gastrostomien (Magensonde durch die Bauchhaut) bei Morbus Crohn vor. Nächtliche enterale Nahrungssupplemente ohne Einschränkung der Normalkost tagsüber sind in der Lage, eine Remissionsphase erfolgreich zu verlängern. Nicht alle Kinder und Jugendlichen kommen für eine Sondenkost infrage. Ideale Kandidaten sind Patienten mit Minderwuchs und Unterernährung.

Anmerkung des Verfassers: Ich persönlich setze die Ernährungstherapie meist in Kombination mit einer antientzündlichen medikamentösen Behandlung ein, unter Umständen auch als Vorbereitung für eine Operation bei umschriebenem Befall.

Parenterale Ernährung
Bei unseren eigenen Patienten war die generelle Akzeptanz der Elementardiät trotz aller Bemühungen nicht immer befriedigend, wenn auch in einzelnen Fällen sehr erfolgreich (Abb. 7). Als etablierte Alternative in der Ernährungstherapie des Minderwuchses bei Morbus Crohn wurde daher bei einigen unserer Patienten eine totale parenterale Ernährung (TPE) durchgeführt (parenteral = Ernährung über die Blutbahn). Mit einer Ausnahme wiesen alle unsere Patienten neben einer Dünndarm- eine ausgeprägte Dickdarmbeteiligung auf. Der vorwiegende Kolon-Crohn ist bekanntermaßen einer enteralen Hyperalimentation („Überernährung") meistens weniger zugänglich. Bei allen Kindern und Jugendlichen konnte mittels der TPE über zwei bis drei Monate (1 Patient länger als 30 Monate) ein Aufholwachstum erreicht werden. Ein frühes Pubertätsstadium und ein großes Wachstumspotenzial (retadiertes Knochenalter) waren dafür von Vorteil. Zwei Patienten profitierten von einer zusätzlichen Darmresektion. Ein eindrucksvolles Beispiel stellt Patient G. (s. Abb. 2) dar, der trotz zweimaliger TPE und Operation nur ungenügend wuchs. Erst im biologischen Alter von 21 Jahren gelang es, durch über zweijährige additive nächtliche parenterale Ernährung zu Hause ein adäquates Wachstum zu erreichen.

Insgesamt ist die totale parenterale Ernährung (TPE) eine effektive Behandlungsform bei ausgeprägter Dystrophie (Ernährungsstörung) und Minderwuchs. Eine TPE vermag offensichtlich auch in fortgeschrittenem biologischem Alter (über 18 Jahre) noch einen Wachstumsschub zu induzieren, wenn sie konsequent über längere Zeiträume (Jahre) durchgeführt wird (s. Abb. 2 u. 7). *Nachteile* der TPE sind hohe Kosten, eine mögliche Atrophie (Schwund) des Gastrointestinaltrakts und unter Umständen schwerwiegende metabolische, mechanische und infektiöse Komplikationen. Diese invasive Therapieform bleibt sicher besonders ausgewählten Einzelfällen vorbehalten, die nicht operativ versorgt werden können. Für solche schwerkranken Patienten kommen als Alternativen Infusionen von TNFα-Antikörpern (Infliximab) infrage.

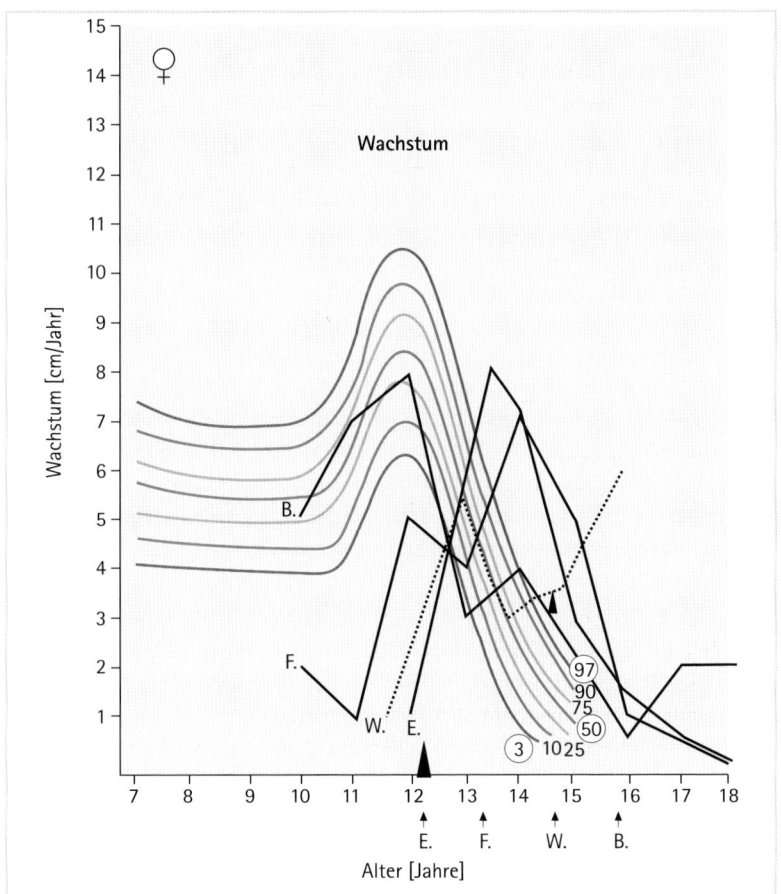

Abb. 7: Wachstumsgeschwindigkeitskurven bei vier Patientinnen mit Morbus Crohn und Minderwuchs vor und nach totaler parenteraler Ernährung (↑) bzw. Elementardiät (...).

Stellenwert der chirurgischen Therapie

Im Gegensatz zur Colitis ulcerosa kann der Morbus Crohn auch durch chirurgische Maßnahmen nicht geheilt werden. Klare chirurgische Indikationen sind Notfälle wie Darmperforationen (Darmdurchbrüche), das bei Morbus Crohn seltenere sog. toxische Megakolon, Penetration in die Leber, konservativ nicht beherrschbare Ileus- und Subileuszustände (vollständiger bzw. fast vollständiger Verschluss des Darmes), die akute Appendizitis („Blinddarmentzündung"), akuter Harnstau und perianale Abszesse. Relative Indikationen sind chronische intestinale Obstruktio-

Im Langzeitverlauf von Kindern mit umschriebenem M. Crohn immer auch die chirurgischen Optionen bedenken.

nen („Verstopfung"), intestino-intestinale und perianale Fisteln sowie der Minderwuchs, sofern konservative Maßnahmen nicht greifen. Wegen einer recht hohen Rezidivrate (ca. 50 % fünf Jahre nach Ileozökalresektion) war man bei Kindern recht zurückhaltend mit chirurgischen Eingriffen. Eine verbesserte Technik und sparsamere Resektionsverfahren, unter Umständen auch Strikturoplastik (vgl. Kap. 13, „Operative Behandlung des M. Crohn), räumen heutzutage bei umschriebenem Befall der Chirurgie auch im Kindesalter einen höheren Stellenwert ein. Langjähriger Befall, beispielsweise im Bereich des terminalem Ileums und Colon ascendens (aufsteigender Dickdarm), führen oft zu einer umschriebenen narbigen Verengung (Striktur) des betroffenen Darmabschnitts, sodass durch antientzündliche Medikation und Ernährung mit Elementardiät und TPE eine funktionelle Wiederherstellung dieser Darmregion nicht erreicht werden kann. Eine sparsame Resektion kann in solchen Fällen eine dramatische Verbesserung der Lebensqualität herbeiführen. Erfolgt eine Operation bei einem minderwüchsigen Kind vor der Pubertät, so kann die Darmresektion entscheidend zum Aufholwachstum beitragen. Derartige Entscheidungen müssen jedoch individuell mit Patienten und Eltern und im Team mit einem gastroenterologisch versierten Chirurgen getroffen werden. Bemerkenswert ist in diesem Zusammenhang die bereits zitierte schwedische Längsschnittuntersuchung von Hildebrand und Mitarbeitern, in der operierte Morbus-Crohn-Patienten eine signifikant geringere Körperlänge aufwiesen als nicht operierte (s. Abb. 6). Diese Kinder waren allerdings auch bei Geburt bereits kürzer. Die Autoren spekulieren, ob diese Kinder eher operiert wurden, weil ein Zusammenhang des Minderwuchses mit dem Morbus Crohn angenommen wurde. Die Erfassung der Wachstumsgeschwindigkeit (Abb. 2 u. 7) bereits vor der Erkrankung, möglichst von Geburt an (Vorsorgeheft), ist daher hilfreich, um einen primären konstitutionellen, also anlagebedingten Minderwuchs bereits vor der Indikationsstellung zur Operation zu erkennen.

Verlauf und Prognose

Langzeitverlauf und Prognose werden in verschiedenen Studien unterschiedlich beurteilt. Sie sind abhängig vom Befallsmuster und Schweregrad (d. h. vom Diagnosezeitpunkt), aber auch von der Compliance des Patienten (d. h. von seiner Bereitschaft zur Mitarbeit) und einer spezialisierten regelmäßigen ärztlichen Betreuung meist in Spezialambulanzen größerer Kinderkliniken.

In einem pädiatrischen Gastroenterologielehrbuch aus dem Jahre 1983 wurden 20 % der Patienten mit schwerem Krankheitsverlauf und 20 % Asymptomatische (ohne Symptome) angegeben. Die Mehrzahl klagte über phasenhafte Beschwerden (Silverman/Roy, 1983). Eine britische Studie aus dem Jahre 1984 schätzte die Prognose günstiger ein: Von 58 Langzeitpatienten waren 38 ohne Symptome, 14 asymptomatisch, aber mit Röntgenveränderungen, und sechs wiesen klinische Beschwerden auf (Puntis et al., 1984). Gryboski berichtete 1994 über 40 eigene Patienten mit Morbus Crohn, die vor ihrem 10. Geburtstag diagnostiziert worden waren. Operationen waren bei 42 % (im Gegensatz zu nur 5 % bei Colitis ulcerosa mit Diagnose unter 10 Jahren) notwendig, sechs von diesen mussten im Verlauf erneut operiert werden (35 %). Die Lebensqualität wurde von diesen Patienten teilweise nicht so gut eingeschätzt wie bei Patienten mit Colitis ulcerosa. Auch andere Untersucher belegen diese Unterschiede.

Entscheidend für eine günstige Langzeitprognose ist eine *Frühdiagnose*. Eine genaue Erhebung der Krankengeschichte (Anamnese) unter Berücksichtigung der bisherigen Wachstums- und Gewichtsentwicklung, eine exakte körperliche Untersuchung, die Bestimmung laborchemischer Entzündungs- und Malabsorptionsparameter, radiologische und endoskopische Untersuchungstechniken sollten eine rasche Diagnose ermöglichen und schwere Krankheitsmanifestationen mit ausgeprägter Dystrophie die Ausnahme sein lassen. Eine *konsequente medikamentöse Behandlung und Ernährungstherapie* erfordert eine regelmäßige Überwachung in ein- bis sechsmonatigen Abständen. Radiologische und endoskopische Kontrollen müssen vom individuellen Verlauf abhängig gemacht werden. Zum erweiterten Team in der Betreuung von Kindern und Jugendlichen mit Morbus Crohn gehört der im chirurgischen Management von chronisch entzündlichen Darmerkrankungen erfahrene Kinderchirurg, insbesondere wenn es sich um die Behandlung von Komplikationen wie Fisteln, Perforationen, Stenosen und Minderwuchs handelt. Nicht alle Patienten erreichen eine normale Endlänge. Zu diesem Team gehört auch der mit chronisch Kranken erfahrene Psychologe, der insbesondere in sensiblen Phasen wie Pubertät und Adoleszenz entscheidend zu einer Krankheitsakzeptanz und -bewältigung („Coping") beitragen kann. Wichtig ist ferner das Ziel, trotz chronischer Krankheit eine adäquate Schul- und Berufsausbildung sowie soziale Integration zu erreichen.

Der Langzeitverlauf und die individuelle Prognose des einzelnen Patienten sind zwar nicht vorhersehbar, die Mehrzahl der optimal betreuten Jugendlichen kann jedoch ein *weitgehend normales Berufs- und Familienleben* erwarten.

Frühe Diagnose und kompetente Langzeittherapie durch den erfahrenen pädiatrischen Gastroenterologen sind für die Prognose entscheidend.

Die Mehrzahl optimal betreuter Kinder und Jugendlicher kann ein weitgehend normales Berufs- und Familienleben erwarten.

Colitis ulcerosa

Definition

Die Colitis ulcerosa ist eine chronisch entzündliche Darmerkrankung (CED), die mit Ausnahme einer sogenannten „Back-wash"-Ileitis *nur den Dickdarm* betrifft, wobei primär nur die Schleimhaut von der Entzündung mit klassischen Geschwü-

Bei Kindern mit Colitis ulcerosa ist zu 75 bis 80 % der gesamte Dickdarm betroffen.

ren, Abszessen und Pseudopolypen bei längerer Entzündungsdauer erfasst wird. Auch im Kindesalter ist der *Enddarm* nicht immer betroffen. Die überwiegende Mehrzahl der Erkrankungsfälle im Kindesalter betrifft Entzündungen des gesamten Kolons (sog. Pancolitis), eine Minderzahl weist eine nur den unteren Dickdarm betreffende Colitis auf.

Die Größenordnung der Fälle, bei denen nicht zwischen einer Crohn-Colitis und einer Colitis ulcerosa unterschieden werden kann, liegt bei ca. 15%. Es handelt sich dann um eine *nicht klassifizierbare Colitis* (Colitis indeterminata).

Häufigkeit

Im Gegensatz zum Morbus Crohn ist die Inzidenz (Zahl der Neuerkrankungen) der Colitis ulcerosa in den letzten Jahren relativ stabil geblieben.

Ähnlich wie beim Morbus Crohn lässt sich ein Nord-Süd-Gefälle konstatieren: 13,1 pro 100 000 in Schweden (Tysk u. Järnerot, 1992), 8,1 pro 100 000 in Dänemark (Langholz et al., 1991) und beispielsweise 1,5 pro 100 000 in Kroatien (Vucelic et al., 1991). In einer Untersuchung aus den USA machten 28 Kinder mit Colitis ulcerosa unter 10 Jahren 20% der gesamtpädiatrischen Gruppe an dieser Klinik im untersuchten Zeitraum aus (Gryboski, 1993). In dem bereits erwähnten Register aus den USA wiesen zwei Drittel der Fälle mit CED unterhalb des 6. Lebensjahres eine Colitis ulcerosa oder eine nicht klassifizierbare Colitis auf.

15 bis 40% aller Colitis-ulcerosa-Fälle treten vor dem 20. Geburtstag mit einem Gipfel in der Adoleszenz auf.

Ursachen

Wie beim Morbus Crohn ist die Ursache der Colitis ulcerosa unbekannt. Es scheinen jedoch andere Faktoren als beim Morbus Crohn infrage zu kommen. So kommt es zum Beispiel bei allen asiatischen Immigranten nach England zu einem Anstieg der Colitis-ulcerosa-Häufigkeit mit Ausnahme der Menschen aus Bangladesh, bei denen ein hoher Fischkonsum zu verzeichnen ist.

Familiäre Häufungen sind bekannt, sodass auch bei der Colitis ulcerosa *genetische Faktoren* eine Rolle spielen dürften.

Bei Diätanalysen in Schweden wurde wie für Morbus Crohn ein Risikofaktor bei häufigem Gebrauch von *„Fast Food"* gefunden (relatives Risiko: 3,4).

Wahrscheinlich spielen bei Colitis ulcerosa andere *Immunmechanismen* eine Rolle als bei Morbus Crohn. Abnormale IgG-, insbesondere IgG_1- und Komplementablagerungen in der Darmschleimhaut (Mukosa) sprechen für einen *antikörpervermittelten zellulären Zytotoxizitätsmechanismus* (Zelluntergang). *Antikörper gegen weiße Blutkörperchen* (ANCA) wurden bei Patienten mit Colitis ulcerosa häufiger gefunden als bei Morbus-Crohn-Patienten. Sie repräsentieren den derzeit verlässlichsten immunologischen Marker für die Colitis ulcerosa und kommen auch bei Verwandten von Colitis-ulcerosa-Patienten gehäuft vor. Besonders häufig waren diese beim Vorliegen einer extraintestinalen Begleitkrankheit der Colitis ulcerosa, der so genannten primär sklerosierenden Cholangitis (= vernarbende Gallengangsentzündung). Allerdings kommen pANCA auch sehr häufig bei einem isolierten Morbus Crohn im Kolon vor. Bei zahlreichen Untersuchungen bezüglich *Entzündungsmediatoren* bei chronisch entzündlichen Darmerkrankungen fanden sich Unterschiede nur bei Interleukin-2, das bei Colitis ulcerosa vermindert und bei Morbus Crohn erhöht war. Die Rolle der *Muttermilch als protektiver Faktor* hinsichtlich der Entwicklung einer Colitis ulcerosa ist umstritten. Ebenso unterschiedlich sind die Berichte über *Kuhmilchallergie im Säuglingsalter* als ursächlichen Auslöser einer Colitis ulcerosa.

Symptome

Hauptsymptome im Kindesalter, noch häufiger als bei Erwachsenen, sind tägliche (95 %) und/oder nächtliche (62 %) *Durchfälle*, fast immer *mit Blutabgang* (91 %). Diese Symptome führen dazu, dass das Intervall bis zur definitiven Diagnose meist kürzer ist als bei Morbus Crohn.

Blutige Durchfälle als häufigstes Symptom führen rascher als beim Morbus Crohn zur Diagnose.

In der Mehrzahl der Fälle mit Colitis ulcerosa (50 bis 60 %) liegt ein eher milder Verlauf vor ohne Fieber, Gewichtsverlust oder Eiweißmangelödeme. 30 % bieten ein schweres Bild mit krampfartigen Bauchschmerzen, Stuhldrang (Tenesmen), Appetitlosigkeit, Gewichtsabfall und subfebrilen Temperaturen. Ungefähr 10 % der Kinder sind schwerstkrank mit massiven blutigen Stühlen, aufgeblähtem druckschmerzhaftem Abdomen, hohem Fieber, starkem Gewichtsverlust und ausgeprägten Entzündungszeichen im Blut. Sehr viel seltener als bei Morbus Crohn sind schleichende Verläufe mit extraintestinalen Primärmanifestationen wie Minderwuchs, Gelenkbeschwerden, Erythema nodosum oder Leberbeteiligungen, die unter Umständen lange vor den blutigen Durchfällen auftreten können. Extrakolonische Manifestationen (Symptome außerhalb des Dickdarms) werden mit unterschiedlicher Häufigkeit berichtet: *Gelenkbeteiligungen* 2 bis 34 %, *Augenentzündungen* 0,9 bis 25 %, *Hautläsionen* 2 bis 19 %, *Lebererkrankungen* 1,5 bis 8 %. Jüngere Kinder weisen diese Symptome seltener auf als Adoleszente.

Bei akutem Beginn kommt es praktisch immer zur *Gewichtsabnahme*, ein Wachstumsstillstand ist nur bei zirka 10 % der Kinder zu verzeichnen, eine *Pubertätsverzögerung* bei etwa 20 %. Schwere tiefe Hautgeschwüre (Pyoderma gangraenosum) kommen im Kindesalter glücklicherweise nur sehr selten vor.

Die Schwere der klinischen Manifestationen korreliert grob mit der Ausdehnung der Dickdarmentzündung, die von einem Enddarmbefall (Proktitis) bis zur kompletten Colitis reichen kann. Das toxische Megakolon ist bei Kindern sehr selten.

Bei Patienten, die bereits in jungem Alter (jünger als 10. Lebensjahr) eine Colitis ulcerosa entwickeln, kommt zwar ebenfalls meist nur eine klinisch milde oder mittelschwere Symptomatik vor, dennoch war bei drei Viertel der Kinder unter 10 Jahren das gesamte Kolon betroffen. Nach mehrjährigem Verlauf ließen sich bei fast 90% dieser Kinder im gesamten Kolon unterschiedlich aktive entzündliche Veränderungen nachweisen.

Klinische Untersuchungsbefunde

Bei der klinischen Untersuchung fällt meist eine *Blässe* auf. Weitere Hautveränderungen sind seltener als beim Morbus Crohn. Je nach Schweregrad der Erkrankung ist der *Bauch* unterschiedlich stark *gespannt*, oft sind *im linken Unterbauch walzenförmige Resistenzen oder druckschmerzhafte Darmabschnitte* zu tasten. Die Leber kann vergrößert sein. Im Afterbereich sind Läsionen wie Marisken seltener als beim Morbus Crohn, Fisteln sprechen eher für Morbus Crohn als für Colitis ulcerosa. Bei der rektalen Untersuchung findet sich im floriden Stadium meist *Blut am Fingerling*.

Laborbefunde

Gastrointestinale Infektionen müssen ausgeschlossen werden.

Bei bis zu 70% der Patienten finden sich erhöhte Entzündungsparameter wie Blutsenkungsgeschwindigkeit (BSG), Leukozyten, C-reaktives Protein (CRP) und Orosomukoid im Serum. Normale BSG, Leukozyten und CRP-Werte schließen jedoch das Vorliegen einer schweren Pancolitis (= Entzündung des gesamten Dickdarms) nicht aus. Der Eiweißspiegel und die Werte für Eisen und Magnesium sind oft erniedrigt. Als neue Marker zur Bestimmung der entzündlichen Aktivität können Calprotectin oder Lactoferrin im Stuhl gemessen werden. Wie beim Morbus Crohn müssen gastrointestinale Infektionen durch Viren, Bakterien und Parasiten ausgeschlossen werden. Insbesondere beim hochaktiven (fulminanten) Verlauf muss eine Zytomegalievirusinfektion ausgeschlossen werden.

Ultraschall

Eine hochauflösende Ultraschalluntersuchung (Computersonographie) des Abdomens kann zur Differenzialdiagnose zwischen Morbus Crohn und Colitus ulcerosa beitragen, da bei Colitis ulcerosa nicht primär die Darmwände verdickt sind, sondern eine verbreiterte, ödematös gelockerte Mukosa besonders im Bereich des Rektums und Sigmas festgestellt werden kann. Der Ultraschall ist auch eine wichtige Untersuchung, um im Verlauf eine größere Ausdehnung festzustellen.

Röntgen

Nur die *Röntgenuntersuchung der Handwurzelknochen* ist bei Colitis ulcerosa *obligat*, um eine Einschätzung des Knochenalters und der Knochendichte vornehmen zu können. Wie für den Morbus Crohn auch bleibt eine Röntgendarstellung des Dickdarms denjenigen Fällen vorbehalten, die aufgrund von Darmstenosen nicht vollständig koloskopiert (gespiegelt) werden können. Nach langjährigem Verlauf kann beim Kolonkontrasteinlauf ein starres, verkürztes Kolon mit völligem Haustren-Verlust (Haustren = Ausbuchtungen in der Wand des Dickdarms) auffallen. Eine Abdomenübersichtsaufnahme muss durchgeführt werden bei Komplikationen (beispielsweise toxisches Megakolon oder Darmperforationsverdacht).

Endoskopie

Diese Untersuchungstechnik ist die *Methode der Wahl*, um die Diagnose einer Colitis ulcerosa makroskopisch und histologisch durch Biopsien zu sichern und Ausdehnung und Grad des Entzündungsprozesses festzustellen. Die Videokoloskopie ist dabei heute Standard. Bei hochaktiver fulminanter Colitis wird vorsichtshalber anfänglich oft nur eine Rektrosigmoidoskopie (Spiegelung von Enddarm und Sigma) durchgeführt. Typisch ist die kontinuierlich vom After nach aufwärts sichtbare Schleimhautentzündung mit hochroter, geschwollener, leicht blutender Mukosa mit aufgehobener Gefäßzeichnung, eiter- und schleimbelegten Geschwüren und je nach Krankheitsdauer pseudopolypösen Schleimhautwucherungen, also Veränderungen, wie sie auch bei Erwachsenen mit Colitis ulcerosa gefunden werden. Die histologische Untersuchung von Gewebsproben ergibt je nach Krankheitsaktivität eine unterschiedlich stark entzündete Mukosa mit der Bildung von so genannten Kryptenabszessen und Verlust von Schleimbecherzellen.

Die Videokoloskopie mit Biopsieentnahme ist die entscheidende diagnostische Maßnahme.

Bei Verdacht auf die Komplikation einer primär sklerosierenden Cholangitis müssen eine endoskopische retrograde Cholangiopankreatikographie (ERCP = endoskopische Darstellung der Gallenwege und des Pankreas) und eine Leberbiopsie durchgeführt werden. Eine neue Alternative ist hierfür die Kernspintomographie (sog. MRCP).

Konservative Behandlung

Auch für die Colitis ulcerosa ist die medikamentöse Behandlungsstrategie von den Erwachsenenstudien abgeleitet.

Medikamentöse Therapie

Sulfasalazin

Sulfasalazin gilt als Medikament der ersten Wahl bei leichter bis mittelschwerer Colitis ulcerosa sowohl im Erwachsenen- als auch im Kindesalter. Es kann als Zäpfchen (Suppositorium) bei ausschließlichem Enddarmbefall, als Einlauf (Klysma) bei linksseitiger Colitis oder in Tabletten- bzw. Dragéeform per os (oral) eingesetzt werden. Sulfasalazin wird in steigender Dosis bis maximal 100 mg/kg KG (meist 60 mg/kg KG) (4 bis 6 g/Tag) angewandt. Wegen des Antagonismus (gegenseitige Aufnahmehemmung) mit Folsäure wird routinemäßig dieses Vitamin, oft kombiniert mit Eisen, zugeführt (substituiert). Sulfasalazin greift in den chronischen Entzündungsprozess des Darms ein durch eine Hemmung von chemischen Entzündungsmediatoren wie Interleukin, Plättchen aktivierendem Faktor (PAF), Leukotrienen und Prostaglandinen. Ferner vermag Sulfasalazin freie Sauerstoffradikale abzufangen. Wirksamer Bestandteil von Sulfasalazin ist die 5-Aminosalicylsäure (5-ASA), das zweite Molekül Sulfapyridin fungiert nur als Trägersubstanz.

Sulfasalazin ist das Medikament der ersten Wahl bei Colitis ulcerosa im Kindesalter.

Mesalazin

Die pharmazeutische Forschung hat eine Reihe von Mesalazin-Abkömmlingen entwickelt, für die zum Teil auch schon Erfahrungen im Kindesalter vorgelegt wurden. Durch Kopplung zweier 5-ASA-Moleküle über eine Azobindung oder Verpackung in Gelatine oder Eudragit S sind geringere Dosen (mit weniger Nebenwirkungen) und verzögerte Aufnahme im Ileum und Kolon mit dortiger Wirkungsentfaltung möglich geworden. Auch diese Medikamente können als Zäpfchen oder Einläufe eingesetzt werden. Für das Erwachsenenalter ist eine zu Sulfasalazin vergleichbare Wirksamkeit dieser Substanzen bei leichter und mittelgradiger aktiver Colitis ulcerosa und zur Remissionserhaltung belegt. Es wird über eine geringere Nebenwirkungsrate als bei Sulfasalazin berichtet (Kopfschmerzen, Schwindel, Erbrechen, Hautausschlag und Neutropenie: 10 bis 23 % bei 5-ASA versus 21 bis 60 % bei Sulfasalazin).

Mesalazin ist die Alternative zu Sulfasalazin.

Erfahrungen mit diesen Substanzen im Kindesalter sind noch limitiert. 1993 wurde eine randomisierte, doppelblinde Multicenterstudie vorgelegt, die Olsalazin gegen Sulfasalazin bei 56 Kindern (2 bis 17 Jahre) mit leicht- und mittelgradiger Colitis ulcerosa verglich. Die Gesamtnebenwirkungsrate lag gleich hoch (Olsalazin 39 %, Sulfalazin 46 %), allerdings wurden nur in der Sulfasalazin-Gruppe Medikamente wegen Nebenwirkungen abgesetzt (n = 4). Nach zwei- und dreimonatiger Behandlung waren signifikant mehr Patienten unter Sulfasalazin gebessert (79 % gegen 39 %). Dies korrelierte auch mit den endoskopischen und histologischen Kriterien. Zudem mussten signifikant mehr Patienten unter 5-ASA zusätzlich Prednison aus klinischer Indikation einnehmen. Zusammenfassend fanden die Autoren im Gegensatz zu den Ergebnissen im Erwachsenenalter eine *geringere Effektivität von 5-ASA im Vergleich zu Sulfasalazin bei Colitis ulcerosa im Kindesalter*.

Möglicherweise könnten jedoch diese Ergebnisse durch Verwendung höherer Dosen verbessert werden.

Sulfasalazin bleibt daher solange Medikament der ersten Wahl bei Colitis ulcerosa, bis Studien zur höheren Effektivität der 5-ASA Präparate für das Kindesalter verfügbar sind. Vorteile von Sulfasalazin liegen zusätzlich auf der Hand bei Kindern, die zusätzlich zur Colitis ulcerosa über Gelenkbeschwerden klagen. Ferner wurde 1994 eine Untersuchung publiziert, die bei einer Langzeitbehandlung von Colitis-ulcerosa-Patienten mit Sulfasalazin eine geringere Rate an kolorektalen Karzinomen (Darmkrebs) erbrachte. Sulfasalazin ist außerdem ökonomisch günstiger als Mesalazin.

Prednison

Orale Kortikosteroide sind effektive Medikamente zur Behandlung einer aktiven Colitis ulcerosa insbesondere für Kinder mit einem Befall des gesamten Dickdarms. In besonders schweren Fällen, z. B. auch bei der schweren Hautkomplikation des Pyoderma gangraenosum, wird diese Behandlungsform intravenös in drei Dosen (Tagesdosis maximal 2 bis 3 mg/kg KG) eingesetzt. Diese schwerkranken Kinder gehören in die Hände erfahrener pädiatrischer Gastroenterologen, damit diese Medikamente nicht kritiklos in hoher Dosis über längere Zeit eingesetzt werden (vgl. Abschnitt Prednison bei Morbus Crohn). Ein Teil der Kinder mit ausgedehnterer Colitis ulcerosa benötigt eine geringe, unter Umständen alternierende Prednisondosis von 5 bis 10 mg pro Tag über einen längeren Zeitraum. Für Erwachsene mit Colitis ulcerosa zumindest ist eine remissionserhaltende Effektivität von Steroiden nicht bewiesen. Rasch verstoffwechselte Steroide ohne systemische Nebenwirkung werden mit großen Hoffnungen besetzt, Daten für das Kindesalter liegen noch nicht vor. Regelmäßige augenärztliche Kontrollen während einer Steroidtherapie sind unbedingt erforderlich.

Kortikosteroide sind auch als Rektalschaum, Zäpfchen oder Einläufe verfügbar. Insbesondere bei letzteren ist jedoch im Kindesalter von einer erheblichen Resorption der Steroide und der Gefahr systemischer Nebenwirkungen auszugehen.

Gelingt es bei schwerem Krankheitsbild (Fieber über 38 Grad, starken Entzündungszeichen, mehr als 10 Durchfällen pro Tag) mit Prednison nicht, die Krankheit innerhalb von 3 bis 7 Tagen deutlich zu bessern, muss der Einsatz von Ciclosporin oder Tacrolimus überlegt oder auch eine Kolektomie (operative Dickdarmentfernung) in Erwägung gezogen werden.

Azathioprin/6-Mercaptopurin

Wie im Erwachsenenalter auch ist dieses Medikament die Therapie der Wahl für den chronisch aktiven Verlauf, d. h. persistierende Symptome trotz adäquater Behandlung, oder bei fehlender Remission. Orale systemische Steroide sind aufgrund ihrer Nebenwirkungen zur Dauertherapie in der Regel nicht indiziert. Im Gegen-

Azathioprin/6-Mercaptopurin: Therapie der Wahl für den chronisch aktiven Verlauf der Colitis ulcerosa.

satz zur Erwachsenenmedizin gibt es für Kinder nur retrospektive Studien mit insgesamt beschränkter Datenlage. In der Literatur und aufgrund eigener Erfahrungen gibt es gute Hinweise für einen Steroidspareffekt. Die Dosisempfehlung für Kinder liegt für Azathioprin bei 1,5 bis 2,5 mg/kg KG/Tag, für 6-Mercaptopurin zwischen 1 und 1,5 mg/kg KG/Tag. In der Regel wird eine mehrjährige Behandlungsdauer angestrebt.

Ciclosporin

In Analogie zur Erwachsenenmedizin wird Ciclosporin zur Therapie eines fulminanten Schubes einer Colitis ulcerosa eingesetzt, wenn Steroide nicht ansprechen. Die Dosisempfehlungen liegen bei 2 bis 4 mg/kg KG/Tag als Dauerinfusion. Es gibt unkontrollierte Studien, dass dadurch eine akute Kolektomie in einigen Fällen umgangen werden kann. Wichtig ist der Übergang auf Azathioprin als Langzeitmedikation, Ciclosporin ist zur Dauertherapie und zum Remissionserhalt nicht etabliert.

Hauptnebenwirkungen sind Parästhesien (Sensibilitätsstörungen wie Kribbeln, Taubheitsgefühl) (30 %), Hypertrichose (vermehrte Körperbehaarung) (14 %), Tremor (Muskelzittern) (9 %), Hochdruck (8 %), Erbrechen und Niereninsuffizienz (je 7 %).

Tacrolimus/Infliximab

Aus der Transplantationsmedizin kommt der Wirkstoff Tacrolimus. Die Substanz bietet eine therapeutische Alternative für den fulminanten Schub. Allerdings muss bei der Mehrzahl dieser Kinder letztlich doch eine operative Dickdarmentfernung (Kolektomie) vorgenommen werden.

Die Wirksamkeit von Infliximab ist bei Kindern nicht belegt, eine Anwendung außerhalb von Studien wird nicht empfohlen.

Probiotika

Bei Unverträglichkeit von Sulfasalazin oder Mesalazin kann auch im Kindesalter der probiotische (gesundheitsfördernde) Bakterienstamm E. coli Nissle 1917 versucht werden. Im Gegensatz zu Erwachsenen liegen jedoch keine Studien vor.

Kurzkettige Fettsäuren (SCFA)

Kurzkettige Fettsäuren, hauptsächlich Butyrat, Propionat und Acetat, also Produkte bakterieller Fermentation, sind wichtige Ernährungsfaktoren in der Regulation des Dickdarmmilieus. Insbesondere bei distaler Colitis ulcerosa (d. h. Befall von Rektum und Sigma) wurden Veränderungen im Stoffwechsel dieser Fettsäuren festgestellt.

Studienergebnisse aus dem Jahr 1992 zeigten, dass Butyrateinläufe über zwei bis vier Wochen in der Lage waren, eine distale Colitis ulcerosa zu bessern.

Andere Medikamente

Für andere Medikamente wie Zileuton und Nicotin sowie Methotrexat liegen nur wenige unkontrollierte Studien für das Erwachsenenalter vor. Eine Empfehlung für orales oder rektales Budesonid, Weihrauchpräparate, Plantago ovata (Indischer Flohsamen) oder Cromoglicinsäure kann nicht gegeben werden.

Wie beim Morbus Crohn müssen je nach Vorliegen von Mangelzuständen Vitamine (wie Folsäure und andere) in Form von Multivitaminen und meistens auch Eisen substituiert werden.

Ursodeoxycholsäure wird in einer Dosis von 10 bis 15 mg/kg KG/Tag zur Behandlung einer primär sklerosierenden Cholangitis (Gallenwegsentzündung) eingesetzt.

Ernährung

Mangelernährung (Malnutrition), Minderwuchs und verzögerte Pubertät spielen bei der Colitis ulcerosa nicht die Rolle wie beim Morbus Crohn. In der bereits erwähnten schwedischen Langzeitstudie von 60 Kindern und Jugendlichen mit Colitis ulcerosa lag die Körpergröße durchschnittlich über dem Mittelwert der Gesamtbevölkerung. Die Wachstumsgeschwindigkeit sank dann im Jahr vor und nach der Diagnose einer Colitis ulcerosa ab, normalisierte sich wieder unter Therapie und führte zu einer normalen Endgröße der Patienten. Deshalb ist auch der Stellenwert einer Ernährungstherapie bei Colitis ulcerosa etwas geringer.

In der Regel wird eine *hochkalorische, vitamin- und eiweißreiche Mischkost* empfohlen, wobei *Ballaststoffe* in akuten Krankheitsstadien *vermieden* werden sollten. Milch und Milchprodukte sollten nur bei subjektiven Unverträglichkeiten und nachgewiesener Lactoseintoleranz (H_2-Atemtest) eliminiert werden.

Eine Wirksamkeit ernährungstherapeutischer Maßnahmen im akuten Schub, bei chronisch aktivem Verlauf oder zum Remissionserhalt einer Colitis ulcerosa ist nicht belegt.

Niedrige Vitamin-A-Spiegel (Retinol) werden häufig bei chronisch entzündlichen Darmerkrankungen, allerdings häufiger bei Morbus Crohn gefunden. Aufgrund von Daten aus einer polnischen Studie reflektieren diese niedrigeren Werte eher sekundäre Veränderungen durch Verluste an Retinol bindendem Protein als direkte Vitamin-A-Mangelzustände (Janczewska et al., 1991). Eisen- und Folsäuremangelzustände kommen häufiger vor.

1992 wurden bei Erwachsenen mit aktiver Colitis ulcerosa zwei Studien mit Omega-3-Fettsäuren-Supplement zur laufenden Therapie vorgelegt (Stenson et al., 1992; Aslan et al., 1992). In beiden Untersuchungen profitierten Patienten mit Fettsäuren signifikant mit einer klinischen Besserung. Der Leukotriengehalt des Rektumspülwassers und die Histologie verbesserten sich jedoch nicht einheitlich.

Chirurgie

Im Gegensatz zum Morbus Crohn kann die Colitis ulcerosa bezüglich des Dickdarms chirurgisch durch dessen vollständige operative Entfernung (Kolektomie) „geheilt" werden. Indikationen für eine chirurgische Intervention sind Perforation (Durchbruch), das mit konservativen Mitteln nicht beherrschbare blutende Kolon, das toxische Megakolon, signifikante dysplastische Mukosaveränderungen bei der Routinekoloskopie, Verdacht auf Kolonkarzinom und ausgeprägter Minderwuchs. Die Entwicklung neuer Operationstechniken bei Erwachsenen mit Colitis ulcerosa (Kolektomie mit ileoanaler Anastomose und kontinenter Pouch-Anlage; vgl. Kap. 14 „Operative Behandlungsmöglichkeit bei Colitis ulcerosa") und ihre Adaption an das Kindesalter haben es möglich gemacht, dass diese operative Intervention mit besserer Akzeptanz von den Patienten früher in Betracht gezogen werden kann, und so unter Umständen bei schwerwiegenden Verläufen lange Phasen hoher Steroidmedikation, Gabe von Immunsuppressiva und das Risiko einer Karzinomentwicklung vermieden werden können. Allerdings kann unter Umständen die Progression einer primär sklerosierenden Cholangitis nach Kolektomie nicht vermieden werden. Für ein gutes funktionelles Ergebnis (Kontinenz) ist die präoperative Bestimmung einer adäquaten Schließmuskelfunktion unabdingbar. Eine subtotale (nicht vollständige) Kolektomie mit Ileostoma (künstlicher Ausgang des Dünndarms durch die Bauchdecke) und Rektumstumpf nach Hartmann ist die chirurgische Methode für schwerkranke Patienten. Manche Patienten sind nach wie vor mit einer Kolektomie und einem kontinenten Ileostoma nach Kock (s. Kap. 14, Abb. 3, S. 128) am besten versorgt. Heute sollte jedoch die ileoanale Anastomose und Anlage eines Pouches (s. Kap. 14, Abb. 2, S. 126) versucht werden.

Die Proktokolektomie mit Pouch-Anlage ist auch im Kindesalter ein fest etabliertes Standardverfahren.

Für das Kindesalter berichten Fonkalsrud und Loar (1992) über ihre Langzeitergebnisse einer Kolektomie mit kontinenter ileoanaler Anastomose bei 82 Kindern, davon 67 mit Colitis ulcerosa. Die Hälfte der Patienten entwickelte Komplikationen wie ileoanale Stenose und Kotstase (Stauung des Stuhls) im Pouch. Diese wurden mit zunehmender Erfahrung der Operateure jedoch geringer, sodass nach entsprechenden Korrekturen 91,5 % der Patienten sich sehr gut entwickelten. Die meisten wiesen zwischen drei und fünf Stühle pro 24 Stunden auf, weniger als 14 % hatten nach sechs Monaten nächtliches Kotschmieren. Ein Hauptproblem im Kindesalter scheint eine adäquate, nicht zu große Pouch-Konfiguration zu sein, um Kotstasen zu vermeiden. Auch aus Deutschland liegen mittlerweile gute Ergebnisse bei Kindern vor (Heuschen et al., 2004).

Die häufigste Spätkomplikation dieser Methode ist die *Pouchitis*, ein immer noch inkomplett geklärtes Krankheitsbild mit krampfartigen Schmerzen, Zunahme der Stuhlfrequenz, wässrigen Stühlen, Fieber, Übelkeit und Gelenkschmerzen. Bakterielle Überwucherung, Kotstase, Ischämie (mangelnde Durchblutung) oder Ernährungsdefizite werden ursächlich diskutiert. Therapeutisch wird meist Metronidazol mit Erfolg eingesetzt. Möglicherweise kommt auch Butyrateinläufen in Zukunft eine Bedeutung zu. Neu ist der Einsatz eines Gemisches aus 8 verschiedenen probiotischen Bakterienstämmen, nämlich vier verschiedenen Stämmen von Laktobazillen (L. acidophilus, L. casei, L. plantarum, L. bulgaricus), drei verschiedenen Stämmen von Bifidobakterien (B. longum, B. breve, B. infantis) und einem Streptokokken-Stamm (Streptococcus termophilus), bei Patienten mit rezidivierender Pouchitis.

Verlauf und Prognose

Verlauf und Prognose bei Colitis ulcerosa im Kindesalter sind *sehr variabel* und können offenbar trotz initial kompletter Colitis *durchaus optimistisch* eingeschätzt werden.

Dies ging z. B. aus einer Studie von Gryboski (1993) hervor, die über den Krankheitsverlauf von 38 Kindern mit Colitis ulcerosa unter zehn Jahren berichtete. Die Rate totalen Kolonbefalls stieg im Verlauf auf 89,5 %, vier Kinder hatten eine linksseitige Colitis. Ein initial milder Verlauf blieb so, mittelschwere Krankheitsbilder verbesserten sich ebenfalls. Von initial vier schwerstkranken Patienten besserten sich drei zu einem milden Verlauf mit intermittierenden Relapsen (Rückfällen), ein Patient benötigte nach 15 Jahren eine Kolektomie. Diese Serie von jungen Kindern mit meistens totaler Colitis steht etwas im Gegensatz zu älteren Berichten von Colitis ulcerosa bei älteren Kindern und Adoleszenten, bei denen zwar fünf von sechs auf konservative Therapiemaßnahmen reagierten, die Mehrzahl jedoch innerhalb von zwei Jahren eine chirurgische Behandlung benötigte (Werlin/Grand, 1977). 75 % der jungen Kinder mit Colitis ulcerosa (Gryboski, 1993) oder ihre Eltern beurteilten den Gesundheitszustand als gut, während nur 16 % einer großen Studie von Michener (1979; n = 336) dies angaben.

Die Frage einer *Karzinomentwicklung* bei Colitis ulcerosa stellt sich meistens erst im Erwachsenenalter. Die Krebsrate wird bei Patienten mit Colitis ulcerosa über 20 Jahren Dauer mit einer Inzidenz von 5 bis 10 %, mit 12 bis 20 % bei 30-jähriger Dauer angegeben. Dies bedeutet, dass das relative Krebsrisiko für Patienten mit totaler Colitis zwanzigmal höher liegt als bei der Allgemeinbevölkerung. Durch rechtzeitige Operation kann diese Rate vermindert werden, offensichtlich auch durch den intensiven Dauereinsatz antientzündlicher Medikamente.

Die *bedeutendsten Risikofaktoren* für die Krebsentstehung sind *langer Verlauf*, *langstreckiger Befall* und *junges Alter bei Beginn*. Letzteres ist nicht unumstritten, es wurde jedoch eine Untersuchung vorgelegt, die eine Krebsinzidenz von 40 % erbrachte, wenn die Diagnose einer Colitis ulcerosa vor dem Alter von 15 Jahren gestellt wurde.

Aus den genannten Gründen müssen bei Colitis-ulcerosa-Patienten regelmäßige Kontroll-Darmspiegelungen durchgeführt werden, um rechtzeitig Gewebsveränderungen (intraepitheliale Neoplasien) als mögliche Krebsvorstufe zu entdecken. Bei kompletter Colitis ulcerosa wird eine hohe Koloskopie in ein- bis zweijährigem Intervall ab einer Krankheitsdauer von sieben Jahren empfohlen, bei definitiv linksseitig limitierter Colitis ab etwa zwölfjährigem Verlauf. Bei Biopsieentnahmen ist darauf zu achten, dass besonders viele Gewebsproben im Rektum und Sigma entnommen werden. Daher kann alternativ auch nur eine Rektosigmoidoskopie (Spiegelung von Rektum und Sigma) in die regelmäßigen endoskopischen Überwachungen eingeschaltet werden.

20

Unkonventionelle Therapiemethoden: Komplementäre und alternative Heilverfahren bei chronisch entzündlichen Darmerkrankungen

H. Matthes

Was sind „unkonventionelle" Therapiemethoden?

Der Einsatz so genannter unkonventioneller Therapiemethoden unter den Betroffenen mit chronisch entzündlichen Darmerkrankung (CED) ist sehr verbreitet. Studien gehen von einer Anwendungshäufigkeit zwischen 30 und 70 % aus. Umfragen zeigen eine noch höhere Verbreitung (über 90 % der Betroffenen mit einer Krankheitsdauer von mehr als 3 Jahren). Der Begriff der „unkonventionellen" Therapiemethode grenzt diese Therapieverfahren von der konventionellen (Schul-)Medizin ab. Er umfasst daher alle Verfahren, die nach naturwissenschaftlichen Methoden bislang als (noch) nicht bewiesen gelten.

Bemerkenswert ist, dass die unkonventionellen Therapieverfahren von den Betroffenen mit CED in Deutschland überwiegend zusätzlich, d. h. *komplementär* (lat.: sich gegenseitig ergänzend) zu den konventionellen Therapien angewendet werden. Nur weniger als 10 % der Betroffenen wenden diese Therapieverfahren ausschließlich, d. h. *alternativ* zu den Standardtherapieverfahren an. Daher kommt der Begriff der *Komplementärmedizin* diesen Therapieverfahren näher als die Bezeichnung *Alternativmedizin*. Nach den Leitlinien der Deutschen Gastroenterologen (DGVS) werden Therapien, die eine konventionelle Therapie ausschließen, abgelehnt.

Warum werden unkonventionelle Therapien angewandt?

Die Gründe für die Anwendung unkonventioneller Therapiemethoden sind vielfältig: Betroffene geben häufig als Grund ihre Unzufriedenheit mit den bisherigen konventionellen Therapien an. Dabei stehen Nebenwirkungen der Medikamente und Versorgungsdefizite der konventionellen Medizin im Vordergrund.

Viele Betroffene sehen sich aber auch durch die naturwissenschaftlich orientierte konventionelle Medizin nicht in ihrer komplexen mehrdimensionalen Persönlichkeit erfasst. Die Auffassungen von Arzt und Patient zum Krankheitsverständnis und zum Umgang mit der Erkrankung, wie auch zum Selbst- und Weltbild, unterscheiden sich häufig. So kommt es dazu, dass außerhalb der ärztlichen Versorgung Beratung und Hilfe bei Therapeuten unkonventioneller Therapierichtungen gesucht wird (z. B. bei Heilpraktikern). Nicht selten verfahren die Betroffenen dabei „zweigleisig": Der Facharzt therapiert konventionell und der Patient sucht parallel nach weiteren Therapiemöglichkeiten, ohne dass der Arzt Kenntnis von den zusätzlich angewandten unkonventionellen Therapieverfahren erhält: Andererseits ist der Therapeut der unkonventionellen Therapierichtung (z. B. der Heilpraktiker) häufig nicht über den speziellen medizinischen Sachverhalt informiert.

Um hier Gefahren zu minimieren, sollte eine „Zweigleisigkeit" der Therapie durch den Betroffenen vermieden werden und eine enge Abstimmung beider Therapierichtungen erfolgen.

Welche Unterschiede bestehen zur „Schulmedizin"?

Krankheit als Ungleichgewicht

Ein wesentlicher Unterschied der wissenschaftlich fundierten komplementären Therapieverfahren gegenüber der konventionellen (Schul-)Medizin ist das Welt- und Menschenbild. Als die drei großen *humanistischen Medizinsysteme* können

- die *Traditionelle Chinesische Medizin* (TCM),
- die *Ayurvedische Medizin* und
- die *Anthroposophische Medizin*

gesehen werden (s. unten). In allen drei Medizinsystemen wird der Mensch als ein dreifältiges Wesen mit *Leib, Seele und Geist* gesehen. Alle drei Wesensschichten des Menschen sind für sich bestehende Wesenheiten und bedürfen einer eigenständigen Diagnostik und Therapie.

Gesundheit steht in diesen humanistischen Medizinsystemen für die (aktive) Fähigkeit des Organismus, ein Gleichgewicht zwischen bestimmten Polaritäten herstellen zu können. In der TCM sind *Yin und Yang* die großen Polaritäten, wobei es im Krankheitsfalle zum Überwiegen einer Qualität von Yin oder Yang gekommen ist. Auch in der Ayurvedischen und Anthroposophischen Medizin stellt Krankheit das Überwiegen einer polaren Kraft (z. B. zu starke Entzündung und zu schwache Formkraft oder Sklerosekraft) dar.

Salutogenese: Was hält den Menschen gesund? Wie „entsteht" Gesundheit?

In allen diesen Medizinsystemen spielt die Anregung von Selbstheilungskräften eine wesentliche Rolle. Krankheit wird dabei nicht als ein Defekt des Körpers gesehen, sondern als ein aus dem Gleichgewicht gekommener Zustand des Menschen. Daher besteht die Therapie meistens neben einer Symptomenkontrolle, ähnlich wie in der konventionellen Medizin, in der Anregung der Selbstheilungskräfte und der Aktivierung von zu schwachen Prozessen im Organismus sowie im Ableiten von zu starken (dominierenden) Kräften.

Der Wunsch des Kranken nach Möglichkeiten einer Eigenaktivität in der Krankheitsauseinandersetzung erscheint berechtigt. Eine Erweiterung der naturwissenschaftlich orientierten Therapien um Therapieverfahren, die Selbstheilungskräfte anregen und darüber hinaus auch die seelisch-geistigen Dimensionen mit in ein ganzheitliches Therapiekonzept integrieren, ist notwendig und zukunftsweisend. Der wissenschaftliche oder rationale Boden sollte dabei aber nicht verlassen werden.

Welche Methode? – Welcher Therapeut?

Die Wahl und der Einsatz einer komplementären Therapiemethode sollten erst nach eingehender Information und fachlicher Beratung erfolgen. Eine Offenlegung der Behandlungs- und Therapieziele sollte immer vor dem Beginn einer unkonventionellen Therapie stehen. Da häufig auch deren Kosten von den Krankenkassen nicht übernommen werden, ist ein Kostenplan vor Therapiebeginn ratsam.

Wichtig: eingehende Information und fachliche Beratung!

Viele Ärzte behandeln bereits heute nach komplementärmedizinischen Verfahren. Als bisher von den Ärztekammern vergebene Zusatzbezeichnungen gelten Naturheilverfahren und Homöopathie. Bei allen in Deutschland zugelassenen Ärzten ist die Approbation und damit ein Hochschulstudium Voraussetzung. Damit ist eine gewisse Qualifizierung gegeben. Dies gilt nicht für Heilpraktiker, die lediglich eine Fachkundeprüfung vor dem Gesundheitsamt abzulegen haben.

Zur Orientierung werden im Folgenden verschiedene unkonventionelle Therapieverfahren, die bei Morbus Crohn und Colitis ulcerosa Anwendung finden, in einer Kurzbeschreibung vorgestellt.

Akupressur

Die Akupressur stellt eine aus der Traditionellen Chinesischen Medizin (TCM) entwickelte Massagetechnik dar, bei der über manuellen Druck oder Reibung Einfluss auf bestimmte Körperpunkte ausgeübt wird. Gemäß der TCM (s. unten) werden dabei im Körper vorhandene Energieströme (Yin und Yang), die den Körper auf bestimmten Bahnen (Meridiane) durchfließen, beeinflusst. Im Falle einer Erkrankung werden diese fließenden Ströme auf den Meridianen als blockiert angesehen und sollen durch die Akupressur wieder zum Fließen und zum Ausgleich gebracht werden.

Gesicherte Wirksamkeitsnachweise für die Anwendung der Akupressur bei chronisch entzündlichen Darmerkrankungen fehlen.

Akupunktur

Akupunktur ist eine Therapiemethode der über 2000 Jahre alten TCM, bei der mit einer Metallnadel auf bestimmte Punkte der Haut gestochen wird (lat.: acus = Nadel, pungere = Stechen). Ziel ist es, das fließende Qi auf bestimmten Energiebahnen (Meridianen) des Körpers wieder zu einem Ausgleich zwischen Yin und Yang zu bringen. Schmerzen und Krankheiten sind durch Blockaden und nicht fließendes Qi bedingt. Durch die Akupunktur-Therapie soll das Qi wieder zum Fließen gebracht werden oder krankhaftes Qi abgeleitet werden.

Neben der Anwendung von verschiedenen Nadeln (Gold, Silber oder Stahl) und neuerdings auch Laserstrahlen gibt es auch das Abbrennen von Beifuß (Folium Artemesia Argy) an einem Punkt der Körperoberfläche. Diese *Moxatherapie (Moxibustion)* orientiert sich an den gleichen Leitbahnen wie die Akupunktur. Zusätzlich zum Nadelstich wird durch das Abbrennen des Beifuß Wärme zur Stimulation des ausgewählten Punktes benutzt.

Die Akupunktur darf heute allgemein als gesichert wirksames Therapieprinzip gelten. Bei den chronisch entzündlichen Darmerkrankungen gibt es einige (chinesische) Studien, die eine Wirksamkeit auf Schmerzen und auf die Remissionserhaltung zeigen.

Anthroposophische Medizin

Die Anthroposophische Medizin versteht sich als eine Erweiterung der heutigen so genannten Schulmedizin und beruht auf einem humanistischen Menschenbild (Leib, Seele und Geist). Sie erweitert den Menschen um die seelische und geistige Dimension in Diagnostik und Therapie und stellt daher einen sog. komplementärmedizinischen Ansatz dar (lat.: complementare = ergänzen). Sie geht auf den Begründer der Anthroposophie Dr. Rudolf Steiner zurück. Anliegen der anthroposophischen Medizin ist es, in rationaler Weise den Menschen ganzheitlich zu erfassen und zu behandeln. Da sie die Schulmedizin erweitert, integriert sie auch deren Methoden: Neben den konventionellen Medikamenten finden auch pflanzliche, tierische und mineralische Heilmittel Verwendung. Zusätzlich zur medikamentösen Therapie werden künstlerische Therapien wie Mal-, Musik- und Sprachtherapie sowie eine spezifisch entwickelte Bewegungstherapie, die sog. Heileurythmie, eingesetzt.

Gesundheit als aktive Leistung des Organismus

Krankheit wird nicht als ein Defekt angesehen, sondern als ein aus dem Gleichgewicht gekommener Prozess im Organismus. Gesundheit ist ein aktiver Prozess, der durch Selbstregulationskräfte ständig im Ausgleich von polaren Kräften (z. B. Aufbau/Abbau, Entzündung/Sklerose, Wachen/Schlafen etc.) durch den Organismus hergestellt werden muss (Homöostase). Ziel einer anthroposophischen Therapie ist die Aktivierung dieser Selbstheilungskräfte, um durch Überwindung des Krankheitsprozesses wieder zu einem neuen Gleichgewicht zu gelangen.

Da die anthroposophische Medizin auf der naturwissenschaftlich abgesicherten Medizin basiert, können diese Therapiemethoden empfohlen werden[1]. Ihre Wirksamkeit wurde in Studien bei chronisch entzündlichen Darmerkrankungen evaluiert.

Atemtherapie/Heilatmung

Die Atemtherapie beschäftigt sich mit der bewussten Beeinflussung des Atemrhythmus, um durch Veränderung der Atmung gesundend auf den Gesamtorganismus zurückzuwirken. Dabei wird davon ausgegangen, dass im Falle einer Erkrankung der Mensch seinen natürlichen gesunden Rhythmus des Ein- und Ausatmens verloren hat. Durch gezielte Atemtherapie wird auf Atemtiefe, -länge und -rhythmus Einfluss genommen. Man unterscheidet atemtherapeutische Übungen, Atemgymnastik und Atemmassagen.

Gesicherte Wirksamkeitsnachweise bei chronisch entzündlichen Darmerkrankungen fehlen, wenn auch eine entspannende und rhythmisierende Wirkung unzweifelhaft eintreten kann.

Ayurvedische Medizin

Die Ayurvedische Medizin geht mindestens auf das 5. Jahrhundert vor Christus zurück und beruht auf den Veden (altindische philosophische und spirituelle Schriften). Gesundheit wird in einem Gesamtzusammenhang von Kosmos/Universum und Mensch gesehen. Aufgabe des Heilers in der ayurvedischen Medizin ist es, Harmonie zwischen dem Einzelnen und dem Leben des Universums wiederherzustellen, in dem er die in jedem von uns vorhandenen Kräfte des Universums ins Gleichgewicht bringt.

Harmonie von Mensch und Kosmos

Prana, die Lebenskraft, gibt jedem Menschen Vitalität und Dauer und bildet die Grundlage allen Heilens. Sie äußert sich physisch in fünf Elementen (Erde, Wasser, Feuer, Luft und Äther) und wird durch bestimmte Kräfte, die drei Doshas (Vata, Pita und Kapha), zusammengehalten. Die Therapie erfolgt durch die den einzelnen Doshas und deren Elementen zuträglichen Nahrungsmittel, Heilpflanzen und weitere Behandlungsansätze. Bekanntestes Heilmittel in der Anwendung bei chronisch entzündlichen Darmerkrankungen ist das Salai-Guggal-Gummiharz (Indischer Weihrauch) aus Boswellia serrata. Diesem wird ein entzündungshemmender

---

[1] *Auskunft über Ärzte der Anthroposophischen Medizin gibt folgende Stelle:*
Gesellschaft Anthroposophischer Ärzte Deutschland, Roggenstr. 82, 70794 Filderstadt
Tel.: 0711–7799711, E-Mail: Ges.Anth.Aerzte@t-online.de

Effekt zugeschrieben. Studien zeigen eine Wirksamkeit von Weihrauch in ihrer Anwendung, wenn auch die Stärke des entzündungshemmenden Effektes umstritten ist.

Studien zum Wirksamkeitsnachweis der Ayurvedischen Medizin bei chronisch entzündlichen Darmerkrankungen fehlen.

Autogenes Training

Zur Rolle von Entspannungstechniken in der Betreuung von Patienten mit chronisch entzündlichen Darmerkrankungen siehe Kapitel 21.

Biofeedback

Biofeedback beschreibt die Rückkoppelung oder besser Rückmeldung eines oder mehrerer biologischer Signale (bio = das Leben, Feedback = Rückmeldung). Das Lernen des Menschen beruht zu einem Großteil auf Rückkoppelungsmechanismen. Durch Sinneseindrücke des Gleichgewichtsorgans und des Sehens wird z. B. unsere Körperhaltung ständig korrigiert und beeinflusst. Biofeedback, das Lernen durch Rückmeldung, ist eine computergestützte oder apparativ gestützte Verhaltenstherapie, bei der der Patient lernt, die Körperfunktion willentlich zu beeinflussen. Anwendung einer Biofeedback-Therapie bei CED ist z. B. die Möglichkeit des analen Schließmuskeltrainings bei (drohender) Inkontinenz. Dabei wird ein Stift mit Sensoren in den Analkanal eingeführt; durch Sichtbarmachen des Kneifdrucks kann willentlich und kontrolliert der Schließmuskelapparat trainiert werden. Andere Biofeedbackanwendungen können zur Kontrolle von Entspannungstechniken etc. zur Anwendung kommen.

Die Biofeedbacktherapie gilt als wirksames Therapieprinzip.

Bioresonanztherapie

Die Bioresonanztherapie (BRT) ist ein relativ neues Mess- und Therapieverfahren. Dabei sollen körpereigene Schwingungen von dem Bioresonanzgerät abgenommen werden und anschließend dem Körper modifiziert wieder zurückgegeben werden. Der Erfinder Franz Morell hat 1977 dieses Gerät gebaut, bei dem er die abgenommenen pathologischen Signale trennen kann, invertiert und dem Körper wieder zurückgibt, sodass diese gelöscht werden. Dieses Prinzip wird in der Elektroakustik verwandt, wo bekanntermaßen eine Schalldämpfung durch Inversion (Umkehrung) der Schallwellen erreicht wird. Analog sollen mit der BRT pathologische Schwingungen des Körpers abgeschwächt und physiologische verstärkt werden.

Problematisch ist, dass eine wissenschaftliche Differenzierung in pathologische und physiologische Schwingungen beim Menschen nicht vorgenommen werden kann. Die Bioresonanz ist daher ein wissenschaftlich nicht belegtes Verfahren. Wirksamkeitsstudien bei chronisch entzündlichen Darmerkrankungen gibt es nicht.

Biologische Medizin

Biologische Medizin ist ein Oberbegriff für die Gesamtheit der medizinischen Bestrebungen, Krankheiten unter Anwendung biologischer Heilmittel und anderer natürlicher Mittel und Verfahren zu heilen, zu lindern oder zu verhüten.

Unter biologischen Heilmitteln versteht man Pflanzen und Pflanzenteile, Zubereitungen aus Tierkörpern und Tierkörperteilen sowie Stoffwechselprodukte von Mensch und Tier oder deren Zubereitungen sowie Mineralien und deren natürliche und künstliche Gemische oder Zubereitungen. Potenzierte Arzneimittel (Homöopathika) gehören ebenso dazu.

Die biologische Medizin wird von der Hufelandgesellschaft für Gesamtmedizin e. V. – Vereinigung der Ärztegesellschaften für biologische Medizin – vertreten, wenn auch kürzlich die Homöopathen aus dieser Gesellschaft ausgeschieden sind.

Enzym-Therapie

Enzyme sind körpereigene Eiweißstoffe, die im Organismus ablaufende chemische Reaktionen katalysieren (unterstützen). Unter einer Enzymtherapie versteht man die Zufuhr von Enzymen, um einen Effekt auf den Gesamtorganismus (= systemische Wirkung) zu erzielen. Ein einfacher Enzymersatz, z. B. bei Bauchspeicheldrüsenschwäche (exokrine Pankreasinsuffizienz) zur Verdauungsförderung, wird von einer systemischen Therapie abgegrenzt und ist in seiner Wirksamkeit unzweifelhaft. Als systemische Wirkungen im Organismus bei einer Enzymtherapie werden Effekte auf Entzündungen im Körper, Schmerzen und Schwellungen sowie ein immunstimulierender bzw. immunmodulierender Effekt angesehen.

Ein Wirksamkeitsnachweis liegt für diese Therapien nur bei rheumatischen und degenerativen Krankheitsbildern vor, nicht jedoch bei CED.

Fasten

Das Fasten ist bis heute eines der ältesten naturheilkundlich begründeten Therapieverfahren. Durch „innere Reinigung" und Entschlackung des Körpers soll diesem neue Lebenskraft und Gesundheit zufließen. Während des Fastens kommt es zu einer Umstellung des Stoffwechsels, der Darm wird gereinigt und der Körper verbrennt (überschüssige) Fettpolster. Damit stellt das Fasten, insbesondere beim Vorliegen einer chronisch entzündlichen Darmerkrankung, eine einschneidende

Maßnahme dar. Es sollte daher *nur unter ärztlicher Kontrolle* durchgeführt werden.

Zu den bekanntesten medizinischen Fastenkuren gehören:
- F.X.-Mayr-Kur
- Heilfasten nach Buchinger
- Schroth-Kur
- Waerland-Kur.

Die *Kur nach F.X. Mayr* beinhaltet Fastentage mit Milch und alten Brötchen, Einläufe und Bauchmassagen sowie viel Bewegung. Flüssigkeit wird in Form von viel Tee mit etwas Honig und Zitrone sowie Mineralwasser zugeführt.

Beim *Heilfasten nach Buchinger* werden Obst- und Gemüsesäfte verabreicht. Außerdem wird auf viel Bewegung geachtet.

Die *Schroth-Kur* besteht aus Fastentagen mit alkohol- und energiearmem Weißwein zur Steigerung der Durchblutung im Wechsel zu sog. Trockentagen mit Essen von alten Brötchen. Kleine Mengen von fett-, protein- und salzarmer Kost sind erlaubt. Ergänzt wird die Kur durch Körperwickel zur Unterstützung der Ausscheidung von Schlackenstoffen über die Haut und viel Bewegung.

Die *Waerland-Kur* basiert auf einer lakto-vegetabilen Ernährung mit wechselnden Rohkost- und Getreidemahlzeiten bei ausreichender Flüssigkeitszufuhr (Wasser und Kräutertees).

Die Fastendauer beträgt in der Regel zwei bis drei Wochen, eine weitere Woche dient der Wiedergewöhnung des Organismus an die Nahrung und dem Training der Stoffwechselprozesse.

Das Heilfasten darf nicht mit speziellen Diäten, insbesondere der sog. „Astronautenkost" bei CED, verwechselt werden. Heilfasten zielt nicht in erster Linie auf eine Schonung des Darms, sondern auf eine Entschlackung des Gesamtorganismus und dessen Aktivierung. *Bei Untergewicht ist große Vorsicht geboten!*

Fischöle

Fischöl in der Behandlung der chronisch entzündlichen Darmerkrankungen beruht auf einem entzündungshemmenden Effekt der sog. Omega-3-Fettsäuren. Diese Fettsäuren beeinflussen den Entzündungsstoffwechsel (Prostaglandinstoffwechsel) und können so bei hoher Dosierung im Darm lokal einen entzündungshemmenden Effekt ausüben. Eine Wirkung der Omega-Fettsäuren gilt als bewiesen, jedoch ist deren Wirksamkeitsstärke und Wertigkeit in der Therapie der chronisch entzündlichen Darmerkrankungen weiter umstritten.

Fußreflexzonen-Massage

Diese Therapieform entstammt aus altem Volkswissen, insbesondere aus Überlieferungen von Indianern. Grundlage der Fußreflexzonenmassage ist die Annahme, dass jede Körperregion und jedes Organ des Menschen seine Abbildung bzw. sein Areal auf die Fußfläche projiziert besitzt (= Fußreflexzone). Die einzelnen Reflexzonen geben bei einer Massagebehandlung an, wie es dem jeweils zugeordneten Organbereich geht. Wenn also z. B. eine Darmerkrankung vorliegt, schmerzt die zugehörige Zone auf Massagedruck. Die stimulierende Massage löst Stauungen des Energieflusses, fördert Wohlbefinden und lindert gezielt Beschwerden.

Gesicherte Studien zur Wirksamkeit auf den Verlauf einer chronisch entzündlichen Darmerkrankung fehlen, wenn auch der Effekt auf das Wohlbefinden unzweifelhaft ist.

Gelee Royal oder Pollen-Propolis

Propolis ist der harzige Überzug bei jungen Blattknospen, der von Bienen gesammelt und zum Abdichten ihrer Bienenstöcke benutzt wird. Er enthält Eiweiße, Kohlenhydrate und Fette, sowie Mineralstoffe und die Vitamine A, B, C, D und E. Eingesetzt wird Propolis zur Anregung des Stoffwechsels.

Gesicherte Effekte bei chronisch entzündlichen Darmerkrankungen sind nicht beschrieben.

Homöopathie

Die Homöopathie geht auf Samuel Hahnemann (1755–1843) zurück, der durch langjährige Experimente zwei wesentliche Beobachtungen machte:

1. Wenn gesunde Personen einen (toxischen) Naturstoff in kleinen Mengen einnehmen, dann erzeugt dieser Krankheitserscheinungen, die für den Stoff charakteristisch sind.
2. Das Symptomenbild einer Erkrankung kann mit der Arznei behandelt und geheilt werden, dessen eigenes Vergiftungsbild ähnliche Symptome wie die der Erkrankung hervorruft. Dieses Prinzip wird als Simile- oder Ähnlichkeitsprinzip bezeichnet (Homoion = ähnlich, Pathos = leiden).

Die Heilkunst des Homöopathen besteht darin, für jeden Patienten das dem jeweiligen Krankheitszustand entsprechende Heilmittel zu finden. Im Zentrum der Betrachtung steht auch hier der Mensch in seiner Gesamtheit mit Körper, Seele und Geist. Krankheitssymptome sind der Ausdruck für eine aus der Harmonie und Ordnung geratene Kraft (Lebenskraft). Deshalb steht auch bei homöopathischen Heilmethoden die Anregung der Selbstheilungskräfte im Vordergrund. Durch eine umfassende Erstbefragung des Betroffenen (= Erstanamnese) wird versucht, alle krankhaften Vorgänge im Leben des Patienten zu erfassen, was eine detaillierte Kenntnis der Symptome (u. a. auch die Kenntnis der ärztlichen Vorbefunde) erfordert. Nach Auswertung der Gesamtsymptomatik wird schließlich das oder die Heilmittel ausgewählt. Dabei kommt der homöopathischen Zubereitung der Heilmittel (Potenzierung) eine besondere Bedeutung zu; so wirkt dasselbe Heilmittel in verschiedenen Potenzen z. B. unterschiedlich auf Körper, Seele und Geist.

Potenzierte Heilmittel

Die Potenzierung ist das zentrale Verfahren der Heilmittelzubereitung in der Homöopathie: Die Stoffe (Urtinktur, Ursubstanz), die in ihrer Reinform hochgiftig sein können, werden mit Lösungsmitteln (z. B. Alkohol) verdünnt und in einem definierten Prozedere verschüttelt oder verrieben. Das Verfahren stellt keine bloße Verdünnung des Stoffes dar, sondern basiert auf der Vorstellung, dass die Information des Heilmittels in seiner immateriellen Form als etwas Energetisches, Dynamisches an das Lösungsmittel weitergegeben wird. Das Heilmittel erhält so erst seine heilsame Kraft (Potenz = Kraft, Verstärkung der Heilkraft).

Homöopathische Mittel verursachen häufig zunächst eine Verschlimmerung der Symptome (sog. „Erstverschlimmerung"). Diese Reaktion gehört zum homöopathischen Heilungsvorgang und gilt als sicheres Zeichen für die richtige Wahl des Mittels.

Die Homöopathie ist die am weitesten verbreitete komplementäre Methode in Deutschland. Sie wird von Ärzten und Heilpraktikern gleichermaßen benutzt. Für Ärzte stellt dies eine zusätzliche Weiterbildung dar, sodass beim Aufsuchen eines Arztes mit der Zusatzbezeichnung „Homöopathie" eine volle ärztliche Ausbildung gewährleistet ist, nicht jedoch bei Heilpraktikern, die die Homöopathie anwenden.

Die Homöopathie ist in ihrer Wirksamkeit in vielen Studien untersucht worden und zeigt gerade bei chronischen Erkrankungen gute Wirksamkeit. Für die chronisch entzündlichen Darmerkrankungen liegen jedoch keine sicheren Wirksamkeitsstudien vor.

Neuraltherapie nach Hunecke

Bei der Neuraltherapie wird nach seinem Entdecker Hunecke ein örtliches Betäubungsmittel (Lokalanästhetikum; z. B. Procain) zu diagnostischen und therapeutischen Zwecken in bestimmte Körperregionen gespritzt. Lokale Injektionen in die Haut sollen auch tiefer gelegene Organe über so genannte Reflexzonen (Head'sche Zonen) erreichen und die gestörten Funktionen positiv beeinflussen. Schmerzzustände durch Verspannungen und Verkrampfungen sollen besonders geeignete Indikationen sein.

Wirksamkeitsstudien bei chronisch entzündlichen Darmerkrankungen liegen nicht vor.

Osteopathie

Die Osteopathie stellt eine Sonderform der manuellen Therapierichtungen dar. Sie wurde von Dr. Andrew Taylor Still (1828–1917) in den USA (1874) entwickelt. Vier Grundprinzipen stellen Stills Ideen dar:

1. Der menschliche Körper funktioniert als Einheit.
2. Der Körper verfügt über selbstheilende Mechanismen.
3. Struktur und Funktion stehen in einer Wechselbeziehung.
4. Abnormer Druck und Spannung in einem Teil des Körpers führen zu abnormem Druck oder Spannungsphänomenen in anderen Körperteilen.

Nach Körperregionen und Technik werden drei Teilbereiche untergliedert:
- Osteoartikulärer Bereich (Knochengelenke)
- Viszeraler Bereich (innere Organe)
- Kranio-sakraler Bereich (Schädel-Kreuzbein).

Der Osteopath versucht durch manuelle Manipulation (Druck, Zug und Bewegung) über den Bewegungsapparat Einfluss auf Spannungen wie auch Organfunktionen durch Anregung der Selbstregulationskräfte zu nehmen.

Im angloamerikanischen Bereich ist die Technik Bestandteil der manualtherapeutischen Schulen. Die Technik wird von Ärzten, Physiotherapeuten, Manualtherapeuten wie auch Heilpraktikern benutzt. Die Osteopathie kann als Begleittherapie bei CED mit extraintestinalen Manifestationen an den Gelenken und der Wirbelsäule eingesetzt werden, stellt jedoch keine Primärtherapie dar.

Ozontherapie

Ozon ist ein Gas. Wenn es in höheren Konzentrationen eingeatmet wird, ist es giftig. In der Medizin wird es zur Desinfektion verwendet. In der Komplementärmedizin findet Ozon in der kleinen und großen Eigenblutbehandlung (letztere wird bei Heilpraktikern auch manchmal „Blutwäsche" genannt) oder als sog. Insufflationsbegasung von Hohlorganen (z. B. Darminsufflation) und als Extremitätenbegasung seine Anwendung. Neben der desinfizierenden Wirkung (Abtötung von Bakterien, Viren und Pilzen) wird dem Ozon eine durchblutungsfördernde, immunstimulierende, wundheilungsfördernde und entzündungshemmende Eigenschaft zugesprochen.

Bei der Caspers-Sauerstoff-Darmsanierung wird Ozon über das Rektum in den Darm insuffliert. Dabei soll über eine Bakterien abtötende und entzündungshemmende Wirkung ein positiver Einfluss bei chronisch entzündlichen Darmerkrankungen erzielt werden.

Wirksamkeitsstudien für die Anwendung bei CED fehlen, jedoch sind Perforationen (Platzen/Verletzungen) des Darms in der medizinischen Literatur beschrieben.

Phytotherapie

Pflanzliche Heilmittel

Unter Phytotherapie (Pflanzenheilkunde) versteht man den Einsatz von pflanzlichen Wirkstoffen aus Blättern (lat.: Foliae), Kraut (Herba), Wurzeln (Radix), Blüten (Flores), Früchten (Fructi), Samen (Semen) und Rinde. Die Heilkräuter können als Tees bzw. alkoholische oder wässrige Auszüge innerlich wie äußerlich zur Anwendung kommen. Die Anzahl der bekannten Heilkräuter ist fast unüberschaubar. Zur Verwendung von Heilkräutern sei auf die einschlägigen Heilkräuterlexika verwiesen. Die verschiedenen Heilkräuter können meist unterstützend vom Arzt oder in der Selbstmedikation eingesetzt werden. Unkritischer Einsatz oder übermäßiger Gebrauch können jedoch auch zu unerwünschten Wirkungen führen, da viele Heilkräuter hochwirksame Bestandteile besitzen, die bei unsachgemäßem Gebrauch auch toxisch (giftig) sein können.

Heilkräuter können in vielen Apotheken, Reformhäusern und Fachdrogerien bezogen werden und sollten entsprechend der Gebrauchsanweisung angewendet werden.

Shiatsu-Therapie

Shiatsu ist eine Massageart, bei der durch Klopfen, Pressen und Drücken mit den Fingerkuppen der Hände über Reflexzonen der Haut (s. a. Fußreflexzonen-Massage) innere Körperorgane beeinflusst werden. Grundlage der Methode ist die Traditionelle Chinesische Medizin. Analog der Akupunktur (s. dort) wird durch Shiatsu der Energiefluss auf den Meridianen wieder zum Strömen gebracht.

Symbioselenkung

Das Wort „Symbiose" bedeutet Lebensgemeinschaft und meint im medizinischen Sinne das Zusammenleben des menschlichen Organismus mit Milliarden von Bakterien auf der Haut und den Schleimhäuten sowie im Darm. Die Bakterien produzieren wichtige Säuren und Stoffwechselprodukte, wodurch Haut und Schleimhäute geschützt werden. Im Darm kommt einigen Darmbakterienstämmen eine besondere Milieu und Schleimhaut schützende Funktion zu. Wird das Milieu durch Antibiotika oder andere Medikamente, Nahrungsumstellung oder eine Darmerkrankung gestört, so können sich teilweise pathogene (krankmachende) Bakterienstämme leichter verbreiten und invasiv bzw. zerstörend auf die Schleimhaut wirken. Zur Regulation dieses Bakterienmilieus können so genannte *Probiotika* (Bakterienstämme mit positiver Milieugestaltung) zum Einsatz kommen.

Neuere Studien zeigen eine Wirksamkeit von Probiotika im akuten Schub wie auch zur Remissionserhaltung bei CED. Eine hohe Bedeutung kommt ihnen in letzter Zeit zunehmend auch in der Behandlung der Pouchitis zu.

Thymus-Therapie

Jeder Mensch besitzt eine Thymusdrüse, die als wichtiges Immunorgan eine prägende Funktion für bestimmte weiße Blutzellen hat. Mit zunehmendem Alter bildet sich die Thymusdrüse zurück. Unter der Vorstellung einer Immunstimulation werden daher bei der Thymustherapie Extrakte oder ganze Zellen von meist Kälberdrüsen verabreicht.

Durch die Zufuhr von tierischen Thymusbestandteilen in die menschliche Blutbahn, kann es zu schweren unerwünschten allergischen Reaktionen kommen. Gesicherte immunstimulierende Effekte durch Thymusgabe sind bei den chronisch entzündlichen Darmerkrankungen nicht bekannt.

Traditionelle Chinesische Medizin (TCM)

Die traditionelle chinesische Medizin ist das älteste wissenschaftliche Medizinsystem. Die Anfänge liegen über 4000 Jahre zurück. Klinische Erfahrungen wurden von den Ärzten über mindestens 2500 Jahre gesammelt, notiert und ausgewertet. Der geistige Hintergrund basiert auf der taoistischen Philosophie. Die chinesische Medizin ist eine funktionale Wissenschaft: Lebendige Abläufe, Lebensfunktionen, aktuelles biologisches und psychisches Geschehen stehen im Mittelpunkt der Betrachtung. Der menschliche Körper wird als Mikrokosmos betrachtet, in dem sich die großen kosmischen Zusammenhänge widerspiegeln. Dieselben Energien/Kräfte, die das Universum beherrschen, beseelen die Natur und den Menschen, der Teil der Natur ist.

TCM: Das älteste wissenschaftliche Medizinsystem der Welt.

Die wichtigsten Grundlagen der chinesischen Medizin sind:
- die Lehre von Yin und Yang
- die fünf Wandlungsphasen
- die Lehre vom Qi.

Yin und Yang sind gegensätzliche Kräfte, die zusammen wirken, wenn sie im Gleichgewicht sind. Yin ist durch „weibliche" Attribute gekennzeichnet (z. B. passiv, dunkel, kalt, feucht), Yang durch „männliche" Attribute (z. B. hell, aktiv, warm, trocken). Gesundheit erfordert u. a. einen ausgewogenen Fluss von Yin- und Yang-Kräften.

Die fünf Wandlungsphasen, benannt nach den aktiven Elementen (Holz, Feuer, Erde, Metall Wasser) finden ihre Entsprechung in den fünf Jahreszeiten (der Spätsommer wird als eigene Jahreszeit betrachtet). Basierend auf den fünf Wandlungsphasen beschreibt die TCM fünf Funktionskreise, die nach den inneren Organen Lunge, Milz, Niere, Herz und Leber benannt sind. Gemeint sind aber weniger die Organe als solche, sondern funktionelle Einheiten im Sinne einer energetischen Physiologie des Körpers, die auch psychische Abläufe umfasst. Zu jedem Funktionskreis gehört ein ganzes System von Leitbahnen (Meridiane), auf denen Öffnungen liegen, über die der entsprechende Funktionskreis, z. B. im Rahmen einer Therapie, erreicht werden kann. In der Akupunktur werden auf diese Öffnungen die Nadeln gesetzt. In jeder Wandlungsphase (Jahreszeit) hat ein bestimmter Funktionskreis seine größte Beeinflussbarkeit.

Das Qi ist eine energetische Kraft (ähnlich dem Begriff Lebenskraft). Sie kann aufgefasst werden als ein Spannungsfeld zwischen äußeren energetischen Einflüssen und dem inneren energetischen Potenzial eines Menschen. Der freie Fluss des Qi ist z. B. für das Gleichgewicht von Yin und Yang wichtig.

Die chinesische Medizin hat ein komplexes eigenes System diagnostischer Verfahren. In einem intensiven Gespräch wird nach Beschwerden, Emotionen, vitalen Körperfunktionen und Disharmonien gefragt. Auch Wahrnehmungen des Arztes durch Geruch- oder Tastsinn werden gewertet. Eine wichtige Rolle spielen die Zungendiagnostik (Farbe, Form, Größe der Zunge und des Zungenbelags) und die Pulsdiagnostik (32 Pulsqualitäten).

Die wichtigsten therapeutischen Elemente der chinesischen Medizin sind die *Kräuterheilkunde*, die *Akupunktur* und die *Diätetik*. Wesentliche Aufmerksamkeit wird in der chinesischen Medizin der vorsorgenden Gesunderhaltung zugemessen (z. B. durch Bewegungssport wie QiGong).

Zelltherapie

Die Zelltherapie ist ein Sammelbegriff für eine Vielzahl von Verfahren, bei denen tierische Zellextrakte gespritzt werden. Sie sollen das Immunsystem stärken und teilweise einem Zellabbau im Organismus vorbeugen.

Durch die Zufuhr von tierischen Zellextrakten in die Blutbahn, kann es zu schweren unerwünschten allergischen Reaktionen kommen. Gesicherte gesundheitsfördernde Effekte durch Zelltherapie bei chronisch entzündlichen Darmerkrankungen sind nicht gegeben.

Internetadressen zur weiteren Orientierung über unkonventionelle Therapieverfahren:

http://www.gesundheitsscout24.de/

http://www.expertenkreisnaturmedizin.de/

http://www.wave77.de/therapien/naturheilkunde/therapien/bach.htm

http://www.naturheilkunde-online.de/

http://www.ftcm.ch/was_ist_tcm.htm

http://www.ganzheitsmedizin.org/

http://www.dgkh-homoeopathie.de/

http://www.akupunktur.ch/

http://www.anthropos-aerzte.ch/

http://www.damid.de/

21

Psychosomatik chronisch entzündlicher Darmerkrankungen

G. Moser

Die Beziehung zwischen psychosozialen Faktoren und den chronisch entzündlichen Darmerkrankungen (CED) Morbus Crohn und Colitis ulcerosa ist ein Thema, welches seit Jahrzehnten zu vielen Missverständnissen und kontroversen Ansichten geführt hat. Die ursprüngliche Annahme, dass primäre psychische Faktoren, also eine bestimmte Persönlichkeitsstruktur oder psychische Konflikte, eine wesentliche Rolle bei der Entstehung von chronisch entzündlichen Darmerkrankungen (CED) spielen, konnte bis dato nicht bestätigt werden. Die psychosoziale Dimension der CED ist aber ein wesentlicher Faktor, der in der Diagnostik und Therapie dieser Krankheiten berücksichtigt werden muss – umso mehr als dieses Leiden zumeist junge Menschen trifft, einen chronischen Verlauf nimmt, derzeit unheilbar ist und mit tabuisierten Beschwerden einhergeht.

Klinisches Bild und psychosoziale Folgen der Erkrankung

Nicht sichtbare tabuisierte Beschwerden

Manche Patienten mit einer chronisch entzündlichen Darmerkrankung kämpfen bereits seit dem Jugendalter mit unvorhersehbaren Phasen von Durchfällen mit Schmerzen, Abszessbildungen oder Fisteln im Intimbereich, bedürfen einer besonderen Fürsorge oder müssen um die Anerkennung ihrer Beeinträchtigung sowohl im familiären Bereich als auch im Berufsleben kämpfen. Viele werden von der andauernden Suche nach einer Toilette geplagt und können sehr oft nicht zuverlässig zwischen Blähung und Stuhldrang unterscheiden. Die Betroffenen müssen mit einer nicht sichtbaren und tabuisierten Behinderung leben und werden von vielen Ängsten begleitet:

- Angst vor einem neuen Krankheitsschub
- Angst vor sozialer Isolation
- Angst vor dem Verlust der Attraktivität für den Sexualpartner
- Angst vor Verlust des Arbeitsplatzes
- Angst vor physisch und psychisch belastenden Untersuchungen oder Operationen

● Angst vor der Nebenwirkung von Medikamenten, usw.

Es ist daher anzunehmen, dass viele der in früheren Studien beschriebenen psychischen Auffälligkeiten bei Patienten mit CED eher eine Folgeerscheinung der Krankheit darstellen. Weiterhin ist erwiesen, dass besonders Jugendliche und Kinder, die früh an CED erkranken, derartige Belastungen nicht wie Erwachsene verarbeiten können und dadurch die psychosoziale Entwicklung beeinträchtigt werden kann.

Ängste verändern die Betroffenen.

Stress und Krankheit: Was ist erwiesen, was meinen die Betroffenen?

Es ist bekannt, dass emotionale Belastungen Veränderungen der Darmfunktion und abdominelle Beschwerden wie Bauchschmerzen und Durchfälle auslösen oder verstärken können. Dies ist aber nicht spezifisch für die chronisch entzündlichen Darmerkrankungen, sondern auch bei funktionellen Darmbeschwerden und bei Gesunden zu beobachten. Allgemein gesprochen kann psychosozialer Stress zur Symptomauslösung oder -verstärkung führen. Es wird vermutet, dass bei den CED psychosozialer Stress auch zu einer Fehlregulation der Immunantwort und – bei entsprechender Veranlagung – zur Krankheitsaktivierung führen kann. Werden die Betroffenen selbst befragt, so sind Patienten mit CED jedenfalls mehrheitlich davon überzeugt, dass psychischer Stress ihre Krankheit ausgelöst habe und auch für die Krankheitsschübe verantwortlich sei. In einer im Jahr 2000 veröffentlichten Untersuchung von Patienten mit Colitis ulcerosa konnte nachgewiesen werden, dass kurzzeitiger Stress in der Regel zu keiner Krankheitsaktivierung führt. Bei lang anhaltender subjektiver Stressbelastung besteht jedoch ein erhöhtes Risiko für eine Krankheitsaktivierung innerhalb von Monaten bis hin zu einem Jahr.

Chronischer Stress kann die Krankheit aktivieren.

Erstaufklärung und laufende Information

Aufklärung und Informationsstand sind wesentliche Einflussfaktoren auf das subjektive Befinden der Betroffenen, das Ausmaß ihrer Sorgen und Ängste und damit auch auf die krankheitsbezogene Lebensqualität. Viele Fragen tauchen erst im Verlauf der CED auf. Mehr als 60 % der Betroffenen fühlen sich unzureichend über ihre Krankheit informiert. Je früher und besser aufgeklärt wird, desto günstiger werden sich die Krankheitsbewältigung und die so genannte Compliance der Patienten entwickeln. Der Begriff „Compliance" beschreibt ein Verhalten der Patienten, das (durch entsprechende Kooperation) die Chancen auf den Erfolg einer medizinischen Behandlung erhöht.

Die Mitteilung, an einer chronisch entzündlichen Darmerkrankung zu leiden, bedeutet für die meisten Betroffenen eine verunsichernde Belastung, die bewältigt werden muss. Gerade im Erstaufklärungsgespräch ist es von Bedeutung, soviel wie notwendig und so gründlich wie möglich zu informieren. Dabei sollen die Betroffenen nicht mit den schwierigsten Komplikationen beunruhigt werden, aber es soll offen über den Verlauf dieser Krankheit und die möglichen Folgen gesprochen werden. Die Aufklärung sollte dem Patienten das Gefühl der vertrauten Offenheit gegenüber allen, auch sehr intimen Problemen vermitteln. Das Gespräch bedarf einer ruhigen Atmosphäre, wobei vom betreuenden Arzt eine Zeitspanne von 45 Minuten als optimal angesehen werden darf. Ist das nicht möglich, so kann dieses Aufklärungsgespräch an mehreren hintereinander folgenden Kontrollterminen erfolgen, die meist sowieso infolge einer akuten Krankheitsaktivität beim erstmaligen Auftreten der Erkrankung (Erstmanifestation) notwendig werden. Der Vorteil einer schrittweisen Aufklärung liegt auch in der Möglichkeit zur langsamen Verarbeitung der Informationen und Anpassung der Patienten an die neue Lebenssituation in Begleitung professioneller Beratung und Stützung.

Zeit für Gespräche nehmen!

Krankheitsbewältigung und soziale Beeinträchtigungen

In einer 1987 veröffentlichten Studie wurde aufgezeigt, dass 54 % der Patienten mit Morbus Crohn meinten, die Krankheit beeinträchtige ihr berufliches und privates Leben. Viele Untersuchungen zeigen aber, dass die Mehrheit aller CED-Patienten in der Lage ist, ein normales Berufs- und Privatleben zu führen. Trotzdem versuchen einer Studie zufolge bis zu 30 % der Patienten mit CED aufgrund ihrer Erfahrungen, die Krankheit am Arbeitsplatz aktiv zu verheimlichen. Die subjektiven und objektiven psychosozialen Folgen der Erkrankung sind daher vom medizinischen Personal in die klinische Betreuung miteinzubeziehen. Die Betroffenen werden damit in ihrer Fähigkeit, psychische und soziale Probleme zu reflektieren und Problemlösungen selbst zu suchen – gegebenenfalls auch mit dem Partner oder Familienangehörigen – geschult und gestärkt.

Unterstützung bei Problemlösung

Lebensqualität und klinische Betreuung

Die Evaluation der Lebensqualität, parallel zur klinischen Beurteilung der Krankheitsaktivität, kann zum Zweck klinischer Studien mit standardisierten Fragebögen erfolgen. Dazu wurden in den letzten Jahren CED-spezifische Lebensqualitätsfragebögen entwickelt, die zum Teil auch die Krankheitsaktivität mit berücksichtigen. In der klinischen Praxis hat es sich aber bewährt, direkt nach Einschränkungen in der Arbeitsfähigkeit, den sozialen Aktivitäten, Freizeitgestaltung und dem partnerschaftlich-familiären Bereich (inklusive Sexualität) zu fragen. Krankheitsbezogene Sorgen, Ängste und depressive Symptome sollten mit offenen und feinfühlig gestellten Fragen laufend evaluiert werden. Den Betroffenen sollte angeboten werden, die Familie bei größeren Problemen und Therapieentscheidungen miteinzubeziehen, damit das Gefühl der Hilflosigkeit und der Isolation möglichst gering gehalten werden kann. Werden psychosoziale Faktoren wie belastende Lebensereignisse, Stress und mangelnder sozialer Rückhalt angegeben, so sollte die soziale Unterstützung gefördert werden, indem Bezugspersonen einbezogen oder z. B. Selbsthilfegruppen empfohlen werden.

Unterstützung durch Selbsthilfegruppen

Psychische Beeinträchtigung

Die Krankheit erfordert eine große Frustrationstoleranz, soziale Unterstützung und die Fähigkeit, unvorhersehbare Belastungen zu bewältigen. Waren diese Faktoren bereits vor Erkrankungsbeginn mangelhaft vorhanden, so wird das Leiden der Betroffenen nicht nur durch die CED selbst, sondern vor allem auch durch die psychosozialen Folgen der Krankheit verstärkt.

Betroffene mit Morbus Crohn haben einer Studie zufolge im Vergleich zu Patienten mit anderen gastrointestinalen Erkrankungen ein höheres Risiko für eine schwere depressive Störung; dies traf in der Studie nicht zu für Patienten mit Colitis ulcerosa. Ähnliche, aber teilweise widersprüchliche Ergebnisse zur Häufigkeit psychischer Störungen bei CED fanden sich auch in anderen Untersuchungen. Allerdings gibt es auch Berichte, wonach Betroffene mit CED in der ruhigen, so genannten Remissionsphase nicht wesentlich mehr oder sogar weniger psychiatrische Störungen aufweisen als Patienten mit anderen Erkrankungen oder Personen der Allgemeinbevölkerung. Die psychosozialen Schwierigkeiten scheinen meist in einem direkten Zusammenhang mit der Schwere der Erkrankung zu stehen.

Depressionen erkennen

Rolle der Psychotherapie

Psychotherapie bei psychischen Beeinträchtigungen

Aufgrund bisheriger Studien ist anzunehmen, dass mindestens ein Drittel aller Betroffenen irgendwann im Verlauf der Erkrankung in eine psychische Krise kommen kann und diese meist eng mit der Krankheitsaktivität assoziiert ist. Es muss daher eine, möglichst im klinischen Betreuungsfeld integrierte, professionelle Hilfe angeboten werden. Inwieweit Psychotherapie bei Patienten mit CED generell sinnvoll und wirksam ist, wird in der Literatur kontrovers diskutiert. Es scheint bei dem derzeitigen Wissensstand die Annahme richtig zu sein, dass Psychotherapie-Indikationen und -Erfolge bei Betroffenen mit CED dieselben sind wie bei anderen Erkrankten oder auch nicht organisch Kranken. Die (wenigen) kontrollierten Studien mit stützender Psychotherapie und Entspannungstechniken mit Krankheits- und Stressbewältigungsstrategien zeigten einen günstigen Einfluss der Psychotherapien auf die Krankheitsbewältigung (Coping) sowie auf die Lebensqualität der Betroffenen und boten Hilfe zur rascheren Bewältigung eines Krankheitsschubes. Weitere prospektive Langzeitstudien sind erforderlich, um Subgruppen von Patienten zu definieren, welche auch im biologischen Verlauf von einer zusätzlichen Psychotherapie profitieren könnten.

Fasst man die Ergebnisse der Psychotherapiestudien zusammen, so ist die alleinige Diagnose „Morbus Crohn" oder „Colitis ulcerosa" keine ausreichende Indikation für eine Psychotherapie.

Integrierte psychosomatische Betreuung

Vorteile einer integrierten psychosomatischen Betreuung

Die Schaffung einer integrierten psychosomatischen Betreuungsmöglichkeit an Zentren mit CED-Spezialambulanz ist anzustreben, um Spaltungen zu verhindern und unmittelbar professionelle Hilfe anbieten zu können. Der Vorteil einer integrierten Institution (z. B. psychosomatische Spezialambulanz vor Ort) besteht auch darin, bereits zu Beginn und im Verlauf der Krankheit bei Teambesprechungen psychosoziale Probleme erfassen und parallel betreuen zu können. Die niedergelassenen Gastroenterologen sollten eine enge Kooperation mit psychosomatischen Institutionen und Psychotherapeuten pflegen, die mit dem somatischen Krankheitsbild der CED gut vertraut sind.

Zusammenfassend gilt für die chronisch entzündlichen Darmerkrankungen, wie für alle Erkrankungen, dass das Befinden der Betroffenen ein Resultat mehrerer, sich gegenseitig beeinflussender Faktoren ist (biopsychosoziales Modell, Abb. 1). Die Krankheitsaktivität und deren Symptome sind jedoch häufig die einzigen Fak-

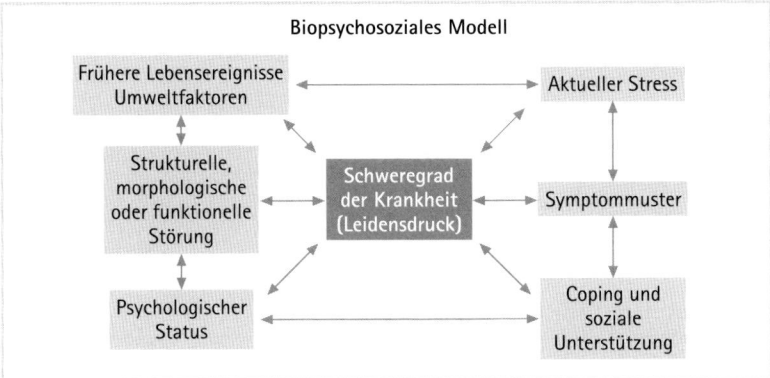

Abb. 1: Biopsychosoziales Modell. Das Befinden des Betroffenen ist ein Resultat mehrerer, sich gegenseitig beeinflussender Faktoren.

toren, die in der medizinischen Versorgung berücksichtigt werden. Diese stellen aber nur ein Sub-System im biopsychosozialen Gesamtmodell einer Erkrankung dar. Der Schweregrad und der subjektive Leidensdruck der Betroffenen wird nie alleine durch die entzündlichen (strukturellen) Veränderungen oder funktionellen Störungen bestimmt, sondern immer auch durch psychosoziale Faktoren und die Frage, ob Unterstützung durch die Umwelt angeboten wird.

22 Die Rolle der Ernährung bei Morbus Crohn und Colitis ulcerosa

S.-D. Müller-Nothmann

Ernährungseinflüsse

Morbus Crohn und Colitis ulcerosa sind nach dem bisherigen Kenntnisstand keine ernährungsbedingten Erkrankungen. Es ist jedoch nicht eindeutig geklärt, ob der Ausbruch einer chronisch entzündlichen Darmerkrankung (CED) durch Ernährungsfaktoren beeinflusst wird oder nicht.

Die westliche Ernährung mit reichlichem Zucker- und Fastfood-Konsum bei Ballaststoffmangel und Bevorzugung synthetischer Fette (Margarine oder Frittierfett mit einem hohen Anteil gesättigter Fettsäuren und/oder Transfettsäuren; s. u.) wird als mitauslösender Faktor in Erwägung gezogen. Für den Morbus Crohn ist dies nach bisherigem Kenntnisstand relevanter als für die Colitis ulcerosa. Obwohl bei Morbus-Crohn-Patienten ein im Vergleich zu Gesunden gesteigerter Verzehr von Zucker (Saccharose) festgestellt wurde, ist eine ursächliche oder krankheitsverschlimmernde Bedeutung jedoch bislang nicht zweifelsfrei belegt. Zudem sind in Ländern mit sehr hohem Zuckerkonsum Morbus Crohn und Colitis ulcerosa eher selten.

Diskutiert wird auch, ob chronisch entzündliche Darmerkrankungen allergisch bedingt sein könnten. Hierfür spricht, dass Ausschlussdiäten (exclusion diet) und die kohlenhydratarme sog. Lutz-Diät bei einigen CED-Patienten Erfolge zeigen.

Mikroorganismen und die Darmflora spielen bei CED eine entscheidende Rolle.

Ferner existieren Hypothesen über die potenziell krankheitsauslösende Rolle von Transfettsäuren und von Bäckerhefe (Saccharomyces cerevisiae) sowie über ein erhöhtes Erkrankungsrisiko von Personen, die im Säuglingsalter nicht gestillt oder mit hypoallergenen Säuglingsnahrungen ernährt wurden.

Auch Mikroorganismen könnten in der Genese chronisch entzündlicher Darmerkrankungen eine Rolle spielen (ähnlich Helicobacter pylori bei Magenschleimhautentzündungen = Gastritiden). Diese Hypothese wird durch die erfolgreichen Therapien mit Probiotika bei CED-Patienten gestützt.

Insgesamt erlauben die bisher erhobenen wissenschaftlichen Daten keine eindeutig belegbaren Aussagen über den Einfluss der Ernährung auf die Entstehung chronisch entzündlicher Darmkrankheiten. Im Vergleich zum Morbus Crohn gibt es bei Patienten mit Colitis ulcerosa weit weniger Hinweise auf einen Zusammenhang zwischen Ernährungsfaktoren und Auslösung der Erkrankung.

Für die diätetische Therapie bei chronisch entzündlichen Darmerkrankungen können keine festen Regeln aufgestellt werden. Eine einheitliche Crohn-Colitis-Diät gibt es nicht. Zudem muss zwischen der Ernährung im symptomfreien Intervall und im akuten Entzündungsschub unterschieden werden. Auch individuelle Unterschiede zwischen den einzelnen Patienten sind zu berücksichtigen.

Die Ernährungstherapie im symptomfreien Intervall unterscheidet sich von der im akuten Entzündungsschub.

Ernährungslehre und Diätetik

Nahrungsinhaltsstoffe, die Energie liefern, werden als *Nährstoffe* bezeichnet. Nahrungsinhaltsstoffe, die Wirkungen im Organismus haben, aber keine Energie liefern, nennt man *Wirkstoffe*. Daneben gibt es noch sekundäre Pflanzenstoffe, Ballaststoffe, Wasser und Alkohol.

Zu den Nährstoffen gehören:
- *Kohlenhydrate (4 kcal/g)*
- *Eiweiße (Proteine) (4 kcal/g)*
- *Fette (Lipide) (9 kcal/g)*.

Energiehaltig sind auch organische Säuren, Zuckeralkohole sowie Alkohol.

Vitamine und *Mineralstoffe* sind Wirkstoffe. Man unterscheidet zwischen wasser- und fettlöslichen Vitaminen. Entsprechend ihrem Vorkommen im Körper und dem täglichen Bedarf werden außerdem *Mengen-* und *Spurenelemente* unterschieden.

Der *Energiegehalt der Nahrung* wird in Kilokalorien oder Kilojoule (= internationale Einheit, SI-Einheit) gemessen. Eine Kilokalorie (kcal) entspricht rund 4,2 Kilojoule (kJ).

Patienten mit chronisch entzündlichen Darmerkrankungen haben einen erhöhten Energiebedarf, der zwischen 35 und 45 kcal pro Kilogramm Körpergewicht (kg KG) liegt. *Beispiel:* Ein 75 kg schwerer Patient hat einen Energiebedarf von 75 x 40 = 3000 kcal.

Eiweiße (Proteine)

Die Deutsche Gesellschaft für Ernährung (DGE) empfiehlt für den gesunden Erwachsenen eine tägliche Zufuhr von 0,8 g Eiweiß pro Kilogramm Körpergewicht, das entspricht einem Anteil von 10 bis 12 % der Gesamtenergiezufuhr. Menschen mit chronisch entzündlichen Darmerkrankungen haben einen *erhöhten Eiweißbedarf* und benötigen pro Körperkilogramm zwischen 1,0 und 1,2 g Protein (ein 64 kg schwerer Patient hat also einen Proteinbedarf zwischen 64 und 76,8 g/Tag).

CED-Patienten benötigen mehr Eiweiß als Gesunde.

Der Eiweißbedarf im akuten Entzündungsschub liegt zwischen 1,2 und 1,5 g/kg KG.

Aminosäuren sind lebenswichtig und fördern die Abwehrkraft.

Aminosäuren sind Bausteine der Proteine (Eiweiße) und haben neben dem Aufbau der Körpermasse noch andere Funktionen (z. B. die Förderung des Immunsystems) im Körper. Es werden unterschieden:

- *Essenzielle* (unentbehrliche) Aminosäuren (Isoleucin, Leucin, Lysin, Methionin, Phenylalanin, Threonin, Tryptophan, Valin),
- *Semiessenzielle* Aminosäuren
- *Nichtessenzielle* (entbehrliche) Aminosäuren.

Die Eiweißqualität bestimmt sich über die *biologische Wertigkeit* der Eiweiße. Sie gibt an, wie viel Körpereiweiß aus 100 g Nahrungseiweiß im menschlichen Organismus aufgebaut werden können. Sie ist abhängig vom Aminosäuremuster (unentbehrliche Aminosäuren) und prinzipiell bei tierischen Lebensmitteln (außer Gelatine) höher als bei pflanzlichen Lebensmitteln. Aminosäuren sind Bestandteile von Enzymen, Hormonen, Antikörpern in der Immunabwehr, Überträgersubstanzen von Nervenimpulsen und vielem mehr. Bei einem Eiweißmangel stehen dem Körper nicht mehr ausreichend Baustoffe zur Verfügung und der Organismus ist nicht mehr in der Lage, die körpereigenen Eiweißverbindungen aufzubauen. In der Folge kommt es zu zahlreichen Stoffwechselstörungen, beispielsweise einer Schwächung des Immunsystems. Bei Colitis ulcerosa liegt häufig eine Milcheiweißallergie vor, während Patienten mit Morbus Crohn – insbesondere im akuten Entzündungsschub – oftmals unter einer Milchzuckerunverträglichkeit leiden.

Fette (Lipide)

Um den erhöhten Energiebedarf zu decken, benötigen CED-Patienten ausreichend Fett.

Nahrungsfette sind wichtige *Energielieferanten* für unseren Organismus. Sie liefern dem Körper mehr als doppelt so viel Energie als Eiweiß und Kohlenhydrate.

Fette bestehen hauptsächlich aus Fettsäuren. Die Nahrungsfette sind in der Regel Triglyzeride, die aus Glycerin (Glycerol) und drei Fettsäuren bestehen. Entsprechend ihrer Kettenlänge werden die Fettsäuren eingeteilt in

- *kurzkettige Fettsäuren,*
- *mittelkettige Fettsäuren* und
- *langkettige Fettsäuren.*

Außerdem wird unterschieden zwischen

- *gesättigten Fettsäuren,*
- *Transfettsäuren,*

- *einfach* und *mehrfach ungesättigten Fettsäuren* (inklusive Omega-3- und Omega-6-Fettsäuren).

Die mehrfach ungesättigten Fettsäuren bezeichnet man auch als *unentbehrliche* (lebensnotwendige) Fettsäuren, beispielsweise Linolsäure und Alpha-Linolensäure, da sie der Körper nicht selbst herstellen kann. Sie müssen mit der Nahrung zugeführt werden.

Mit der Nahrung sollten höchstens 30 % der Gesamtenergiemenge in Form von Fetten, überwiegend pflanzlichen Ursprungs, zugeführt werden. Die DGE-Empfehlung lautet, 10 % der Gesamtfettmenge aus gesättigten, 7 bis 10 % aus mehrfach ungesättigten und 10 bis 13 % aus einfach ungesättigten Fettsäuren zuzuführen. Pro Körperkilogramm sollte 1 g Fett mit der Nahrung aufgenommen werden. Patienten mit chronisch entzündlichen Darmerkrankungen haben *keinen* erhöhten Fettbedarf. Ist eine Gewichtszunahme das Ziel der Ernährungstherapie, sollte 1,25 bis 1,5 g Fett pro Körperkilogramm zugeführt werden.

Einige CED-Patienten vertragen Fette (LCT) schlecht.

Einfach ungesättigte Fettsäuren sind beispielsweise in Oliven- oder Rapsöl, mehrfach ungesättigte Fettsäuren unter anderem in Maiskeimöl oder Distelöl, gesättigte Fettsäuren hauptsächlich in tierischen Fetten wie Fleisch, Milch und Milchprodukten, aber auch in pflanzlichen Fetten wie Kokosfett enthalten. Transfettsäuren kommen in gehärteten Fetten oder stark erhitzten Fetten vor. Reich an Omega-3-Fettsäuren sind Fettfische. Reich an Omega-6-Fettsäuren sind bestimmte Pflanzen, Samen und Pflanzenöle.

Fettreiche Lebensmittel sind Butter, Margarine, Öl, Fleisch, Wurst, Käse, Sahne, Eier, Nüsse und Samen. *Fettarme* Lebensmittel sind Obst, Gemüse, Getreideprodukte, Zucker, Seefisch, Hülsenfrüchte und Kartoffeln.

Neben ihrer Funktion als Energielieferant sind Fette Träger der fettlöslichen Vitamine sowie von Geschmacks- und Aromastoffen. Letztere machen die Fette und daraus hergestellte Speisen zu beliebten Lebensmitteln. Herkömmliche Nahrungsfette, so genannte *LCT-Fette* (langkettige Triglyzeride), sind erst nach Emulgation durch die Gallensäuren und enzymatische Spaltung durch Lipase (aus dem Pankreas) resorbierbar.

MCT-Fette sind besser verdaulich als LCT-Fette.

Bei chronisch entzündlichen Darmerkrankungen kann es zu einer *Fettverwertungsstörung* kommen. In diesem Falle kommt es zu so genannten Fettstühlen (Steatorrhoe), die durch eine Reduktion von herkömmlichem Nahrungsfett und die ersatzweise Gabe von *MCT-Fetten* (mittelkettigen Triglyzeriden) behandelt werden. MCT-Fette sind ohne Emulgation und enzymatische Spaltung leicht resorbierbar. MCT-Fette kommen in herkömmlichen Nahrungsmitteln praktisch nicht vor. Die diätetische Lebensmittelindustrie bietet MCT-Spezialprodukte an. Es gibt unter anderem Margarine, Öl, Schmelzkäse, Putencreme sowie Schokocreme mit MCT-Fetten. Die Produkte sind in der Apotheke oder im Reformhaus erhältlich. Wichtig ist, dass MCT-Fette *nicht* zum Hocherhitzen geeignet sind.

Bei CED-Patienten ist der Gehalt an bestimmten Fettsäuren (Transfettsäuren), die auch in Margarine vorkommen, im Unterhautfettgewebe höher als bei Gesunden. Trotzdem lässt sich letztlich kein Zusammenhang zwischen Margarinekonsum und der Entstehung chronisch entzündlicher Darmerkrankungen nachweisen.

Omega-3-Fettsäuren

Omega-3-Fettsäuren sind hoch ungesättigte Fettsäuren, die im Fett bestimmter Fischarten (z. B. Aal, Bückling, Hering, Lachs, Ölsardine oder Tunfisch) in höherer Konzentration vorkommen. Im Ablauf der Nahrungskette (Phytoplankton enthält Omega-3-Fettsäuren) reichern sich die Omega-3-Fettsäuren in diesen Fischen an. Zuchtfische, wie beispielsweise Zuchtlachs, enthalten in der Regel aufgrund der industriellen Fütterung keine oder deutlich geringere Mengen Omega-3-Fettsäuren als Meeresfische. Die Vorstufe der Omega-3-Fettsäure kommt auch in Leinöl oder Kiwisamen vor.

Omega-3-Fettsäuren wirken entzündungshemmend. Omega-3-Fettsäuren haben eine Vielzahl medizinischer Effekte und finden Einsatz in der Therapie entzündlicher Erkrankungen (z. B. rheumatoide Arthritis), Herz-Gefäß-Krankheiten (Senkung des Triglyzeridspiegels, Verringerung der Thrombozytenaggregation, Senkung des Blutdrucks) oder bei Diabetes mellitus, Asthma, Nieren- und Autoimmunerkrankungen sowie im Rahmen der Krebstherapie. Omega-3-Fettsäuren wirken entzündungshemmend. Sie verringern die Bildung entzündungsübermittelnder Substanzen (Entzündungsmediatoren) und finden daher auch Einsatz bei chronisch entzündlichen Darmerkrankungen. Bei Morbus Crohn und Colitis ulcerosa ist das so genannte LTB_4 (Leukotrien B_4) der Hauptmediator der Entzündungsschübe. Omega-3-Fettsäuren hemmen die Bildung von LTB_4 und fördern die Entstehung des schwächer entzündungsförderlichen LTB_5. Bei Colitis ulcerosa wurden in der Darmmukosa erhöhte Konzentrationen der Entzündungsmediatoren Arachidonsäure, LTB_4 und PGE_2 (Prostaglandin E_2) gemessen. In einer Reihe von klinischen Untersuchungen ergab sich, dass die Gesamtsituation bei Morbus Crohn und Colitis ulcerosa unter der Gabe von Omega-3-Fettsäuren ausgeprägt verbessert wird: Die LTB_4-Werte sanken zum Teil signifikant und die Dosis an Basistherapeutika wie Sulfasalazin und Glukokortikoiden konnte deutlich reduziert werden. Scheinbar fördern Omega-3-Fettsäuren als zusätzlicher Therapiebaustein die Remission. Nach den bisher vorliegenden Studien ist eine Therapie mit Omega-3-Fettsäuren *zusätzlich* und nicht ausschließlich angezeigt.

Bei der Behandlung chronisch entzündlicher Darmerkrankungen, insbesondere der *Colitis ulcerosa*, konnte in mehreren klinischen Studien ein signifikanter Rückgang der Beschwerden (Koliken und Durchfall) erzielt werden. Die Ergebnisse von klinischen Studien zur Wirkung von Omega-3-Fettsäuren bei *Morbus Crohn* sind nicht einheitlich. Während in einigen Untersuchungen deutliche Effekte ausblieben, zeigten neuere Studien bei Patienten in der Remissionsphase eine Reduktion der Rückfallquote sowie eine Senkung verschiedener Entzündungsparameter. Mittels Omega-3-Fettsäuren konnte bei Colitis-Betroffenen eine 53-prozentige Reduktion der Krankheitsaktivität erzielt werden. Unter Placebo lag die Reduktion nur bei 4 %. Auch die Rezidivrate ließ sich mittels Omega-3-Fettsäure-Gabe reduzieren.

Effekte von Omega-3-Fettsäuren (Ergebnisse aus 9 Studien):
- Deutliche Besserung der klinischen Aktivität
- Besserung der Gesamtsymptomatik
- Gewichtszunahme
- Reduktion der Entzündungsparameter
- Abnehmender Glukokortikoidbedarf
- Beschleunigte Remission
- Reduzierte Rezidivrate.

Die Analyse von 9 Studien ergab, dass täglich dauerhaft 3,5 g Omega-3-Fettsäuren verabreicht werden müssen. In den Studien gab es eine Schwankungsbreite von 0,6 bis 5,6 g Omega-3-Fettsäuren täglich. Allein durch den Verzehr von Fisch kann keine ausreichende Menge an Omega-3-Fettsäuren aufgenommen werden, sodass es empfehlenswert ist, Arzneimittel auf der Basis von Fischöl einzunehmen. In Deutschland sind verschiedene Arzneimittel mit einem hohen Gehalt an Omega-3-Fettsäuren (Eicosapentaensäure und Docosahexaensäure) zugelassen. Trotzdem ist der Konsum von Meeresfischen für Patienten mit chronisch entzündlichen Darmerkrankungen sinnvoll, da diese reichlich gut verwertbares Eiweiß, Zink, Iod, Omega-3-Fettsäuren und weitere essenzielle Stoffe enthalten. Zwei bis drei Fischmahlzeiten wöchentlich sind zu empfehlen.

Ausreichende Mengen an Omega-3-Fettsäuren können nur über Fischöl enthaltende Arzneimittel aufgenommen werden.

Kohlenhydrate

Nach den Empfehlungen der DGE sollten mehr als 50 % der Gesamtenergiezufuhr durch Kohlenhydrate geliefert werden, wobei diese zum größten Teil aus Polysacchariden (Stärke) bestehen sollen. Stärkehaltige Lebensmittel sind beispielsweise Getreide, Kartoffeln und Gemüse. Daneben gibt es noch rasch verfügbare Kohlenhydrate wie Trauben-, Frucht-, Haushalts-, Malz- oder Milchzucker.

Der Kohlenhydratbedarf von Menschen, die unter chronisch entzündlichen Darmerkrankungen leiden, ist *nicht* erhöht. Ist jedoch eine Gewichtszunahme erwünscht, sollte der Kohlenhydratgehalt der Nahrung erhöht werden.

Man unterscheidet:
- *Monosaccharide:* Glucose (Traubenzucker), Fructose (Fruchtzucker), Galactose (Schleimzucker)

- *Disaccharide:* Saccharose (= Glucose und Fructose; Haushaltszucker), Lactose (= Glucose und Galactose; Milchzucker), Maltose (= Glucose und Glucose; Malzzucker)
- *Oligosaccharide* (= „Glucosereste")
- *Polysaccharide:* z. B. Stärke, Glykogen (= „Glucoseketten")
- Ballaststoffe: z. B. Cellulose, Pektin.

Die Kohlenhydratzufuhr dient der direkten energetischen Versorgung des Körpers (Glucosehomöostase). Kohlenhydrate dienen dem Körper als schnelle *Energieliefe-ranten*, beispielsweise für Gehirnzellen, zur Versorgung des Nervensystems und der Muskulatur. Aus überschüssigen Kohlenhydraten können Triglyzeride aufgebaut werden.

Kohlenhydratreich sind Zucker, Zuckerhaltiges, Getreideprodukte, Obst, Gemüse, Kartoffeln und Milch. *Kohlenhydratarm* sind Butter, Margarine, Öl, Fisch, Fleisch, Wurst, Geflügel, Eier und Alkoholika.

Der häufig beobachtete erhöhte Zuckerkonsum bei CED-Patienten kann auch darauf zurückzuführen sein, dass die Betroffenen damit versuchen, dem Gewichtsverlust entgegenzuwirken.

Ballaststoffe

Wasserlösliche Ballaststoffe dicken den Stuhl ein.

Neben den verwertbaren Kohlenhydraten gibt es noch die Gruppe der nicht verwertbaren Kohlenhydrate, die Ballaststoffe (dietary fibre). Sie kommen ausschließlich in *pflanzlichen* Lebensmitteln vor. Ballaststoffhaltige Lebensmittel sind beispielsweise Getreide (Schalenanteil) und daraus hergestellte Produkte (z. B. Vollkornbrot) sowie Gemüse und Obst.

Pro Tag sollten mit der Nahrung mindestens 30 g Ballaststoffe aufgenommen werden. Ballaststoffe in der Ernährung sorgen für eine gesunde Darmtätigkeit und ein erhöhtes Sättigungsgefühl nach dem Essen. Hinzu kommt, dass sie bestimmte Stoffwechselvorgänge positiv beeinflussen können (s. u.).

Es werden *wasserlösliche* und *nicht wasserlösliche* Ballaststoffe unterschieden. Die so genannten *Füllstoffe* (z. B. Zellulose) wirken hauptsächlich auf den Magen-Darm-Trakt (gastrointestinale Effekte), während die *Quellstoffe* (z. B. Pektin, Agar-Agar, Gummen, Plantago-ovata-Samenschalen) vorwiegend Stoffwechseleffekte haben. Hierzu gehören beispielsweise eine Retardierung (Verzögerung) der Blutglucosesteigerung und eine Senkung des Cholesterinspiegels.

Ballaststoffreiche Lebensmittel sind Getreideprodukte, Gemüse, Obst, Hülsenfrüchte und Ballaststoffkonzentrate wie Leinsamen, Haferkleie oder Plantago-ovata-Samenschalen. *Ballaststofffreie* Lebensmittel sind Fleisch, Wurst, Eier, Milch, Fisch, Zucker, Öl, Butter und Margarine.

Vitamine und Mineralstoffe

Vitamin C und die Vitamine der B-Gruppe (Thiamin, Riboflavin, Niacin, Pantothen-säure, Biotin, Pyridoxin, Cobalamin und Folsäure) sind *wasserlösliche* Vitamine. *Fettlöslich* sind die Vitamine A, D, E und K.

Zu den *Mengenelementen* gehören Natrium, Kalium, Chlorid, Schwefel, Calci-um, Phosphat und Magnesium. Eisen, Kupfer, Zink, Nickel, Silicium, Iod, Fluorid, Cobalt, Selen, Zinn, Mangan, Molybdän, Chrom, Arsen und Vanadium sind *Spuren-elemente*. Die Mengen- und Spurenelemente sind wie die Vitamine essenziell: Da wir im Körper nicht über Speichermedien für Vitamine und Mineralstoffe (von we-nigen Ausnahmen, beispielsweise Eisen, abgesehen), verfügen, ist eine tägliche ausreichende Zufuhr unabdingbar. Die Versorgung mit Fluorid, Iod, Zink, Folsäure (insbes. Frauen), Vitamin D (insbes. Senioren) sowie mit antioxidativ wirksamen Substanzen ist in Deutschland in der Regel defizitär. Unter einer dauerhaften The-rapie mit Cortison sollte ärztlicherseits eine tägliche Substitution von 500 bis 1000 mg Calcium erfolgen, um Osteoporose vorzubeugen.

Bei Cortisontherapie steigt der Calcium-bedarf.

Um Vitamin- und Mineralstoff-Mangelzustände sowie deren Folgen zu vermei-den, ist bei Patienten mit chronisch entzündlichen Darmerkrankungen prinzipiell die Einnahme eines Multivitamin-Mineralstoffpräparates zu empfehlen. Zudem kann die Substitution von einzelnen Vitaminen und/oder Mineralstoffen notwen-dig sein.

CED-Patienten benötigen mehr Vitamine und Mineral-stoffe als Gesunde.

Im *akuten Entzündungsschub* sollten nach Möglichkeit eine medikamentöse antientzündliche Therapie, der Ausgleich von Vitamin- und/oder Mineralstoff-Mangelzuständen und eine enterale (Trink-, Sonden, Zusatznahrung) oder paren-terale (= über die Vene) Ernährung erfolgen. Die Gabe von Zink ist bei Morbus Crohn oftmals sinnvoll.

Prebiotika

Unter dem Begriff „Prebiotika" versteht man nichtverdauliche Nahrungsbestand-teile (Ballaststoffe), die das Wachstum und/oder die Aktivität von gesundheitsför-derlichen Bakterien (Probiotika, s. u.) fördern. Dieser prebiotische Effekt wird insbesondere der Oligofructose und dem Inulin – beides sind wasserlösliche Bal-laststoffe – zugeschrieben. Die Zufuhr von Prebiotika fördert aber nicht nur das Wachstum und die Aktivität der gesundheitsförderlichen Bakterien innerhalb der Darmflora, sondern sie reduziert auch die Zahl unerwünschter, krankmachender Bakterien und Mikroorganismen im Dickdarm.

Probiotika

Probiotika bauen eine gesunde Darmflora auf.

Als „Probiotika" (pro = für, bios = das Leben) werden Mikroorganismen bezeichnet, die lebend (unverdaut) und in ausreichender Menge in den Dickdarm gelangen und dort die Darmflora günstig beeinflussen. Hierdurch üben sie positive gesundheitliche Effekte aus. Bestimmte Milchsäurebakterien (Laktobazillen) sind besonders überlebensfähig. Probionten haben einen positiven Effekt bei Durchfallerkrankungen und auf das darmassoziierte Immunsystem.

Der Magen-Darm-Trakt ist von einer unvorstellbar großen Zahl von Mikroorganismen besiedelt (ca. 10^{14} = 100 Billionen Bakterien). Bei den meisten handelt es sich um Bakterien, die zusammen mit anderen Kleinstlebewesen die Darmflora bilden. Ihre höchste Konzentration findet sich im Dickdarm. Diese Darmflora ist jedoch nicht etwa schädlich, sondern außerordentlich wichtig und gesundheitsförderlich. Sofort nach der Geburt werden alle Körperoberflächen des Neugeborenen, somit auch der Magen-Darm-Trakt, mit Bakterien und anderen Kleinstlebewesen besiedelt. Die Bakterien bilden dort eine Lebensgemeinschaft, innerhalb derer sich die verschiedenen Arten im Gleichgewicht befinden. Krankmachende Bakterien können dieses Gleichgewicht stören, gesundheitsförderliche Bakterien tragen dazu bei, es zu erhalten. Die Mikroorganismen der Darmflora können Ballaststoffe verwerten, die der Mensch selbst nicht verdauen kann. Als Stoffwechselendprodukte fallen hierbei unter anderem kurzkettige Fettsäuren an, die die Darmschleimhaut als Substrat nutzen kann.

Probiotika sind wirksame Therapeutika bei CED.

Bei der Entstehung von Morbus Crohn und Colitis ulcerosa spielt das Immunsystem eine wichtige Rolle. Überschießende Immunreaktionen, die sich unter anderem auch gegen das eigene Darmgewebe richten, sind die Folge. Verschiedene Studien kommen zum Ergebnis, dass Veränderungen der Darmflora an der Entstehung von chronisch entzündlichen Darmkrankheiten ursächlich beteiligt sind. Bestimmte krankmachende Keime werden bei CED-Patienten häufiger gefunden als bei Gesunden. In Studien zeigte sich, dass die Zufuhr von bestimmten Mikroorganismen als Arzneimittel die Darmflora verbessert und einen erfolgreichen Therapieansatz bei chronisch entzündlichen Darmerkrankungen darstellt. Ein vom Freiburger Hygieniker Prof. Dr. med. Alfred Nissle entdeckter Stamm von Escherichia-coli-Bakterien (E.-coli-Stamm Nissle 1917) besitzt die Fähigkeit, andere, krankmachende Mikroorganismen abzuwehren. Nicht zuletzt haben die probiotischen E.-coli-Bakterien eine anregende Wirkung auf bestimmte Zellen des Immunsystems und stärken dadurch die Immunabwehr. In aktuellen Studien zeigte sich, dass die Therapie von Colitis ulcerosa in der Remissionserhaltung mit dem E.-coli-Stamm Nissle 1917 der Therapie mit Mesalazin in der Wirksamkeit gleichwertig ist.

Wasser/Getränke

Wasser ist der mengenmäßig wichtigste anorganische Bestandteil des menschlichen Organismus. Der Wassergehalt des menschlichen Organismus liegt, abhängig vom Lebensalter, zwischen 50 und 80 % (Mittelwert: 60 %). Die Flüssigkeitsbilanz ist abhängig von Wasseraufnahme, Oxidationswasser und Verlusten durch Schweiß sowie Stuhl- und Urinausscheidung. Der Wasserbedarf liegt bei 20 bis 40 ml pro Kilogramm Körpergewicht (1500 bis 2000 ml beim Erwachsenen).

Bei starken Durchfällen müssen CED-Patienten deutlich mehr trinken.

Patienten mit chronisch entzündlichen Darmerkrankungen müssen auf eine ausreichende Flüssigkeitszufuhr achten. Dies trifft insbesondere dann zu, wenn die Betroffenen unter Durchfall leiden. Im akuten Entzündungsschub sollte kein starker Kaffee oder Schwarztee getrunken werden. Auch Früchtetees sind aufgrund ihres Fruchtsäuregehaltes oftmals im Schub schwer verträglich. Gut verträglich sind stille Mineralwässer. Das Trinken von grünem Tee scheint sinnvoll, da die enthaltenen Polyphenole den Tumornekrosefaktor alpha (TNFα) hemmen. Zitrusfruchtsäfte werden bei CED prinzipiell schlecht vertragen.

Alkohol

Alkohol ist ein energiereicher Stoff, der, im Übermaß aufgenommen, zu Krankheiten führen kann und eine große Suchtgefahr beinhaltet. Die gesundheitlich positiven Effekte, die durch Alkoholika hervorgerufen werden, stehen weit hinter den Gefahren zurück, sodass ein übermäßiger Alkoholkonsum auf keinen Fall anzuraten ist. Ungefährlich sind 10 bis 15 g Alkohol täglich. Gefahren treten auf, wenn Männer täglich mehr als 60 g und Frauen mehr als 40 g Alkohol täglich über einen längeren Zeitraum konsumieren. 1,6 Millionen Menschen in Deutschland sind alkoholabhängig.

Alkohol gehört nicht zu einer gesunden Lebensweise.

Alkoholika sollten von CED-Patienten im Entzündungsschub gemieden werden. Im symptomfreien Intervall sollten Alkoholika nur nach Befragen des Arztes konsumiert werden, um Wechselwirkungen zwischen Alkohol und Medikamenten zu vermeiden.

Kein

Carrageen

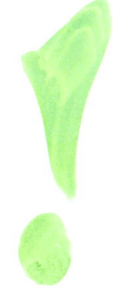

Der Lebensmittelzusatzstoff Carrageen ist ein Stabilisator, der beispielsweise bei Fertigkakao die Kakaoteilchen in Schwebe hält, sodass sie nicht zu Boden sinken. Carrageen wird aus Algen gewonnen und ist auf der Zutatenliste von Lebensmitteln als „Carrageen" oder „E 407" angegeben.

Carrageen (E 407) erzeugt im Tierversuch Veränderungen an der Schleimhaut von Ratten. Beim Menschen konnte dies bisher nicht bestätigt werden. Aufgrund der Beobachtung beim Tier sollten Patienten mit chronisch entzündlichen Darmerkrankungen diesen Zusatzstoff, der beispielsweise in Fertigkakao, Biskuits, Desserts, Pudding, Eiscreme, Sahnespray oder Salatsoßen enthalten sein kann, meiden.

Enterale Nahrungen, die Carrageen enthalten, tragen den Hinweis, dass sie bei CED nicht geeignet sind.

Ernährungstherapie in besonderen Krankheitssituationen

Die Ernährungstherapie im akuten Entzündungsschub soll den Darm entlasten.

Die Therapie (Ernährung plus Medikamente) der CED ist symptomatisch und auf die *Entzündungshemmung* und den *Ausgleich von Mangelzuständen* ausgerichtet. Als Wirkstoff wird häufig 5-Aminosalicylsäure (5-ASA) gegeben. Im akuten Entzündungsschub werden häufig Glukokortikoide (Cortisonpräparate, systemisch oder lokal) verabreicht. Eine *Substitutionstherapie* mit Zink, Eisen, Calcium, B-Vitaminen und den fettlöslichen Vitaminen A, D, E und K wird in der Regel durchgeführt (enteral oder parenteral).

Die *Ernährungstherapie im akuten Entzündungsschub* besteht in einer totalen Nahrungskarenz zur mechanischen Entlastung der entzündeten Darmabschnitte.

Der Effekt der *enteralen Ernährung* mit Trink-, Sonden- oder Zusatznahrung sowie der *parenteralen Ernährung* (über die Blutbahn) für die Verbesserung des Ernährungsstatus von Patienten mit chronisch entzündlichen Darmerkrankungen steht außer Zweifel. Die ausschließliche enterale oder parenterale Ernährung hat darüber hinaus therapeutischen Nutzen. Die Indikation zur ausschließlichen parenteralen Ernährung ist jedoch in der Regel nicht gegeben, da sie der enteralen Ernährung im therapeutischen Effekt deutlich unterlegen ist. In Deutschland werden bislang noch zu viele Patienten im akuten Entzündungsschub einer chronisch entzündlichen Darmerkrankung parenteral ernährt. Die enterale Ernährung ist der parenteralen Ernährung vorzuziehen.

Ernährung im symptomfreien Intervall

Die Ernährungstherapie im symptomfreien Intervall soll Mangelerscheinungen vorbeugen.

Ausgehend von der Annahme, dass ein gesteigerter Konsum von Zucker oder zuckerhaltigen Produkten und eine geringe Aufnahme von ballaststoffreichen Lebensmitteln in der Entstehung von Morbus Crohn bedeutsam sein könnten, wurde der Wert einer zuckerarmen, ballaststoffreichen Diät im Hinblick auf die Rezidivprophylaxe (Vermeidung von Rückfällen) untersucht: *Eine Multicenterstudie ergab, dass kein Unterschied zwischen einer derartigen Diät und einer sonst üblichen gesunden Ernährungsweise bestand.*

Im symptomfreien Intervall ist daher eine ausgewogene, vitamin- und mineralstoffreiche, eiweißreiche Ernährung zu gewährleisten. Zink sollte aufgrund seines antiinflammatorischen Effekts dauerhaft substituiert werden (Tagesdosis: 15 mg

Zink-Histidin). Die Einhaltung einer leichten Vollkost ist nicht notwendig. Individuelle Nahrungsmittelunverträglichkeiten müssen ausgetestet werden (Ernährungs-/Beschwerde-/Stuhltagebuch).

Es gibt keine allgemeingültige, die Symptomfreiheit gewährleistende Crohn- oder Colitis-Diät. Bei Colitis ulcerosa hat sich die Substitution von antiinflammatorisch wirkenden Omega-3-Fettsäuren (Fischölkapseln) bewährt. Gleichzeitig sollte die Zufuhr von Arachidonsäure gering gehalten werden, da diese Fettsäure die Entzündung unterhält.

Im Krankenhaus erhalten CED-Patienten oft eine leichte Vollkost.

Die Gabe von wasserlöslichen Ballaststoffen als adjuvante (unterstützende) Therapie ist sinnvoll. Wasserlösliche Ballaststoffe sind geeignet, den Stuhl leicht einzudicken und werden von der Darmflora unter anderem zu kurzkettigen Fettsäuren abgebaut, die den Ernährungsstatus der Darmschleimhaut im Kolonbereich verbessern.

Ernährung bei Mangelernährung/Kachexie

Stationäre und ambulante Patienten mit chronisch entzündlichen Darmerkrankungen weisen oftmals die Zeichen einer allgemeinen Mangelernährung auf und sind häufig untergewichtig.

Verminderte Nahrungsaufnahme entsteht durch:
- Schmerzen
- Appetitlosigkeit
- Angst vor dem Essen *("Bevor ich etwas Falsches esse, esse ich besser nichts, weniger oder einseitig.")*
- Durchfall
- Übelkeit
- Erbrechen.

Ernährungs- und Beschwerdetage- bücher helfen beim „Aufspüren" schwer verträglicher Lebensmittel.

Resorptionsstörungen treten auf wegen:
- Kurzdarmsyndrom nach Operationen
- Gallensäureverlust nach operativer Entfernung des unteren Dünndarms (Ileumresektion)
- Bakterielle Fehlbesiedelung/Überwucherung des Dünndarms
- Medikamenteneinnahme.

Erhöhte Nährstoffverluste entstehen durch:
- Eiweißverlustsyndrom (exudative Enteropathie)
- Blutungen im Magen-Darm-Trakt
- Durchfall.

Gastrointestinale Probleme entstehen durch:

- Intoleranzen von Nahrungsmitteln
- (Enterale) Fisteln
- Stenosen
- Verminderte Resorptionsfläche und -kapazität
- Laktasemangel.

Durch *Medikamentennebenwirkungen* werden verursacht:

Medikamente können den Ernährungsstatus negativ beeinflussen!

- Eiweißabbau (bedingt durch Glukokortikoide)
- Störung der Folsäureaufnahme aus dem Darm (= Folsäure-Malabsorption) (bedingt durch Sulfasalazin)
- Malabsorption fettlöslicher Vitamine (bedingt durch Colestyramin).

Bei *Kindern und Jugendlichen* führt die Mangelernährung zum verminderten Längenwachstum und zum verzögerten Eintreten in die Pubertät. Nach dem Ausgleichen der Ernährungsdefizite durch enterale Ernährung oder hochkalorische, eiweißreiche Ernährung setzt rasch ein Längenwachstum ein und die Entwicklungsrückschritte werden aufgeholt. Kinder und Jugendliche mit chronisch entzündlichen Darmerkrankungen bedürfen der individuellen, fachgerechten Beratung durch spezialisierte Diätassistenten.

Mangelernährung und Untergewicht treffen sowohl für Patienten im akuten entzündlichen Schub als auch im symptomfreien Intervall zu. Für die Behandlung ist die Verabreichung von hochkalorischen, eiweißreichen Trink- oder Zusatznahrungen sinnvoll. Eine entsprechende Gabe kann auch im symptomfreien Intervall sinnvoll sein. Patienten mit Morbus Crohn sind, bedingt durch die Lokalisation der Entzündung, häufiger von Mangelernährung und Untergewicht betroffen als Patienten mit Colitis ulcerosa (Tab. 1 u. 2). Die Zeichen der Mangelernährung und das Untergewicht verschwinden nach Einleitung einer künstlichen (enteralen oder parenteralen) Ernährung meist rasch.

Übergewichtige CED-Patienten sollten über die Vorteile des erhöhten Körpergewichts aufgeklärt und *nicht* zur Gewichtsreduktion angehalten werden.

Vor dem Hintergrund der besonders häufig auftretenden Mangelzustände an Energie, Eiweiß, Folsäure, Zink und Vitamin D erscheint eine Substitution dieser Stoffe über Zusatz- bzw. Trinknahrung oder Vitamin-/Mineralstoffpräparate bei allen Patienten mit Morbus Crohn angezeigt. Unter Cortisontherapie muss eine Osteoporoseprophylaxe mittels calciumreicher Ernährung durchgeführt werden.

Von den Spurenelementen ist häufig das *Zink* im Serum erniedrigt. Bei Durchfällen (Diarrhöen) ist die Stuhlzinkausscheidung deutlich erhöht, sodass Crohn- und Colitis-Patienten einen deutlich erhöhten Zinkbedarf haben. Zudem ist das Spurenelement entzündungshemmend. Zink sollte in einer organischen Form (Zink-Histidin) verabreicht werden, da diese besser resorbiert werden kann (s. un-

Tab. 1: Ernährungsdefizite bei Morbus Crohn (fettgedruckt = besonders häufig).

Gewichtsverlust	65–75 %
Niedriger Albuminspiegel	25–80 %
Eiweißverlust über den Magen-Darm-Trakt	65–80 %
Negative Stickstoffbilanz (Eiweißmangel)	55–75 %
Anämien (Blutarmut)	60–80 %
Eisenmangel	35–50 %
Folsäuremangel	50–65 %
Vitamin-B$_{12}$-Mangel	35–45 %
Calciummangel	10–20 %
Magnesiummangel	14–35 %
Kaliummangel	5–20 %
Zinkmangel	40–55 %
Vitamin-C-Mangel	10–30 %
Vitamin-D-Mangel	60–80 %
Vitamin-K-Mangel	10–25 %

ten). Die Zinkzufuhr über Tabletten sollte täglich zwischen 15 und 30 mg liegen. Es ist sinnvoll, die Tabletten vor dem Schlafengehen und morgens nüchtern einzunehmen.

CED-Patienten sollten Zink substituieren.

Ein *Vitamin-B$_{12}$-Mangel* wird fast ausschließlich bei Morbus-Crohn-Patienten festgestellt. Vitamin B$_{12}$ wird im terminalen Ileum, das bei vielen Morbus-Crohn-Patienten von der Entzündung betroffen ist, resorbiert. Bei Resektionen von mehr als 10 cm des terminalen Ileums kommt es ebenfalls zu Mangelerscheinungen. Oftmals ist der Mangel nur durch die parenterale Gabe von Vitamin B$_{12}$ ausgleichbar, da entweder kaum resorbiert wird oder aber ein Kurzdarmsyndrom vorliegt.

Bedingt durch den Lokalisationsort und die Art der Entzündung kommt es bei Colitis ulcerosa häufig zu einem *Eisenmangel*, der eine Anämie hervorruft. Zur Be-

Tab. 2: Ernährungsdefizite bei Colitis ulcerosa (fettgedruckt = besonders häufig).

Gewichtsverlust	20–60 %
Niedriger Albuminspiegel	25–50 %
Anämien (Blutarmut)	60 %
Eisenmangel	80 %
Folsäuremangel	30–40 %
Vitamin-B$_{12}$-Mangel	5 %
Vitamin-D-Mangel	35 %

Eisen wird mit Vitamin C besser aufgenommen.

kämpfung der Eisenmangelanämie muss Eisen (in Form von 100 mg Eisen-[II]-Sulfat) und Kupfer (in Form von 1,5 mg Kupferorotat) in Tablettenform gegeben werden. Kupfer hat eine wichtige Rolle im Eisenstoffwechsel und oftmals sind Eisenmangelanämien aufgrund eines gleichzeitig vorliegenden und nicht behandelten Kupfermangels nicht therapierbar. Zur Verbesserung der Eisenresorption dienen Vitamin C und Fruchtsäuren. Daher ist es sinnvoll, Eisentabletten mit Fruchtsaft (z. B. Orangensaft) einzunehmen. Da Gerbsäure die Eisenaufnahme hemmt, sollten Eisentabletten nicht mit schwarzem Tee eingenommen werden. Auch Zink und Eisenpräparate sollten nicht zusammen eingenommen werden, da sie sich gegenseitig in der Resorption behindern.

Ein unzureichender Ernährungszustand reduziert die Wund- und Fistelheilung und senkt die Toleranz gegenüber weiteren Blut- und Eiweißverlusten. Ein Mangel an Folsäure, Niacin und insbesondere Zink kann das Auftreten von Diarrhöen begünstigen und die Entzündungsaktivität heraufsetzen. Schwer therapierbare Diarrhöen können auch auf einen Zinkmangel zurückzuführen sein. Lang anhaltende Diarrhöen wiederum begünstigen die Entstehung eines Zinkmangels (s. oben). Daher ist CED-Patienten, die über längere Zeit an Durchfällen leiden, die Einnahme von Zinkpräparaten zu empfehlen. Gut resorptionsfähig sind die organischen Zinkverbindungen Zinkglukonat, Zinkorotat und besonders Zink-Histidin, das sich durch eine hervorragende Resorptionsfähigkeit und gleichzeitig durch den antientzündlichen Effekt von Histidin auszeichnet.

Ernährung im akuten Entzündungsschub

Der Wert der *künstlichen Ernährung,* sowohl der *enteralen* als auch der *parenteralen,* für die Verbesserung des Ernährungszustandes von CED-Betroffenen steht außer Zweifel.

Die Ernährung im akuten Entzündungsschub erfolgt
- total bzw. teilweise *parenteral* über einen zentralen Venenkatheter (ZVK) oder
- *oral* (über den Mund) oder
- mittels einer *Sonde* (durch die Nase)

Enterale Ernährung ist im akuten Entzündungsschub Mittel der Wahl.

mit hoch- oder niedermolekularen Trink- bzw. Sondennahrungen.

Beim Morbus Crohn liegt eine relative Kontraindikation (Gegenanzeige) für eine Ernährung über eine so genannte PEG (= perkutane [durch die Haut] endoskopische [mit dem Endoskop gelegte] Gastrostomie [Punktion, Einbringung einer Sonde]) vor. Die enterale Ernährung ist, wie Studien gezeigt haben, in ihrer Wirksamkeit der parenteralen Ernährung überlegen (s. u.). Die ausschließliche künstliche Ernährung dient zudem therapeutischen Zwecken.

Es gibt eine Vielzahl von Herstellern von Trink-, Sonden- und Zusatznahrungen. Prinzipiell werden *hochmolekulare* (die Nährstoffe liegen in vollständiger Form vor) und *niedermolekulare* (die Nährstoffe sind vorgespalten) Flüssignahrungen unterschieden. Niedermolekulare Nahrungen werden heute nur noch selten eingesetzt.

Für den akuten Schub stehen *ballaststofffreie* Trink- oder Sondennahrungen zur Verfügung. *Ballaststoffreiche* Nahrungen sollten nur im symptomfreien Intervall getrunken bzw. verabreicht werden. Patienten, die unter Durchfall leiden, müssen ausreichend Flüssigkeit zuführen.

Der Energiebedarf im akuten Entzündungsschub liegt, abhängig vom Körpergewicht bzw. Ernährungszustand des Patienten, bei 40 bis 50 kcal/kg Istgewicht.

Der Energiebedarf im Entzündungsschub ist deutlich erhöht.

Als Zufuhrweg für die Nähr- und Wirkstoffe ist möglichst der Magen-Darm-Trakt (enterale Ernährung) zu nutzen. Im Vergleich zur parenteralen Ernährung über einen Venenkatheter hat die enterale Ernährung mit Trink-, Sonden- oder Zusatznahrung einen deutlich geringeren Überwachungsbedarf, verursacht weitaus geringere Kosten, verhindert eine bakterielle Translokation, ist risikoärmer (Katheterkomplikationen wie Sepsis oder Thrombose) und führt nicht zum Schwund (Atrophie) der Dünndarmzotten. Der Kostaufbau nach parenteraler Ernährung ist komplizierter und langwieriger als nach enteraler Ernährung, da es unter parenteraler Ernährung nach 7 bis 10 Tagen zu einem Schwund (Atrophie) der Dünndarmzotten kommt.

Stufen des Kostaufbaus:
1. Kohlenhydratphase (nahezu ballaststofffrei)
2. Kohlenhydrat-/Eiweißphase (nahezu ballaststoff- und fettfrei)
3. Erweiterte Kohlenhydrat -/Eiweißphase
4. Beginn mit Fetten (evtl. anfänglich mittelkettige MCT-Fette)
5. Leichte Vollkost ohne Zucker.

Bei einer durchschnittlichen Behandlungsdauer von 4 bis 5 Wochen lassen sich sowohl bei enteraler Ernährung als auch bei parenteraler Ernährung Remissionsraten von rund 80 % erzielen.

Enterale Ernährung ist bei chronisch entzündlichen Darmerkrankungen verordnungs- und erstattungsfähig. Dies ist in den Arzneimittelrichtlinien und dem Sozialgesetzbuch V geregelt. Eine Versorgung mit enteraler Ernährung im häuslichen Bereich ist durch Home-Care-Unternehmen möglich, die durch speziell ausgebildete Krankenschwestern die Patientenbetreuung übernehmen.

Ernährung bei künstlichem Darmausgang und Stenosen

Bei Stenosen ist eine faserreiche Ernährung kontraindiziert.

Die Colitis ulcerosa ist durch eine operative Entfernung (Resektion) des Dickdarms „heilbar". In der Regel muss ein künstlicher Darmausgang (Anus praeter naturalis) oder ein sog. Pouch (s. Kap. 14) angelegt werden. Kommt es bei Morbus Crohn zur Ausbildung von Stenosen (Engstellen im Darm), ist immer eine ballaststofffreie bzw. faserarme Kost angezeigt.

Zu den faserreichen Nahrungsmitteln gehören z. B. Äpfel, Tomatenhäute, Paprikahäute, Blattsalate, Kohl, Spargel, Schwarzwurzel, Spinat, Mangold, Zitrusfrüchte, Vollkornprodukte, Nüsse, Samen, Pilze, Mais, Trockenfrüchte, Obstschalen oder Obstkerne und Salatgurken. Zerkleinert oder passiert man die Schalen, z. B. bei Obst und Gemüse, so kann man Komplikationen wie einen Darmverschluss vermeiden.

Fisteln können eine totale Nahrungskarenz erfordern.

Ernährung bei Oxalsäure- und Nierensteinen

Bei Nierenstein-leiden sollte Oxalsäure gemieden werden.

Patienten mit chronisch entzündlichen Darmerkrankungen (insbesondere Morbus Crohn) leiden 20- bis 70-mal häufiger unter Nierensteinen (Oxalatsteinen) als Gesunde. Beim Gesunden wird Oxalsäure mit Calcium im Darm zu einem unlöslichen und nicht aufnehmbaren Stoff (Calciumoxalat) umgewandelt, der letzlich ausgeschieden wird. Oxalsäure kommt in verschiedenen Nahrungsmitteln vor und ist ein Abbauprodukt des Vitamin C. Kommt es beim Morbus Crohn oder der Colitis ulcerosa zu Fettverwertungsstörungen, so gelangt ungespaltenes Fett in tiefere Darmabschnitte. Das Fett verbindet sich mit Calcium und die Calciummenge im Darm sinkt. Dadurch kann weniger Oxalsäure gebunden werden. Diese wird ins Blut aufgenommen und kann in der Niere zur Steinbildung führen.

Oxalsäurereiche Nahrungsmittel, z. B. Rhabarber, Spinat, Mangold, Löwenzahn, Wal- und Erdnüsse, Kakao (Schokolade) und rote Rüben, sind wegen der möglichen Steinbildung zu meiden. Häufig wird zur Bindung der Gallensäure Colestyramin in der Behandlung eingesetzt.

Ballaststoffe in der Therapie chronisch entzündlicher Darmerkrankungen

Ballaststoffe fördern die gesunde Darmflora.

Insbesondere wasserlösliche Ballaststoffe haben ihren festen Platz in der Therapie von chronisch entzündlichen Darmerkrankungen. Sie haben verschiedene Effekte, von denen insbesondere die stuhlandickende Wirkung wichtig ist. Zudem entstehen aus ihnen im Dickdarm durch die Bakterien der Kolonflora kurzkettige Fettsäuren. Sie stellen physiologische Substrate zur Energiegewinnung der Kolonschleimhautzellen dar. Ihre günstige Wirkung geht auf das Butyrat zurück. Untersuchungen belegen, dass die kurzkettige Fettsäure Butyrat von der normalen Dickdarmschleimhaut als Energieträger bevorzugt verstoffwechselt wird und dass dieser Prozess bei der Colitis ulcerosa gestört ist.

Die Entzündungsaktivität im absteigenden Dickdarm lässt sich durch die Anwendung von Butyrat-Einläufen (Klysmen) vermindern. Die diätetische Therapie besteht in der Gabe von wasserlöslichen Ballaststoffen (z. B. Plantago-ovata-Samenschalen), die die Butyratkonzentration im unteren Kolonbereich erhöhen. Bei Colitis ulcerosa oder einem Morbus Crohn mit Lokalisation im Dickdarm sollte eine Ernährung *ballaststoffreich* sein (außer beim Vorliegen von Stenosen; s. oben). Zudem sollten bei diesen Erkrankungsformen wasserlösliche Ballaststoffe in Form von Plantago-ovata-Samenschalen (indischer Flohsamen) als Arzneimittel Bestandteil der adjuvanten Therapie sein.

Milcheiweißallergie und Milchzuckerunverträglichkeit (Lactoseintoleranz)

Ein Meiden von Milcheiweiß führt im akuten Entzündungsschub bei einem Viertel der Patienten mit Colitis ulcerosa und einem Drittel der Patienten mit Morbus Crohn zur Verringerung der Diarrhöen. Daher sollte im akuten Entzündungsschub auf Milch, Milchprodukte und milcheiweißhaltige Produkte verzichtet werden. Im symptomfreien Intervall können diese Lebensmittel wieder in den Speiseplan einfließen, wenn keine Milchzuckerunverträglichkeit und/oder Milcheiweißallergie besteht.

Viele CED-Patienten vertragen Milch schlecht.

Zu einer Milchzuckerunverträglichkeit kommt es insbesondere bei Morbus Crohn, da das Milchzucker spaltende Enzym Laktase in der Dünndarmschleimhaut gebildet wird. Eine entzündete Schleimhaut bildet weniger Laktase, was dazu führt, dass Milchzucker (=Lactose) nicht gespalten und aufgenommen werden kann, sondern unverdaut in den Dickdarm gelangt. Hier führt er zu Durchfall, Bauchschmerzen und Blähungen. Der Arzt stellt eine eventuelle Milchzuckerunverträglichkeit mit einem Lactosebelastungstest oder einem so genannten H_2-Atemtest fest.

Die Therapie besteht in einem medikamentösen Ersatz (Substitution) des Enzyms Laktase und der Meidung von lactosereichen Lebensmitteln, Getränken und Speisen. Natürlicherweise kommt Milchzucker nur in Milch vor. Oftmals liegt die Unverträglichkeit nur im Schub vor, im symptomfreien Intervall hingegen wird Milchzucker vertragen. Gut toleriert werden in der Regel auch Joghurt und andere gesäuerte Milchprodukte, da die enthaltene bakterielle Laktase bei der Verdauung des Milchzuckers hilft. Inzwischen gibt es viele lactosereduzierte Milchprodukte.

Diabetes mellitus durch Cortisontherapie

Eine langfristige Cortisontherapie kann zu Diabetes mellitus führen.

Cortison ist ein blutzuckererhöhendes Hormon. Muss bei CED langfristig und hochdosiert mit Cortison behandelt werden, kann es zur Ausbildung eines Diabetes mellitus (Zuckerkrankheit) kommen.

CED-Patienten, die einen Diabetes mellitus haben oder im Rahmen der Cortisontherapie entwickeln, müssen eine individuelle diätetische Beratung durch erfahrene Diätassistenten oder Diabetesberater der Deutschen Diabetes Gesellschaft erhalten.

Chologene Diarrhöe

Gallensalze werden in der Leber produziert, in der Gallenblase gespeichert und an den Dünndarm zur Fettverdauung abgegeben. Die Gallensalze werden im unteren Abschnitt des Dünndarms (terminales Ileum) zurückresorbiert. Ist eine starke Entzündung vorhanden oder hat eine operative Entfernung dieses Abschnitts stattgefunden, verarmt der Körper an Gallensalzen. Dadurch kann Fett schlecht verdaut und aufgenommen werden. Dies führt zu Mangelernährung und Durchfall.

Zur Behandlung dieser so genannten chologenen Diarrhöe gehört die Meidung von normalem Koch- und Streichfett. Um nicht zu wenig Energie zuzuführen, muss ein Spezialfett (Reformhaus) gegeben werden, das mittelkettige Triglyzeride enthält, die ohne Gallensalze aufgenommen werden können. In schweren Fällen ist es auch erforderlich, fettreiche Nahrungsmittel durch fettarme zu ersetzen. In diesem Falle ist eine Diätberatung anzuraten.

Besondere Kostformen/Diäten

Eliminationsdiäten

Eliminationsdiäten können helfen.

In der Therapie chronisch entzündlicher Darmerkrankungen wird immer wieder über die Zufuhr oder ein Weglassen von Lebensmitteln diskutiert, die bei der Entstehung und Therapie bedeutsam sein könnten. Besondere Bedeutung hat eine vom Addenbrookes-Hospital in Cambridge propagierte Form der Eliminationsdiät. Erstmals wurde bereits 1935 über positive Effekte einer Eliminationsdiät bei nahrungsmittelsensitiver Colitis berichtet. Nahrungsmittel, die am häufigsten zur Unverträglichkeit führten, waren Getreide (insbesondere Weizen, Roggen und Hafer), Hefe, Milch, Eier, Kartoffeln, Kaffee, Tee, Pilze, Schokolade und Zwiebeln.

Die Grundidee der Eliminationsdiät ist es, Nahrungsmittel zu meiden, für die eine spezifische Intoleranz gegeben sein könnte. Dies nachzuweisen ist jedoch schwierig. Für eine Eliminationsdiät kommen nur Patienten in Frage, die unter enteraler Ernährung zur Remission gelangt sind. Regelmäßig erhält der Patient in Absprache mit Diätassistenten einzelne Lebensmittel zum Speiseplan zugeführt. Bleibt er darunter beschwerdefrei, kann dieses Lebensmittel dauerhaft gegessen werden. Beschwerden auslösende Lebensmittel müssen strikt gemieden werden. Die ersten 7 zu testenden Lebensmittel sind: Huhn, Reis, Karotten/Mohrrüben, Birne, Sojamargarine, Sojamilch und Kartoffeln. Zusätzlich wird enterale Ernährung verabreicht. Die erheblichen Praktikabilitätsprobleme dieser Therapieform zeigen, dass eine hoch motivierte und einsichtige Patientengruppe vorauszusetzen ist. Zu betonen ist, dass Lebensmittel mehrfach ausgetestet werden müssen und die Prozedur der Austestung langwierig und kompliziert ist. Lebensmittel, die am häufigsten Beschwerden verursachen, sind:

CED-Patienten vertragen Weizen, Milch, Hefe und Mais oft schlecht.

- Weizen: 69 %
- Milch und Milchprodukte: 48 %
- Hefe: 31 %
- Mais: 24 %
- Bananen, Tomaten, Wein und Eier: 14 %.

Bei Morbus Crohn und Colitis ulcerosa handelt es sich nach dem heutigen Kenntnisstand nicht um Nahrungsmittelallergien. Dass Nahrungsmittelallergene für die Aktivität der Erkrankung verantwortlich sind, ist daher wenig wahrscheinlich. Es besteht jedoch der Verdacht, dass bestimmte – individuell unterschiedliche – Nahrungsmittelzusatzstoffe und Nahrungsmittel zu den mitauslösenden Faktoren gehören. Hierzu sind weitere Untersuchungen und Studien notwendig.

Morbus Crohn und Colitis ulcerosa sind keine Nahrungsmittelallergien!

Lutz-Diät

Die Lutz-Diät ist eine Sonderform der Eliminationsdiäten. Sie beschränkt die Zufuhr an Kohlenhydraten. Einzelne Patienten berichten über eine Wirksamkeit. Wurde das Konzept dieser Außenseiterkostform jedoch in kontrollierten Studien überprüft, so erwies es sich als wirkungslos.

Der Österreicher Mediziner Lutz, nach dem diese Diätform benannt ist, vertritt seit Jahren die Ansicht, dass eine Vielzahl von Erkrankungen – auch chronisch entzündliche Darmerkrankungen – Folge einer zu großen Kohlenhydrataufnahmemenge sind. Er empfiehlt dementsprechend eine kohlenhydratarme Kost, die nach Broteinheiten (BE) berechnet wird. Dies ist sonst nur bei insulinpflichtigen Diabetikern üblich.

Es steht jedem Patienten frei, eine Lutz-Diät auszuprobieren und die Effekte zu überprüfen. *Wichtig ist jedoch, dass es nicht zu einer Mangelernährung oder zu Untergewicht kommen darf.*

23

Rehabilitation bei chronisch entzündlichen Darmerkrankungen

E. Zillessen

Die Morbiditätsentwicklung in den Industrieländern hat zur zunehmenden Bedeutung *chronischer* Krankheiten geführt. Damit ändert sich die Zielorientierung der Behandlung weg von der Erwartung einer Heilung hin zum andauernden Umgang mit der Krankheit, weg vom Befund hin zum Befinden. Krankheit in ihren Wechselbezügen zum sozialen Umfeld kommt ins Blickfeld. Hierauf einzuwirken ist Aufgabe von Rehabilitation.

„Rehabilitation" oder „Kur"?

„Kur" weckt Fehlerwartungen, „Rehabilitation" ist das Ziel.

Leider ermangelt es beiden Begriffen an der wünschenswerten Trennschärfe im allgemeinen Sprachgebrauch:

Der Begriff *„Kur"* beinhaltet eine seit dem Altertum gewachsene Vorstellung von der Nutzung naturgebundener „Heilkräfte" (Mineralquellen, Thermen, Moore, Klima u. a.), vernetzt mit geselligen bis gesellschaftlichen Erwartungen, verbunden mit einer passiven Grundeinstellung: Ausspannen, Ambiente, Ausnahmesituation, Sich-verwöhnen-Lassen.

Der Begriff *„Rehabilitation"* beinhaltet im außermedizinischen Bereich auch die Wieder-in-Stand-Setzung, die Wiederherstellung allgemeiner Persönlichkeitsrechte. *Medizinische Rehabilitation* ist nach allgemeinem Verständnis überwiegend mit der Behandlung von Funktionseinbußen des Bewegungsapparates und von mentalen Leistungen assoziiert, verbunden mit Physio- und Ergotherapie. Bei inneren Krankheiten ist der Begriff im deutschen Sozialrecht umfassender, hebt ab auf eine zugrunde liegende *Behinderung* und zielt auf die Verhinderung oder den Ausgleich (Kompensation) funktioneller oder sozialer *Beeinträchtigungen (Aktivitätsstörungen)* im Alltag wie im Berufsleben.

Kurz gefasst beschreibt Rehabilitation *alle Maßnahmen, die die Teilhabe am sozialen Leben (wieder oder besser) ermöglichen.*

Zielperson für Rehabilitation ist überwiegend nicht mehr der *Versehrte*, sondern der *chronisch Kranke.* Dem Rehabilitanden wird – ganz im Gegensatz zur Kur – *aktive Mitarbeit* abverlangt. Medizinische Rehabilitation basiert auf den Methoden und wissenschaftlichen Erkenntnissen der klassischen Medizin, Pädagogik und Verhaltenstherapie. Die Rehabilitation stellt sich den Anforderungen der Qualitätssicherung.

Bei den gesetzlich geregelten *Leistungen* zur Rehabilitation wird unterschieden zwischen

- *medizinischer Rehabilitation* und
- *beruflicher Rehabilitation.*

Leider ist trotz der begrifflichen, inhaltlich-medizinischen und gesetzlichen Weiterentwicklung von Rehabilitation in das Sozialgesetzbuch V (Regelungen zur gesetzlichen Krankenversicherung) noch der schillernde und irreführende Begriff „Rehabilitations*kur*" hineingerutscht. Auf den Begriff „Kur" sollte wegen seiner Missverständlichkeit in Bezug auf Erwartungshaltung und Behandlungsinhalte, Urlaubsnähe und befristete Sondersituation, Suggestion von Passivität und Außenseitermethoden im Zusammenhang mit medizinischer Rehabilitation ganz verzichtet werden.

Rehabilitation ist nicht nur stationäre Heilbehandlung

Die Neuorientierung der medizinischen Rehabilitation ging wesentlich von Rehabilitationskliniken aus, unter Federführung der gesetzlichen Rentenversicherung. Dennoch darf das Anliegen der Rehabilitation weder allein auf stationäre Behandlung, noch auf den Auftrag zum Erhalt oder zur Wiederherstellung der Erwerbsfähigkeit eingegrenzt werden. Rehabilitation muss einsetzen bei der Feststellung einer chronischen Erkrankung, und sie ist auch dann noch gefordert, wenn es gilt, Pflegebedürftigkeit zu mindern oder die Genussfähigkeit bei Schwerstbehinderten zu erhalten.

Rehabilitation muss beginnen mit der Feststellung einer chronischen Krankheit. Sie ist Gebot für eine humane Gesellschaft.

Wird beispielsweise bei einer Dickdarmresektion die Anlage eines künstlichen Darmausganges (Kolostoma) erforderlich, beginnt Rehabilitation mit der Vorbereitung des Patienten auf die Stomaanlage. Weiterhin erfordert sie gutes chirurgisches Handwerk bei der Anlage und Platzierung des Anus praeter, sie besteht in frühzeitiger Vermittlung der Stomaversorgung (ggf. mit Irrigation) und geht über in ein Gesundheitstraining „Leben mit dem Stoma". Hausarzt, Krankenhaus, Stomatherapeut, Selbsthilfegruppe, Angehörige und Reha-Klinik nehmen an diesem Prozess teil.

Rehabilitation findet nicht nur in Kliniken und nicht nur im Zuständigkeitsbereich der Renten-, Unfall- und Krankenversicherung statt, sondern ist ein Auftrag an die Behandlung bei chronischer oder nach folgenreicher akuter Krankheit, wenn das geistige oder körperliche Leistungsvermögen, die Fähigkeiten zur Selbstbestimmung oder Selbstversorgung und die soziale Integration gefährdet oder beeinträchtigt sind. *Rehabilitation ist Gebot für eine humane Gesellschaft.*

Wann ist bei Colitis ulcerosa oder Morbus Crohn Rehabilitation angezeigt?

CED-Betroffene kämpfen mit komplizierten Krankheiten und manchen Tabus.

Die verschiedenen Indikationen für eine medizinische Rehabilitationsbehandlung sind in Tabelle 1 zusammengefasst.

Mit der Diagnose „Morbus Crohn" oder „Colitis ulcerosa" steht den Betroffenen in der Regel ein komplexer, manchmal komplizierter Krankheitsverlauf bevor. Da die Krankheit(en) auf Grund ihrer Seltenheit und Unsichtbarkeit wenig bekannt sind und da Durchfall, hörbare Bauchgeräusche und Stuhlunregelmäßigkeiten oft tabuisiert werden, besteht schon bei der Diagnosestellung ein hoher Informationsbedarf. Die Betroffenen sind darauf vorzubereiten, diese Krankheit zu akzeptieren und sich angemessen zu verhalten.

Die „Primärprobleme" bei diesen Krankheiten können folgendermaßen beschrieben werden (s. a. Tab. 2):

- Gerade in den ersten Jahren geraten CED-Kranke oft in eine Sackgasse, reagieren verzweifelt, depressiv oder resignieren. Eine medizinische Rehabilitationsbehandlung kann Wege zur *Krankheitsbewältigung* aufzeigen. Hilfreich ist hierbei das Zusammentreffen mit gleichermaßen Betroffenen.
- Manchmal *häufen sich Krankheitsschübe*, obwohl alle bewährten Behandlungsmöglichkeiten zum Einsatz kommen. Hier kann ein neuer Behandlungsanlauf in einem Umfeld fernab aller Verpflichtungen und häuslicher Umsorgtheit oft viel bewirken.
- Nach vielen *Operationen*, insbesondere nach Entfernung des Dickdarms (Kolektomie) mit oder ohne Pouch-Anlage, nach Stomaanlage, Dünndarmresektio-

Tab. 1: Indikationen für eine medizinische Rehabilitationsbehandlung.

- Erstauftreten einer Colitis ulcerosa oder eines Morbus Crohn
- Verbesserung der Krankheitsbewältigung
- Schubhäufung, unplausibler Krankheitsverlauf trotz adäquater Therapie
- Zustand nach Operationen
- Symptomschwere
- Psychische Folgeerkrankungen

Tab. 2: Primärprobleme bei chronisch entzündlichen Darmerkrankungen.

● Frühes Manifestationsalter

● Krankheiten ohne Bekanntheit

● Nicht sichtbare und schwer messbare Behinderung

● Schubweiser Verlauf

● Symptomvielfalt

● Einbezug der Tabu- bzw. Schamzonen

● Unklare Krankheitsursachen (Ätiologie)

● Komplexe, nur symptomatische Therapie

nen, besonderen Problemen oder Komplikationen, Funktionsstörungen oder Schwäche besteht Rehabilitationsbedürftigkeit.

● Wenn die *Stärke der Symptomatik* – des Durchfalls, die Intensität der Bauch- oder Gelenkschmerzen, Gewichtsabnahme und Schwäche, Stomaprobleme oder eine Stuhlinkontinenz – dem Betroffenen im Alltag, Beruf oder in seinem sonstigen sozialen Umfeld Probleme bereitet, geht es nicht nur um die medizinische Behandlung, sondern auch um eine Verbesserung der *Problemsituation*.

● CED-Kranke leiden oft unter *psychischen Folgekrankheiten* mit Ängsten, Fluchtverhalten oder Rückzug (Regression), unter depressiven Reaktionen mit behandlungsbedürftiger Minderung des Körper- und Selbstwertgefühls, für deren Therapie die medizinische Rehabilitation günstige Voraussetzungen bietet. Die Depression ist bei jüngeren Patienten (unter 35 Jahren) ausgeprägter als bei älteren und bestimmt die Chancen zur beruflichen Wiedereingliederung mehr als die körperliche Symptomatik.

Inhalte einer medizinischen Rehabilitationsbehandlung

Die medizinische Rehabilitation geht von einem *biopsychosozialen Krankheitsbegriff* aus, dem mit einem *multiprofessionalen Behandlungsansatz* zu entsprechen ist. Wie körperliche Krankheit auf das seelische Befinden wirkt, so wirkt dieses auch auf die körperliche Krankheit modulierend zurück. Wie körperliches und seelisches Befinden sich auf das Sozialverhalten auswirken, verändern die sozialen Einflüsse auch körperliche Symptome und seelisches Befinden. Chronische Krankheit, Behinderung kann nie eindimensional sein, somit auch nicht deren Behandlung.

Die Rehabilitationsbehandlung wird von einem therapeutischen Team geleistet.

Der Arzt ist und bleibt in der Regel die zentrale Bezugsperson für einen Patienten mit Colitis ulcerosa oder Morbus Crohn, auch in der Rehabilitation. Aber Krankenpflegekräfte, Psychologen, Kreativ- und Physiotherapeuten, Ernährungsberater, Stomatherapeuten und Sozialarbeiter wirken je nach Problemlage an der Behandlung mit. Ihre Rolle wird in vielen Einzelfällen dominieren. Im gemeinsamen *therapeutischen Team* werden regelmäßig die Erkenntnisse ausgetauscht und individuell auf den einzelnen Patienten bezogene Behandlungsschwerpunkte festgelegt.

Bei jedem Patienten wird eine ausführliche Krankheitsgeschichte erhoben, gefolgt von einer körperlichen Untersuchung. Die Erhebung der biographischen und beruflichen Vorgeschichte zeigt oft Problembereiche auf.

Aufgrund der geltenden Gesetzeslage sollten die medizinische Labor- und morphologische *Diagnostik* (Endoskopie, Röntgen, Ultraschall) und die medizinische Funktionsdiagnostik (Motilitäts- und Resorptionstests) *vor* einer medizinischen Rehabilitation abgeschlossen sein und vorliegen. Die Praxis sieht jedoch anders aus, sodass die Rehabilitationskliniken hier oft noch ergänzend tätig werden müssen. Da in diesen Kliniken in der Regel ein besonderes Know-how und viel Erfahrung vorliegen, sollte dieser Umstand auch zielgerichtet genutzt werden.

Die originäre Diagnostik in der medizinischen Rehabilitation gilt der Feststellung des verbliebenen und/oder wieder erreichbaren *Leistungsvermögens*. Hier spielen entsprechende Untersuchungsverfahren (z. B. Ergometrie mit Puls- und Blutdruckkontrolle, psychometrische und Belastungstests) eine große Rolle. Sie sind auch die Grundlage für eine individuell angepasste Bewegungs- und Sporttherapie.

Gesundheitstraining für Colitis- und Morbus-Crohn-Kranke findet in krankheitsbezogenen Gruppen statt. Hier werden ärztlich geleitet Informationen zur Krankheit (Symptomatik, Verlauf, Prognose), zu Untersuchungsverfahren, Behandlungsmöglichkeiten, Risiken und speziell interessierenden Fragen vermittelt. Wegen der zentralen Bedeutung dieser Therapieform wird hierauf in einem gesonderten Abschnitt Bezug genommen (s. u.).

Der *Arzt* muss dem Einzelnen ausreichend zur Verfügung stehen. Es finden Visiten und/oder Sprechstunden statt, zusätzlich besteht die Möglichkeit zu Arzteinzelgesprächen. Für schwierige Krankheitsphasen, Verschlimmerungen oder spezielle Therapien (Infusion, Sonden) besteht in einer Rehabilitationsklinik ein Arztbereitschaftsdienst, ein Facharzt ist rufbereit. *Krankenpflege* ist gewährleistet.

Für die bei CED-Kranken häufigen Ernährungsprobleme besteht die Möglichkeit einer gezielten *Ernährungsberatung und -behandlung*. Die Stuhlkonsistenz ist durch die Wahl der Nahrungsmittel ebenso beeinflussbar wie Stenosen (Engstellen) oder Funktionseinschränkungen zu berücksichtigen sind.

Psychotherapeutische Behandlung kann in einer (Krankheitsverarbeitungsbzw. Krankheitsbewältigungs-)Gruppe unter der Leitung eines Psychotherapeuten, in psychotherapeutischen Einzelgesprächen und durch die Vermittlung von Entspannungsmethoden erfolgen.

Bedarfsweise erfolgen eine qualifizierte *Stomatherapie*, Fistelspülungen, -drainage oder andere Wundbehandlungen.

Im Falle von Krankheitsschüben, ausgedehnten Dünndarmresektionen oder speziellen Schubbehandlungen sind die Voraussetzungen für eine *Infusionsbehandlung*, eine vorübergehende *parenterale Ernährung* oder eine enterale *Sondenbehandlung* gegeben.

Bei *Stuhlinkontinenz* bestehen in einigen Rehabilitationskliniken spezielle Möglichkeiten und Erfahrungen in der Diagnostik und *Biofeedbackbehandlung*.

Krankengymnastik, Bewegungs- und Sporttherapie wirken auf ein Muskelaufbautraining und auf den Abbau körperlicher Schonhaltung hin. Sie helfen den Umgang mit Stress zu trainieren.

Sport, *Kunst-* und *Kreativtherapie*, Schwimmen im Bewegungsbad sollen den CED-Kranken herausführen aus Isolation und Introvertiertheit.

Die *berufliche und soziale Reintegration* wird vorbereitet durch Sozial-, Lebens- und Berufsberatung. Die Rehabilitations-Fachberatung kann gegebenenfalls bereits berufsfördernde Maßnahmen einleiten.

Gesundheitstraining, Gesundheitsbildung, Schulung[1]

Bei seltenen Krankheiten, die auch noch Schambereiche betreffen können, ist der Erkrankte sehr oft in der Situation, Menschen in seiner Umgebung aufklären zu müssen. Der ungewisse, unberechenbare Verlauf der Erkrankung schürt zusätzliche Ängste. Auf Schübe ist frühzeitig zu reagieren. Die medizinische Behandlung unterliegt einem raschen Wandel. Mangelnde CED-Kenntnisse auch bei „Fachleuten" des Gesundheits- und Sozialwesens sind nicht selten. Somit verwundert es nicht, dass die Rehabilitanden selbst den edukativen Angeboten der medizinischen Rehabilitation einen hohen Stellenwert einräumen (Tab. 3).

Wissen heilt nicht, gibt aber Sicherheit.

Wissensvermittlung steht hierbei nur scheinbar im Vordergrund; Wissen gibt und trainiert Sicherheit. Die Schulungsgruppen bieten zugleich die Möglichkeit zur Begegnung mit gleichfalls Betroffenen und zum Kennenlernen anderer Biographien und Bewältigungsstrategien. Allein diese Erfahrung hebt das Gefühl der Isolation auf. Damit hierfür genügend Raum und eine ausreichende Vertrauensbasis gegeben sind, sollten die Gruppen nach Möglichkeit von Anfang bis Ende zusammenbleiben („geschlossene Gruppe").

---

[1] Um den richtigen Begriff und die Inhalte ist viel gestritten worden. „Schulung" ist mehr Mittel als Ziel. Notwendig sind eine qualifizierte Moderation, große Sachkunde sowie ein erarbeitetes Lehr- und Lernkonzept (Curriculum).

Tab. 3: Die wichtigsten bzw. hilfreichsten zehn Angebote der medizinischen Rehabilitations-behandlung aus der Sicht von CED-Patienten.

1. Wissensvermittlung über CED
2. Zeit für mich zu haben
3. Information über medikamentöse Behandlung
4. Morbus-Crohn-/Colitis-ulcerosa-Gruppe
5. Physikalische Therapie
6. Anus-praeter-Versorgung (nur betroffene Patienten)
7. Ohne Scham über CED sprechen zu können
8. Zusammentreffen mit anderen Betroffenen
9. Sozialberatung
10. Ärztliche und pflegerische Maßnahmen

Medizinische Rehabilitation bei Krankheits-erscheinungen außerhalb des Magen-Darm-Trakts

Außer an Dickdarm, Dünndarm, Enddarm und Magen treten Krankheitserscheinungen nicht selten auch an anderen Organen auf (extraintestinale Manifestationen), vor allem in Form von Gelenkentzündungen und -schmerzen. Lange hochdosierte Cortisonbehandlungen führen zu Knochenentkalkungen und Wirbelkörperbrüchen. Es können Folgeerscheinungen einer mangelhaften Nährstoffzufuhr auftreten (Eisen, Calcium, Vitamine D und B_{12}). Die Möglichkeit, Krankengymnastik, Sport, physikalische und Ernährungstherapie gleichermaßen intensiv durchzuführen, macht gerade derart komplexe Beschwerdebilder zu einer Aufgabe für die medizinische Rehabilitationsbehandlung.

Möglichkeiten und Grenzen medizinischer Rehabilitation?

Was kann medizinische Rehabilitation erreichen?

Medizinische Rehabilitation wirkt über den Tag hinaus.

An der Klinik Niederrhein haben wir zwischen 1990 und 1993 eine Untersuchung zu Rehabilitationsinhalten, -effekten und -nachsorge bei 200 betroffenen Colitis-ulcerosa- und Morbus-Crohn-Patienten der LVA Rheinprovinz durchgeführt. Bestandteil der Untersuchung war eine Nachbefragung nach über einem Jahr mittels eines persönlichen Zweitinterviews in Wohnortnähe:

- Günstige Effekte der medizinischen Rehabilitation auf den Krankheitsverlauf (Durchfallhäufigkeit, Bauchschmerzen, Blut- oder Schleimabgang mit dem Stuhl, körperliche Schwäche, Verbrauch von Glukokortikoiden) konnten auch nach über einem Jahr noch nachgewiesen werden.
- Ängste und selbst auferlegte Einschränkungen hatten abgenommen.
- Die Teilnahme an Selbsthilfegruppen hatte zugenommen.
- Die Befragten waren in der Folge seltener und durchschnittlich kürzer arbeitsunfähig gewesen.
- Mehr Betroffene hatten von der Legitimation durch Beantragung einer (Schwer-)Behinderung Gebrauch gemacht.

Was kann medizinische Rehabilitation nicht erreichen?

Es versteht sich von selbst, dass den Möglichkeiten der medizinischen Rehabilitation auch Grenzen gesteckt sind:

- Die medizinische Rehabilitation kann den schubweisen Krankheitsverlauf einer Colitis ulcerosa oder eines Morbus Crohn, die anderen typischen Primärprobleme und deren Folgen nicht grundsätzlich ändern.
- Sie kann die wohnortnahe Beratung und Behandlung der CED-Kranken nicht ersetzen.
- Sie kann das persönliche Umfeld der CED-Betroffenen kaum beeinflussen.
- Ist berufliche Rehabilitation angezeigt, kann die medizinische Rehabilitation die gewünschte Nahtlosigkeit trotz aller Fortschritte in den letzten Jahren in der Regel nicht herstellen.

Medizinische Rehabilitation ist Glied der Behandlungskette.

Unterschiede zwischen Rehabilitations- und Krankenhausbehandlung

In der medizinischen Rehabilitation bleibt der Betroffene *Subjekt* seiner Behandlung. Seine Selbständigkeit, Eigenverantwortung, eigene Beweglichkeit und Entscheidung sind vorrangig vor allem Sachverstand, Behandlungs- und Beratungsangebot. Wenn auch die Größe von Kliniken, einschließlich Rehabilitationskliniken, nach Betten gerechnet wird, sind diese in der Rehabilitation nicht behandlungstypisch. Andererseits sollte in der Regel beim Wechsel vom Krankenhaus in eine Rehabilitationsklinik (Anschlussheilbehandlung = AHB) ein solcher Grad von Mobilität und Fähigkeit zur Selbstversorgung gegeben sein, dass der Patient von den beschriebenen Möglichkeiten der Rehabilitationsbehandlung profitieren kann.

Die nichtmedizinische Behandlung steht in der stationären Rehabilitationsbehandlung nicht hinter der medizinischen zurück. Damit bestehen Chancen, dem bereits beschriebenen biopsychosozialen Krankheitsmodell gerecht zu werden. (Der Begriff „Ganzheitlichkeit" wird an dieser Stelle vermieden, da er sehr unterschiedlich beansprucht und oft im bewussten Gegensatz zur so genannten „Schulmedizin" verwendet wird.)

Medizinische Rehabilitation – Voraussetzungen und Prognose

Voraussetzungen

Rehabilitationsfähigkeit sollte gegeben sein. Dieser Begriff bezieht sich auf Einflussfaktoren außerhalb der durch die Darmerkrankung bedingten Fähigkeitsstörungen, und beinhaltet Forderungen

- der allgemeinen Mobilität,
- der Belastbarkeit des Herz-Kreislauf-Systems,
- bei den Aktivitäten zur Selbstversorgung (Waschen, An-/Ausziehen) und
- nach einer ausreichenden intellektuellen Leistungsfähigkeit.

Die Motivation des Betroffenen ist für die Rehabilitation unverzichtbar.

Bei manchen modernen Rehabilitationskliniken können auch gewisse Einschränkungen der oben genannten Forderungen zum Teil überbrückt werden, wenn beispielsweise ein Patient noch nicht ausreichend mobil ist oder eine Dünndarm-Sondenernährung, eine Infusions- oder Wundbehandlung noch erforderlich sind. Überholt ist der alte Begriff „kurfähig", bei dem jede Stuhlinkontinenz die medizinische Rehabilitation ausgeschlossen hatte. – In Zweifelsfällen sollte man sich direkt mit der Rehabilitationseinrichtung in Verbindung setzen. – *Unverzichtbar sind dagegen Freiwilligkeit und Motivation des Betroffenen.*

Rehabilitationsprognose

Die Rehabilitationsprognose ist eine medizinisch begründete *Wahrscheinlichkeitsaussage* über die Erreichbarkeit eines definierten Rehabilitationszieles, und zwar

- durch die vorgesehene Maßnahme beim betreffenden Rehabilitanden,
- in einem definierten Zeitraum (medizinische Maßnahmen i. d. R. zwischen 3 und 5, evtl. bis 8 Wochen),

- in einem bestimmten Umfeld,
- unter Nutzung der vorgesehenen Nachsorge.

Motivation, Zeitpunkt, Qualifikation der Einrichtung und Therapieplan müssen „stimmen". Die Rehabilitationsmaßnahme muss in die konkrete biographische und Krankheitssituation „passen". Weckt eine Einberufung zur medizinischen Rehabilitation diesbezüglich Zweifel, ist eine telefonische Rückkopplung mit dem Reha-Träger oder der entsprechenden Reha-Einrichtung ratsam.

Der Zeitpunkt muss „stimmen". Die Maßnahme muss „passen".

    Die Rehabilitationseinrichtung muss sich als Glied der Behandlungskette verstehen, also Diagnostik nur ergänzend durchführen, sinnvolle Therapiemaßnahmen fortführen, neue nur nach Abstimmung mit dem Betroffenen und den weiterbehandelnden Ärzten einführen. Die Rehabilitationsprognose muss mit den zugrunde liegenden Fähigkeitsstörungen bzw. Beeinträchtigungen korrespondieren. Die Reha-Maßnahme muss unter Wirtschaftlichkeitsgesichtspunkten vertretbar sein.

    Bei den chronisch entzündlichen Darmerkrankungen erweisen sich Rehabilitationsfähigkeit und -prognose in der Praxis nur selten als problematisch, z. B. wenn das unrealistische Reha-Ziel „Heilung" oder Schubfreiheit erwartet würden. Am häufigsten vereitelt ein bereits fixierter Rentenwunsch den Erfolg einer Rehabilitationsbehandlung.

Ein Rentenwunsch kann berechtigt, aber auch Ausdruck von Resignation sein.

Rehabilitation ist „final" orientiert

Die Rehabilitationsziele sollen das Reha-Problem individuell angemessen erkennbar machen, sodass sich daran die Qualität des therapeutischen Programms messen lässt und Prozessqualität beschreibbar wird.

Typische Therapieziele bei den chronisch entzündlichen Darmerkrankungen können sein:
- Erreichen der Remissionsphase
- Stabilisierung der Remissionsphase
- Schmerzreduktion
- Verbesserung der körperlichen Leistungsfähigkeit (Muskelaufbau, Beweglichkeit, Ausdauer)
- Verbesserung des Ernährungszustandes
- Substitution von Defiziten (Vitamin B_{12}, Calcium, Eisen, Anämie)
- Reduzierung der Stuhlfrequenz
- Reduzierung der Therapienebenwirkungen
- Verbesserung der Stomaversorgung
- Verbesserung der Stuhlinkontinenz.

Häufige *psychische* und *soziale Therapieziele* sind:

- Verminderung von Depressivität
- Verminderung von Ängstlichkeit
- Verbesserte Krankheitsbewältigung (Coping)
- Verbesserung der Befindlichkeit
- Verbesserung der sozialen Kompetenz
- Soziale Integration und/oder berufliche Integration.

Wer hat Anspruch auf eine medizinische Rehabilitationsbehandlung?

Wer in der gesetzlichen Renten- und Krankenversicherung versichert ist und die versicherungsrechtlichen Voraussetzungen erfüllt, hat grundsätzlich Anspruch auf medizinische Rehabilitation, vorausgesetzt, dass Rehabilitationsbedürftigkeit, -fähigkeit und eine entsprechende Prognose gegeben sind. Ähnliches gilt für Beihilfeberechtigte (Beamte, öffentlicher Dienst). Anschlussheilbehandlungen werden auch von vielen privaten Krankenversicherungen übernommen (je nach Vertragsabschluss und Aktivitätseinschränkung).

Die *gesetzliche Rentenversicherung* (LVA, BfA) ist Träger der medizinischen Rehabilitation mit dem Ziel des Erhalts oder der Wiederherstellung der Erwerbsfähigkeit,

- wenn der Versicherte in den letzten zwei Jahren vor der Antragstellung sechs Kalendermonate pflichtversichert war,
- wenn der Versicherte vermindert erwerbsfähig ist oder dies in absehbarer Zeit zu erwarten ist und die allgemeine Wartezeit von fünf Jahren erfüllt ist,
- wenn der Versicherte eine Rente wegen Berufs- oder Erwerbsunfähigkeit bezieht und durch die medizinische Rehabilitation diese Einschränkung des Leistungsvermögens beseitigt werden kann.

Dies bedeutet: Auch eine Hausfrau, die seit Jahren nicht erwerbstätig ist, hat unter den oben aufgeführten Voraussetzungen Ansprüche an ihre Rentenversicherung auf Leistungen zur medizinischen Rehabilitation.

Die *Unfallversicherung* (Berufsgenossenschaft) dürfte bei den chronisch entzündlichen Darmerkrankungen in aller Regel nicht als Rehabilitationsträger in Betracht kommen, da es sich nicht um Berufskrankheiten handelt.

Scheiden Renten- und Unfallversicherung aus, z. B. bei Bezug des Altersruhegeldes (Rentner), so ist die *gesetzliche Krankenversicherung* der Kostenträger für die Maßnahme. Ziel der Rehabilitation ist dabei die möglichst frühzeitige Beseitigung oder Verminderung voraussichtlich nicht nur vorübergehender Fähigkeitsstörungen oder krankheitsbedingter Beeinträchtigungen. – Private Krankenversicherungsverträge schließen oft Leistungen zur Rehabilitation aus!

Kinder, die noch über kein eigenes Einkommen verfügen und über ein Elternteil in der gesetzlichen Sozialversicherung mitversichert sind, haben ebenfalls Anspruch auf medizinische Rehabilitation. Für Jugendliche gelten erleichterte versicherungsrechtliche Voraussetzungen.

Der Zugang zur medizinischen Rehabilitation

Eine Rehabilitationsbehandlung wird auf Antrag des Versicherten bewilligt. Der ambulant behandelte Betroffene sollte sich mit seinem *Hausarzt* beraten und den Antrag an die Renten- oder Krankenversicherung stellen. Die Versicherungsämter der Kommunen sind hierbei behilflich. Im Krankenhaus berät und unterstützt der *Klinik-Sozialdienst.*

Der Hausarzt, eine Reha-Beratungsstelle oder der Klinik-Sozialdienst können weiterhelfen.

Anschlussheilbehandlung (AHB)/Anschlussrehabilitation (AR)

Die Möglichkeit der Anschlussrehabilitation nach Krankenhausbehandlung wird bei den CED noch wenig genutzt, bisher ganz überwiegend nach Operationen. AHB-Patienten zeigen bei diesen Krankheiten gegenüber „normalen" Reha-Patienten nach eigener Beobachtung über 5 Jahre aber keineswegs eine abweichende Schwere der Erkrankung. Dieser schnellere Zugangsweg bietet sich auch nach konservativer Krankenhausbehandlung, z. B. wegen eines Schubes, an. AHB-Leistungen werden oft auch von privaten Krankenversicherungen übernommen.

Dauer einer medizinischen Rehabilitationsbehandlung

Die Regeldauer einer stationären Rehabilitationsbehandlung wurde gesetzlich ab 1997 auf drei Wochen festgeschrieben. Bei der Unterschiedlichkeit der Problematik und der Rehabilitationsziele im Einzelfall ist eine solche Pauschalierung nicht angemessen und oft auch nicht durchzuhalten. Die durchschnittliche sinnvolle Behandlungsdauer hängt sehr davon ab, in welchem Umfang Spezialbehandlungen wie Psychotherapie, Inkontinenz-, Fistel- oder Schubbehandlung während einer Rehabilitation erfolgen.

Die Wahl der geeigneten Einrichtung

Die Eignung der Einrichtung vorher prüfen!

CED-Kranke stellen an eine klinische Einrichtung zur Rehabilitation spezielle Ansprüche. Da die Krankheiten insgesamt in der Bevölkerung selten auftreten, ist die Auswahl einer Klinik nötig, die mit den chronisch entzündlichen Darmkrankheiten Erfahrung hat. Zur Qualitätssicherung hat die Gesellschaft für Rehabilitation bei Verdauungs- und Stoffwechselkrankheiten e.V. (GRVS) im Jahr 1999 *Leitlinien* verabschiedet, zu deren Beachtung die Kostenträger allerdings nicht verpflichtet werden können.

Betroffene sollten sich vor Antritt der Rehabilitation vergewissern, inwieweit die für sie wichtigen Therapieziele in der vorgeschlagenen Einrichtung angegangen werden können. Hierzu finden sich Hinweise auf der Homepage der GRVS (www.grvs.de) oder der DCCV e.V. (www.dccv.de).

Berufliche Rehabilitation

Nicht jede berufliche Reha- bilitation bedarf einer Umschulung.

Berufliche Rehabilitation wird fälschlicherweise oft gleichgesetzt mit *Umschulung*. Die berufliche Rehabilitation kann jedoch auch andere Formen der Weiterqualifikation (z. B. EDV-Kurse, Führerscheinerwerb), eine behindertengerechte Anpassung des Arbeitsplatzes (z. B. Einbau einer schnell erreichbaren Toilette) oder finanzielle Eingliederungshilfen umfassen. Auch die spezielle Arbeitsvermittlung des Behinderten und die stufenweise Wiedereingliederung nach längerer Arbeitsunfähigkeit gehören hierzu.

Erfolgt krankheitsbedingt eine Umschulung, kommen überwiegend kaufmännische und elektrotechnische Berufe in Betracht, zu geringeren Teilen auch der zeichnerische und Metallbereich. CED-Betroffene haben im Vergleich mit anderen Rehabilitanden eine „normale" Erfolgserwartung.

Auch wer sich keine berufliche Qualifikation erarbeitet hat, aber auf Grund seiner Krankheit in der Ausübung seiner Erwerbstätigkeit behindert ist, hat Anspruch auf berufliche Rehabilitation. Im Einzelfall ist zu prüfen, ob es zweckmäßig ist, einen Antrag auf (Schwer-)Behinderung zu stellen (vgl. hierzu auch Kap. 27).

Der Zugang zur beruflichen Rehabilitation

Anträge zur *beruflichen Rehabilitation* sind an die *Agentur für Arbeit* (früher: Arbeitsamt) zu stellen. Nach vorangehender medizinischer Rehabilitation kann auch die *Rentenversicherung* (LVA, BfA) zuständig sein. Rehabilitations-Fachberatung und eine eventuelle Belastungserprobung, Eignungstests bzw. Berufsfindungs-maßnahmen werden von diesen Rehabilitationsträgern veranlasst.

Anträge auf Anerkennung einer *(Schwer-)Behinderung* sind an das zuständige *Versorgungsamt* (Amt für soziale Angelegenheiten) zu richten. Benötigt ein Behinderter (Grad der Behinderung = GDB: ab 30 % bis <50 %) Unterstützung zur Sicherung des Arbeitsplatzes, kann er einen Antrag zur *Gleichstellung* (mit einem Schwerbehinderten) an die zuständige *Agentur für Arbeit* stellen. Ab dem Datum der Antragstellung kann er Unterstützung durch das *Integrationsamt* (früher: Hauptfürsorgestelle) erhalten.

24

Die Arzt-Patienten-Beziehung – aus der Sicht eines Arztes

A. Raedler

Der Weg zur Diagnose

Die Zeit bis zur richtigen Diagnose eines Morbus Crohn oder einer Colitis ulcerosa stellt für jeden Patienten eine große Belastung dar, insbesondere wenn die Ärzte – wie leider nicht selten – sehr lange brauchen, bis sie am diagnostischen Ziel sind. Hat das Kind dann einen Namen, ist die Verunsicherung bei Leibe noch nicht zu Ende. Bald merkt der Patient nämlich, dass auch sein Arzt bei der Diagnose Morbus Crohn oder Colitis ulcerosa hinsichtlich Therapie und Prognose nicht so sicher ist wie sonst bei anderen Krankheiten. Denn obwohl chronisch entzündliche Darmerkrankungen (CED) unter den seltenen Krankheiten durchaus zu den häufigeren gehören (nämlich über 100 auf 100 000 Einwohner), hat jeder einzelne Arzt im Durchschnitt kaum mehr als einen Patienten (wenn überhaupt): dies reicht natürlich nicht aus, solide Kompetenz zu erwerben. Besondere Fachkenntnisse werden auch deshalb nicht vertieft, weil Ärzte im so genannten niedergelassenen Bereich ebenso wie Krankenhausärzte gehalten sind, sich auf das Krankheitsspektrum zu konzentrieren, mit dem sie täglich in der Praxis konfrontiert werden. Allgemein gilt, dass auch der Arzt nur das gut kann, was er täglich macht.

Auch der Arzt kann nur das gut, was er täglich macht.

Auch im außerärztlichen Bereich findet der Patient zunächst keine Hilfe. In den meisten Fällen kennt der Betroffene niemanden in seiner Familie und seinem Bekanntenkreis mit einer solchen Erkrankung und kann weniger darauf hoffen, Rat und Trost zu bekommen. Eine realistische Einschätzung der Bedeutung dieser Diagnose für sein künftiges Leben ist zunächst nicht möglich. Der Patient fühlt sich also am Anfang seiner Krankengeschichte oft allein gelassen und muss lernen, sich selbst zu helfen. Dies kann leider durchaus auch für seine weitere Krankengeschichte gelten, wenn die üblichen Standardtherapien versagen oder sich unter Umständen zusätzliche Komplikationen ergeben.

Was wünscht sich der Patient?

Der Patient wünscht sich eigentlich einen Arzt, der alle Kenntnisse und Erfahrungen besitzt, um auch einen kompliziert verlaufenden Morbus Crohn oder eine schwierig einzustellende Colitis ulcerosa erfolgreich behandeln und darüber hinaus die Bedeutung neuer sowie alternativer Behandlungsformen abschätzen zu können. Dieser Arzt sollte auch ausreichend Zeit mitbringen (½ bis 1 Stunde pro Termin) und die Geduld haben, einfühlsam über die allfälligen emotionalen, sozialen, psychologischen, familiären und tagespraktischen Probleme zu beraten oder sich diese zumindest anzuhören. Und er sollte um die Ecke wohnen.

Einen solchen Arzt zu finden, ist sicher den allerwenigsten Patienten mit einer chronisch entzündlichen Darmerkrankung vergönnt. – Also, was tun?

Was denkt der Arzt?

Der Arzt möchte seinem Patienten die eigene ärztliche Kompetenz demonstrieren, die richtige Diagnose stellen, die richtige Behandlung einleiten – kurz gesagt: ihm helfen. Und das mit rationellem (also möglichst geringem) Zeitaufwand. Entzieht sich der Patient der richtigen Diagnose und der erfolgreichen Therapie, ist der Arzt erst irritiert, dann frustriert. Das führt im unglücklichsten Fall zu einer Überweisung zum Psychotherapeuten. Außerdem muss der Arzt damit rechnen, dass – früher oder später – der Patient in Bezug auf CED über mehr Erfahrungen und Expertise verfügt als er selber. Ein unkluger Hausarzt – verfangen im Glauben an ärztliches Allwissen und voller Angst vor den gefürchteten „Koryphäenkillern" – fängt an, sich mit seinem Patienten zu streiten und demontiert damit seine Autorität.

CED-Patienten: eine Herausforderung für die Kompetenz des Arztes.

Ein guter Hausarzt akzeptiert den hohen Informationsstand seines Patienten wohlwollend und konzentriert sich auf seine Kompetenz im Bereich der restlichen Medizin, die sein Patient ja auch zusätzlich benötigt. Aber auch für den Facharzt oder gar den CED-Experten gelten CED-Patienten als anspruchsvoll, wenig „gewinnbringend" (geringe Punktzahl bei großem Zeitbedarf) und budgetbelastend (wegen der angeblich „teuren" Medikamente). Diese Patienten sind also nicht immer nur beliebt. Andererseits „freut" sich ein Arzt, es nicht immer nur mit „banalen" Erkrankungen (die es ja eigentlich gar nicht gibt), sondern mit „richtigen" Krankheiten zu tun zu haben, die ihn „anständig fordern", an denen er „sich austoben" kann (alles Originalzitate!): Dies ist sicherlich eine Einstellung, die dem Patienten auch nicht unbedingt nützt.

Welche Problemlösungen sind denkbar?

Basierend auf der Erfahrung vieler Jahre könnte ein für den Patienten geeignetes und praktikables Modell darin liegen, dass sich um den Betroffenen ein Beratungs- und Behandlungs*team* bildet. Zu dieser therapeutischen Mannschaft gehört im besten Fall ein *Hausarzt* oder hausärztlich tätiger Internist sowie ein *Experte für CED-Erkrankungen* (als niedergelassener Gastroenterologe oder gastroenterologisch tätiger Krankenhausarzt, wobei allerdings nicht jeder Magen-Darm-Spezialist auch als Fachmann für Morbus Crohn und Colitis ulcerosa gelten kann). Der CED-Experte sollte möglichst auch derjenige sein, der bei dem Patienten die Darmspiegelung (Koloskopie) vornimmt: Nur ein Arzt, der jeden Tag mehrere CED-Patienten endoskopisch untersucht, kann für eine komplikationslose, fachgerechte und für den Betroffenen angenehme Untersuchung sorgen. Darüber hinaus sollte derjenige, der den Befund an der entzündeten Schleimhaut sieht, auch die Therapie festlegen. Und schlussendlich ist eine gute Koloskopie der Garant für ein solides Vertrauensverhältnis zwischen Patient und Arzt. Der Wirkungskreis von ärztlichen CED-Experten erweitert sich durch die Etablierung von Patienten-Schulungen in Form von Wochenendseminaren und Schulungsangebote im Internet (z. B. www.CED-Hospital.de)

Teamarbeit ist wichtig!

Für den neu diagnostizierten Patienten in besonderem Maße gehört in die Beratungsmannschaft ein mit der Krankheit und deren Betreuung erfahrener *Betroffener* innerhalb oder außerhalb einer Selbsthilfegruppe. Die Informationen, die hier zu bekommen sind, sind unersetzlich und der emotionale solidare Beistand erst recht: Der Patient bekommt erstmals das Gefühl, nicht gänzlich allein zu stehen und als einziger dieser als unheimlich empfundenen Erkrankung ausgesetzt zu sein. Die Betroffenenberatung wird ergänzt durch die Arbeit der *Selbsthilfegruppen* und der *Patientenvereinigungen*, die Informationsvermittlung und kritische Informationsbewertung organisieren. Dieser letzte Punkt gewinnt an Bedeutung, da durch das mediale Angebot (insbesondere Fernsehen und Internet) nicht die Beschaffung von Kenntnissen, sondern deren sachgerechte Einschätzung zum Problem zu werden droht.

Selbsthilfegruppen und Patientenvereinigungen bieten wertvolle Hilfen an.

Unbedingt zum Team gehört ein *Ernährungswissenschaftler* (Ökotrophologe: ein Diätassistent reicht in der Regel nicht). Die Empfehlung, dass jeder Patient einfach selber herausbekommen soll, was er verträgt und was nicht, ist eine unverantwortliche Vereinfachung.

Wenn auch nicht von jedem Patienten benötigt, so gehört auch ein *Psychotherapeut* zur Mannschaft; weniger zur Ursachenforschung, sondern häufiger, um die sich durch die Krankheitssymptome ergebenden Probleme lösen zu helfen.

Ein besonderer Punkt in der Arzt-Patienten-Beziehung (insbesondere zwischen CED-Experten und Betroffenen), ist die Frage der Teilnahme an *Medikamentenstu-*

dien. Natürlich ist es viel angenehmer, jedem Patienten ein individuelles Therapie-konzept zu schneidern. Andererseits gibt es eine gleichsam moralische Verpflich-tung der Teilnahme an solchen Studien für den Arzt wie für den Patienten. Alles verlässliche Wissen über eine erfolgreiche Behandlung verdanken wir Patienten (und Ärzten), die in der Vergangenheit an solchen Untersuchungen teilgenommen haben. Jeder Fortschritt in der Therapie der CED-Krankheiten wird darauf basieren, dass wir weiterhin an Studien teilnehmen: Es gibt so etwas wie einen Generatio-nenvertrag, der uns daran bindet. Daneben beinhalten Medikamenten-Testungen aber auch einen individuellen Vorteil für die Teilnehmer: Man kommt frühzeitig an neue wirksame Medikamente heran (ein enormer Vorteil, denke man in jüngerer Zeit nur an das Behandlungskonzept mit dem Wirkstoff Infliximab). Aber selbst ei-nem Patienten in der Placebogruppe (Kontrolle mit Scheinmedikation) geht es während und nach der Untersuchung nachweislich besser: Er profitiert offensicht-lich von der sehr engmaschigen Behandlungskontrolle und der suggestiven Initiie-rung seiner Selbstheilungskräfte. Auch das Verständnis zwischen Arzt und Patient kann sich durch die in einer Studie sehr intensive Zusammenarbeit und das bes-sere Kennenlernen erheblich verbessern.

Wie könnte die Kommunikation zwischen Arzt und Patient verbessert werden?

Eine gelungene Kommunikation zwischen Arzt und Patient ist die Voraussetzung dafür, dass sich der Arzt ein umfassendes Bild von der Situation des Patienten ma-chen und angemessen diagnostisch und therapeutisch handeln kann. Dem Arzt-Patienten-Gespräch kommt dabei eine Schlüsselfunktion in Bezug auf den wei-teren Krankheitsverlauf des Patienten zu.

Noch vor wenigen Jahrzehnten standen die Ärzte dem Patienten als unanfecht-bare Autoritäten gegenüber *(patriarchalische Medizin)*. Ihr Verhalten war selbst-, also arztzentriert, was sich in dem sehr einseitigen Stellen von direkten Fragen, dem bloßen Sammeln von Informationen ohne einen richtigen Dialog, der alleini-gen Entscheidung und dem Diktat von Anweisungen an den Patienten äußerte. Ein anschauliches Bild für solch eine asymmetrische Kommunikation war die Visite: Während der Patient mehr oder weniger unbeachtet im Bett lag und sich nur auf Ansprache hin äußern durfte, sprachen die Ärzte über den Patienten und entschie-den über seinen Kopf hinweg. Im Laufe der Zeit wurde diese Machtposition des Arztes durch einen patientenorientierten Verhaltensstil entschärft: Der heutige Arzt hört idealerweise seinem Patienten aktiv zu, stellt offene Fragen, nennt dem Patienten Entscheidungsalternativen und lässt ihn den ihm angemessenen Weg selbst wählen.

Arzt und Patient als „Partner"

Die innere
Einstellung
des Betroffenen ist
von entscheidender
Bedeutung.

Die Kommunikation zwischen Arzt und Patient wird jedoch auch von der *inneren Einstellung des Patienten* in Bezug auf seine Krankheit beeinflusst: Ein Teil der Patienten betrachtet allein das Schicksal oder den Zufall als Ursache ihrer Krankheit. Nach dieser fatalistischen Anschauung gibt es keine Möglichkeit, den Verlauf der Krankheit zu beeinflussen. Ein anderer Teil der Patienten glaubt an die Möglichkeit, durch „innere Kontrolle" Einfluss auf den Verlauf ihrer Krankheit nehmen zu können. Diese Patienten neigen eher dazu, an Maßnahmen der Gesundheitserhaltung teilzunehmen. Gemeinsam ist diesen beiden Anschauungen das allzu menschliche Bedürfnis nach einer kausalen Erklärung. Der Arzt kann diesem Verlangen durch Informationsvermittlung entgegenkommen.

Generell gilt: Je stärker das Ausmaß subjektiv empfundener Anfälligkeit für eine bestimmte Krankheit und je schwerwiegender die vermuteten Auswirkungen, desto eher werden zum Beispiel Früherkennungsmaßnahmen für Krebs (kolorektales Karzinom) in Anspruch genommen. Will der Arzt seinen Patienten erfolgreich motivieren, die gegebenen Empfehlungen einzuhalten, so ist es sinnvoll und notwendig, Ängste und Besorgnis, Erwartungshaltungen und Überzeugungen des Patienten zu einem jeweiligen Problem in Erfahrung zu bringen.

Ein Faktor, der ebenfalls zum Gelingen einer effektiven Kommunikation beitragen kann, ist das *räumliche Umfeld*: Die Institution Krankenhaus schränkt den Patienten durch eine starre Tagesplanung oft erheblich in seiner Autonomie ein. Zudem sind die Patienten durch ihre Krankheit oft längere Zeit von ihrem sozialen Umfeld (Arbeit, Familie) getrennt. Dies kann zu einer gefühlsmäßigen Abhängigkeit vom Arzt führen. Der Arzt kann dieser Entfremdung durch Schaffung einer „Wohlfühlatmosphäre" (große, helle Räume, freundliches Personal), emotionale Unterstützung und Einbeziehung der Angehörigen entgegenwirken.

Letztendlich darf auch das *Gespräch als solches* nicht unterschätzt werden. Dieses kann in seiner simpelsten Form bereits Teil der Therapie sein: Durch Informationsvermittlung können Ängste vermindert, Konflikte und soziale Aspekte herausgearbeitet und besprochen werden. Das Lob des Arztes bei einem Erfolg kann die Mitarbeit des Patienten positiv verstärken und diesen für eine weitere Zusammenarbeit motivieren. Durch aktives Zuhören bietet sich dem Arzt die Chance, dem Patienten mit Authentizität seine Empathie, emotionale Zuwendung und Anteilnahme zu beweisen.

Schlussbemerkung

Grundsätzlich ist das Verhältnis zwischen Patienten und Ärzten natürlich auch an kulturelle, soziale und geographische Vorgaben geknüpft: Es gibt keinen idealen Arzt für alle Patienten und keinen idealen Patienten für alle Ärzte. Allerdings scheint es, als wäre in den letzten Jahrzehnten das Arzt-Patienten-Verhältnis sehr viel partnerschaftlicher oder sogar kameradschaftlicher geworden.

Neue Probleme, die es in Zukunft zu lösen gilt, entstehen jedoch schon allein durch die unübersehbar sich verändernden Verhältnisse in der Gesundheitspolitik.

Zum Arzt sollte man bekanntermaßen geboren sein. Nietzsche bemerkte allerdings einmal, dass man „für seinen Arzt geboren sein müsse, sonst bringe dieser einen zu Grunde".

Einfühlungsvermögen seitens des Arztes gegenüber dem Patienten (heute oft als „soziale Intelligenz" bezeichnet) steht ganz oben auf der Wunschliste aller Patienten. Denn zu Beginn einer Behandlung muss sich der Arzt ein Bild machen von der Verfassung des Patienten, seinem Wissensstand, seiner Belastbarkeit und auch von seiner persönlichen Situation bzw. vom Umfeld des Patienten.

In Sachen *Aufklärung* wünschen sich Patienten, dass alle ihre Fragen beantwortet werden. Das schließt Aufklärung über die möglichen Behandlungsmethoden und deren Alternativen ein.

Gerade bei einer chronischen Erkrankung werden hohe Erwartungen an den behandelnden Arzt oder Therapeuten gestellt, da der Betroffene über einen langen Zeitraum hinweg betreut und behandelt werden muss. *Medizinische Kompetenz* ist natürlich, vor allem bei lebensbegleitenden und bis heute nicht heilbaren Erkrankungen, eine wichtige Voraussetzung.

Wunschbild eines jeden Betroffenen: ein einfühlsamer Arzt!

Für einen guten Behandlungserfolg sind aber auch die *Krankheitsbewältigung* und die so genannte *Compliance* des Patienten unverzichtbar. Unter Compliance ist die Bereitschaft eines Patienten zur Mitarbeit bei diagnostischen oder therapeutischen Maßnahmen zu verstehen, z. B. die Zuverlässigkeit, mit der therapeutische Anweisungen befolgt werden („Verordnungstreue"). Die Compliance ist unter anderem abhängig von Persönlichkeit, Krankheitsverständnis und Leidensdruck des jeweiligen Patienten. Eine große Rolle spielt aber auch die Arzt-Patienten-Beziehung, die Anzahl und Schwierigkeit der Anweisungen, die Art der Therapie und eventuell erforderliche Verhaltensänderungen.

Informationen müssen verständlich sein!

Verständliche Informationen über die Erkrankung helfen bei der Bewältigung und ein *gutes Verhältnis zum Behandler* erleichtert die *Kommunikation*, ohne die eine Mitarbeit des Betroffenen nicht möglich ist. Nach der sicher sehr wichtigen genauen Diagnostik hilft ein Gespräch über die Problematik der Krankheitssymptome im Alltag und über Vor- und Nachteile der angestrebten Therapie. Nicht nur der betroffene Patient muss sich eingestehen, dass Morbus Crohn und Colitis ulcerosa als chronische Erkrankungen lebensbegleitend sind und alle Therapien und Unterstützungsangebote nur der Symptombehandlung dienen. In der gemeinsamen Verantwortung von Patient und Arzt liegt es, zu erkennen, wann das Expertenwissen einer *Fachambulanz* oder eines für die Behandlung chronisch entzündlicher Darmerkrankungen *geeigneten Krankenhauses* gefragt ist. Der Betroffene braucht auch Unterstützung, um mögliche Begleiterkrankungen rechtzeitig zu erkennen. Der behandelnde Arzt (Hausarzt, Internist) sollte nicht nur über Untersuchungsergebnisse von Fachärzten für extraintestinale Manifestationen informiert werden, sondern auch regelmäßig auf nötige Konsultationen beim Augenarzt, Orthopäden, Gynäkologen oder Dermatologen hinweisen. Die Verantwortung über nötige Laboruntersuchungen und Unverträglichkeiten oder Wechselwirkungen bei der Medikamenteneinnahme wird leider oft mittels Beipackzettel auf den Patienten übertragen. Das vertrauensvolle Gespräch sollte sowohl vom Arzt als auch vom Patienten regelmäßig gesucht werden.

Vertrauen erweckt ein Arzt, wenn er seine Grenzen kennt und bereit ist abzugeben.

Die aus der nicht sichtbaren Erkrankung entstehenden Missverständnisse mit Ärzten und Pflegepersonal ergeben ein Spannungsfeld. Das traditionelle Muster des Arzt-Patienten-Verhältnisses, in dem der „leidende" Patient dem „heilenden" Arzt gegenüber sitzt, wird durch die fehlende gesicherte Kenntnis über die Entstehung der Erkrankung und die Tatsache, das Heilung im eigentlichen Sinne nicht möglich ist, verändert. Die klassische Rolle des heilenden Arztes ändert sich hin zum Helfer und Betreuer.

Informierte Betroffene wollen soweit als möglich die *Verantwortung* für ihre Erkrankung übernehmen. Dazu gehört auch, durch aktive Bewältigungsversuche den Krankheitsverlauf positiv zu beeinflussen, um die Lebensqualität zu erhalten und zu verbessern. Dabei richtet sich das Interesse sehr oft auch auf *unkonventionelle Therapien,* die ausprobiert werden und immer wieder auch erfolgreich sein können. Der behandelnde Arzt sollte von seinem Patienten über komplementäre (ergänzende) Therapien oder alternative Behandlungen (bzw. den Wunsch danach) informiert werden, um auch diese Behandlungsformen in das gemeinsame Therapiekonzept aufzunehmen. Betroffene in einer guten Arzt-Patienten-Beziehung werden sich dabei an den ärztlichen Rat halten und auftretende Probleme auch deutlich machen.

Betroffene möchten mit allen Fragen und Problemen ernst genommen werden!

Der Betroffene will mit all seinen Problemen ernst genommen und akzeptiert werden – und zwar in seiner Gesamtheit (also ganzheitlich), nicht nur in Teilaspekten seiner Erkrankung.

Wie ganzheitliche Betreuung gelingen kann

Ganzheitliche Betreuung erfordert vor allem *Zeit*:

- Zeit zum Zuhören
- Zeit für Fragen
- Zeit für Antworten
- Zeit für gegenseitige Information.

Zeit nehmen!

Ganzheitliche Betreuung erfordert eine *persönliche vertrauensvolle Beziehung* mit Interesse des Arztes am Patienten und an dessen Gefühlen – und nicht nur Krisenmanagement mit Rezeptblock und Skalpell.

Eine gute Arzt-Patienten-Beziehung schließt *Verständnis für die vielfältigen Ängste der Patienten* mit ein:

- Angst vor Unbekanntem
- Angst vor Schmerzen bei Untersuchungen
- Angst vor Operationen
- Angst vor medikamentösen Nebenwirkungen.

Wenn Ärzte ein aufrichtiges Interesse an der gesamten psychischen und physischen Situation des Patienten zeigen, dann stellt sich nicht nur ein gutes *Vertrauensverhältnis* zwischen Arzt und Patient, sondern eventuell sogar *gegenseitige Sympathie* ein.

Oft aber blockieren sich Arzt und Patient gegenseitig mit einer Vielzahl von möglichen oder manchmal auch falschen Erwartungen. Enttäuschung bei den Betroffenen und Frust beim Arzt sind vorauszusehen. Bei einer guten (Arzt-Patienten-)Beziehung sollte jedoch auch in einer solchen Situation noch ein offenes Gespräch möglich sein: Nur so können Spannungen und Missverständnisse wieder abgebaut werden.

Ganzheitliche Betreuung erstreckt sich auch auf die Art und Weise, wie die notwendigen diagnostischen und therapeutischen Maßnahmen durchgeführt werden. – Im Grunde sind sich alle einig: *Therapie und Diagnostik sollen möglichst schonend sein.* Auch hier muss der Betroffene über Informationen verfügen, die ihm erlauben, abzuwägen und der schonendsten und am meisten Erfolg versprechenden Behandlung zuzustimmen, um diese anzunehmen, sich auf die Nebenwirkungen einzustellen und damit seinen Beitrag leisten zu können.

Als selbstverständlich gelten heute eine *gute und ruhige Atmosphäre in den Behandlungsräumen.* Besonders wichtig ist dies beispielsweise in der *Endoskopie:* Eine für den unbekleideten Patienten angenehme Zimmertemperatur und keine Liegen vor dem zwar gegen Einblick geschützten, aber zugigen Fenster sind unabdingbar, wenn der Patient entspannt in die Untersuchung gehen soll. Die Intimsphäre wird geschützt und kein Personal wird mit privaten Anliegen in den Untersuchungsraum kommen. Meistens ist das Gel für den Ultraschallkopf angewärmt und der Blick auf die Uhr, falls der Patient einen Notizzettel mit Fragen hat, galt schon immer als unhöflich.

Hand in Hand

Wege aus der Isolation zu finden, Schmerzen abzubauen, mit der Angst umgehen zu lernen und körperliche Schwächen zu akzeptieren, ist ohne Hilfe nicht möglich. Nur wenn ein soziales Netz und Hilfen für das tägliche Leben bereitstehen und diese auch angeboten oder darauf verwiesen wird, können chronisch Kranke zu mehr Lebensqualität gelangen.

    Aus eigener Erfahrung weiß ich, wie wertvoll schon bei der Diagnose ein Hinweis oder gar ein Faltblatt des Selbsthilfeverbandes DCCV e. V. ist. Ich wünsche mir für alle Betroffenen, dass auch sie von ihrem Arzt eine Information über die DCCV erhalten. – Ein Faltblatt genügt oft schon, für Neubetroffene darf es aber auch direkt die folgende Neubetroffenbroschüre sein, die gerne auch Ärzte bei der DCCV anfordern können:

Hilfe zur Selbsthilfe

„Endlich eine Diagnose – Morbus Crohn... Colitis ulcerosa...- und jetzt?"

Die Diagnose Morbus Crohn oder Colitis ulcerosa bedeutet für den Betroffenen einen tiefen Lebenseinschnitt, muss er sich doch nicht nur mit den aktuellen Beschwerden, sondern auch mit der Chronizität seiner Erkrankung abfinden.

Ursachen und Entstehung der chronisch entzündlichen Darmerkrankungen (CED) sind bis heute, trotz intensiver Forschung unklar. Sie sind deshalb auch nicht heilbar, was wiederum bedeutet, dass der Erkrankte sich auf eine lebenslange Erkrankung einstellen muss.

Das Nicht-gesund-Sein ist nicht unbedingt das Hauptproblem hierbei, sondern dass der Betroffene, wenn er nicht (mehr) normal funktioniert,

- in die soziale Bedeutungslosigkeit absteigt,
- in die Isolation gerät,
- mit der eigenen Nutzlosigkeit und mangelnden Funktionslosigkeit konfrontiert wird und
- sich für nicht getane Pflichten rechtfertigen muss.

Psychosoziale Probleme und Lebensqualität

Leben mit einer chronisch entzündlichen Darmerkrankung bedeutet für Betroffene nicht nur die Akzeptanz einer lebenslang begleitenden Erkrankung mit all ihren Facetten, sondern auch die Auseinandersetzung mit vielfältigen psychosozialen Problemen und der Wandlung der persönlichen *Lebensqualität*. Vor allem der Aspekt der Lebensqualität ist für die Betroffenen weit mehr als eine interessante wissenschaftliche Fragestellung. Es geht darum zu vermitteln, in welchen Bereichen sich Betroffene ganz besonders eingeschränkt oder sogar bedroht fühlen. Und es geht auch um die Frage, wo Unterstützung und Solidarität bei der Einforderung von Dingen, die für die Lebensqualität bedeutsam sind, zu finden sind.

Körperliche Beeinträchtigungen

Die vielfältigen körperlichen Beeinträchtigungen bei einer chronisch entzündlichen Darmerkrankung, z. B. die Angst vor dem dauernden Stuhldrang bis hin zur Inkontinenz, Blähungen, Schwäche durch Blut- und Gewichtsverlust, eingeschränkte Beweglichkeit durch Begleiterkrankungen sowie die vielschichtigen Schmerzen, wurden bereits in anderen Kapiteln dieses Buches beschrieben. Hinzu kommen Ängste vor den zukünftigen Beschwerden und den Problemen im sozialen Umfeld (s. u.).

Psychosoziale Beeinträchtigungen

Psychosoziale Beeinträchtigungen sind keine nebensächlichen Begleiterscheinungen chronischer Erkrankungen, sie stellen vielmehr einen erheblichen zusätzlichen Belastungsfaktor dar. Die psychosozialen Probleme bauen ein Spannungsfeld auf, in dem der Betroffene zwischen *„verstehen"* und *„verstanden werden"* hin und her gerissen wird. Das Verstehen löst häufig einen unerträglichen Druck aus und mancher Betroffene stellt sich dann die Frage:

„WARUM?" – „WARUM GERADE ICH?"

Eine scheinbare Antwort findet sich leicht in einem angeblichen persönlichen Versagen. Der Betroffene fühlt sich schuldig, weil er krank ist.

Manche Erkrankte neigen aber auch dazu, die Erkrankung aus sich selbst auszugrenzen bzw. als nicht zu sich gehörend zu erleben. Das Selbstwertgefühl und das Selbstbewusstsein werden durch den stetig wechselnden Krankheitsverlauf erheblich beeinträchtigt. Und wie kann der Betroffene sich selbst annehmen, wenn sein körperliches Erscheinungsbild durch die Einnahme von Cortison, durch Operationsnarben oder durch die Anlage eines künstlichen Darmausgangs beeinträchtigt ist und dies als Verlust der sexuellen Attraktivität empfunden wird?

Akzeptanz der chronischen Erkrankung

Längerfristige Lebens- und Freizeitgestaltungen scheitern am schubweisen Verlauf der Erkrankung und belasten den Familien- und Freundeskreis. Krankheitsbedingtes „Nicht-Können" wird vom persönlichen Umfeld oft als „Nicht-Wollen" missdeutet.

Wir leben in einer Gesellschaft, in der man zum Arzt geht, wenn man krank ist – und anschließend wird man wieder gesund. Dementsprechend reagiert die Umwelt auf diejenigen, die ständig kränkeln: Wohlmeinende Menschen überschütten sie mit guten Tipps. Auch mit solchen von „Wunderheilern", der dem Freund eines Freundes geholfen hat, und mit Berichten aus der Regenbogenpresse. Beherzigt der Betroffene all diese guten Ratschläge nicht, so ist er oft genug „selbst schuld" an der Erkrankung. Der Betroffene ist jedoch meist überfordert, hier aufklärend tätig zu sein – braucht er seine Kraft doch dazu, mit seiner Erkrankung zu leben und sie zu akzeptieren.

Der Umgang mit den altersspezifischen Problemen und Ängsten, die Wege aus der Isolation, das seelische Gleichgewicht: Dies alles wird den Betroffenen nicht geschenkt, sie müssen es sich erarbeiten! Ein ganz wichtiges Instrument auf diesem Weg ist die *Information*. Krankheitsbewältigung geht über Information, und die Lebensqualität wird von gut informierten Patienten besonders hoch eingeschätzt.

Säuglinge und Kleinkinder

Im *Säuglings-* und *Kleinkindalter* betreffen die krankheitsbedingten Probleme vor allem die Bezugspersonen, also meist die Eltern, die den sozialen Kontakt zur Umwelt herstellen, die das Kind leiten und die vermitteln müssen.

Schulkinder und Pubertierende

Altersgerechte Bedürfnisse junger Betroffener

Weitaus komplizierter gestaltet sich das Bild im *Schul-* und vor allem im *Pubertätsalter*. Die in Verbindung mit der Erkrankung auftretenden Probleme treffen nun den Heranwachsenden unmittelbar. Die körperlichen Beschwerden und Leistungsminderungen schränken die Aktivitäten der jungen Menschen erheblich ein und grenzen sie oft aus der Gemeinschaft der Gleichaltrigen aus. Durch die mangelnde Leistungsfähigkeit im Bereich des Sports ist dies häufig der Fall. Minderwuchs führt zu Spötteleien, verspätet einsetzende Pubertät lässt Minderwertigkeitsgefühle entstehen.

Lange Phasen der Erkrankung und Krankenhausaufenthalte können bestehende Freundschaften zerstören und zur Isolation des jungen Menschen führen. Verstärkt wird dies häufig noch durch die meist unbewusste, übertriebene Fürsorge der Eltern, entstanden durch vermeintliche Fehler. Die altersgerechten, individuellen Bedürfnisse der jungen Betroffenen werden hierdurch entscheidend gehemmt.

Große Schulversäumnisse bereiten Ängste und Sorgen und führen zu Rückversetzungen, zum Abbruch der Schulausbildung und dadurch zum Verlust des Selbstwertgefühls. In Phasen extremer schulischer Belastung, z. B. bei Klassenarbeiten oder Prüfungen, tritt dann schnell eine akute Verschlimmerung auf. Auch elterliche Überforderungen können zu Schulangst, Versagen und in der Folge zu einem akuten Schub führen.

Junge Erwachsene

Orientierung in Beruf und Partnerschaft

Die Situation des *jungen* Erwachsenen ist eine besonders sensible. Ist es doch die Phase des körperlichen, geistigen und seelischen Reifungsprozesses. Es ist auch die Phase der Orientierung für Beruf und Partnerschaft, aber auch die der Lösung vom Elternhaus, dem ersten Schritt in die Eigenverantwortlichkeit.

Die *Berufsfindung* und die beginnende *Berufsausbildung* werfen neue große Probleme auf:

● Welcher Beruf- oder Ausbildungsweg ist geeignet?
● Muss man den Arbeitgeber oder den Ausbilder über die Erkrankung unterrichten?
● Unter welchen Umständen ist es sinnvoll zu schweigen?
● Wie ist die arbeitsrechtliche Situation, wenn man schweigt, dann aber einen Schub bekommt?
● Wie sinnvoll ist ein Schwerbehindertenausweis?

Weder das Schwerbehindertenrecht noch das neue Gleichstellungsgesetz bauen hier entstandene Spannungen ab. Dies bedeutet für den jungen Betroffenen meist Abstriche bei der sozialen und finanziellen Sicherheit.

Wie aber kann nun der junge Mensch, der seine berufliche Zukunft vielleicht einigermaßen gemeistert hat, den Schritt in eine *Partnerschaft* tun, wenn – äußerlich gesund – die Erkrankung öfter einmal zu einem „Nicht-mitmachen-Können" zwingt?

● *Wie* kann man Freunde oder Partner finden, wenn ein Discobesuch, eine Sportveranstaltung, ein Grillabend im Freien oder ein Theaterbesuch wegen fehlender oder unmöglicher Toiletten zu einem Horrortrip werden?
● *Wer* versteht den jungen Menschen, der Angst vor einer längerfristigen Freizeitplanung hat und deshalb immer nur *„vielleicht"* sagt?
● *Wer* versteht den jungen Mann, dessen Zeugungsfähigkeit durch bestimmte Medikamente herabgesetzt ist?
● *Wer* versteht die junge Frau, deren Periode durch den ständig wechselnden Krankheitsverlauf gestört ist?
● *Wer* versteht, dass die Planung einer Schwangerschaft problematisch werden kann, da aufgrund von Fehldiagnosen durch unklare Unterbauchbeschwerden oder aufgrund bestimmter Medikamente keine Empfängnis möglich ist?
● *Wer* versteht, dass betroffene Frauen beim Geschlechtsverkehr weitaus größere Probleme haben können als betroffene Männer? Bedingt durch Fisteln, die zur Scheide führen, und durch Verwachsungen nach Operationen im Unterleib, kann der Verkehr starke Schmerzen auslösen, was dann oft zur Verweigerung führt. Suggeriert verweigerter Sex Schuldgefühle, so führt moralisch gewährter Sex oft nicht nur zu Schmerzen, sondern durch den psychischen Druck unter Umständen auch noch zu einem neuen Schub.
● *Wie* wird der Partner mit dem verschnittenen, verstümmelten Körper fertig, wenn selbst die Betroffenen damit schon Probleme haben? Wiederholte Ope-

Auch das persönliche Umfeld ist „betroffen" und benötigt Hilfe durch Aufklärung.

rationen und/oder Stoma hinterlassen nun einmal Spuren, die nicht unbedingt den gängigen Schönheitsidealen entsprechen.

Ältere Erwachsene

Positive Beeinflussung des Krankheitsverlaufes

Die meisten der bereits genannten psychosozialen Probleme treten auch im *Erwachsenenalter* auf und führen auch hier zu verminderter Lebensqualität. So muss der Erkrankte begreifen lernen, dass ihm der Arzt die Erkrankung nicht nehmen kann, sondern alle Therapien und Unterstützungsangebote der Symptombehandlung dienen. Er muss lernen, soweit als möglich die Verantwortung für die Erkrankung zu übernehmen. Dazu gehört, dass er durch aktive Bewältigung versucht, den Krankheitsverlauf positiv zu beeinflussen.

Bei psychosozialen Aspekten wie belastenden Lebensereignissen, Stress und mangelnder sozialer Unterstützung sind Gespräche mit Vertrauenspersonen hilfreich. Dies können *Bezugspersonen* sein, aber auch *Selbsthilfegruppen,* in denen sich Gleichbetroffene zum Informations- und Erfahrungsaustausch zusammenfinden.

Grundsätzlich gilt:
Jeder Betroffene kann lernen, sich seine Lebensqualität zu erhalten und zu verbessern, indem er lernt, Hilfe anzunehmen!

Die Nachricht, sich ein Leben lang mit der Krankheit Morbus Crohn oder Colitis ulcerosa herumschlagen zu müssen, ist nur schwer zu verdauen. Hinzu kommen aber meist noch materielle Existenzängste. Diese Ängste, ob begründet oder nicht, belasten den Betroffenen zusätzlich zu den direkten Folgen der Krankheit. Die folgenden Abschnitte sollen Hilfestellungen und „Tipps" geben, an wen sich Betroffene wenden können, welche Ansprüche bestehen, wo Auskünfte zu erhalten sind bzw. Anträge gestellt werden können. Denn unverändert gilt: „Nur wer Bescheid weiß mit dem Bescheid, kann erfolgreich seine Ansprüche geltend machen und sich vor unangenehmen Folgen schützen."

Hinweis:

Die angegebenen Beträge, Einkommensgrenzen usw. geben den Rechtsstand zum 1. Januar 2006 wieder. Die jeweils aktuellen Werte können bei den zuständigen Leistungsträgern erfragt werden.

Schwerbehinderung

Nicht jeder, der eine chronische Erkrankung hat, ist gleichzeitig auch ein behinderter Mensch im Sinne des § 2 Sozialgesetzbuch IX (SGB IX) (früher: Schwerbehindertengesetz). Zu diesem Personenkreis gehören nur diejenigen, für die ein „Grad der Behinderung", im Folgenden „GdB" genannt, von mindestens 50 festgestellt wurde.

Was ist eine Behinderung? Wie wird diese festgestellt?

Diese Frage ist beantwortet in § 2 Absatz 1 SGB IX: Demnach sind „Menschen behindert, wenn ihre körperliche Funktion, geistige Fähigkeit oder seelische Gesundheit mit hoher Wahrscheinlichkeit länger als sechs Monate von dem für das Lebensalter typischen Zustand abweicht und daher ihre Teilhabe am Leben in der Gemeinschaft beeinträchtigt ist". In verständliche Sprache übersetzt bedeutet dies, dass eine Behinderung dann vorliegt, wenn eine nicht nur vorübergehende Beeinträchtigung besteht, die von dem Zustand abweicht, der bei einem gleichaltrigen Gesunden üblicherweise angenommen werden kann. Keine Bedeutung haben daher Beeinträchtigungen, die sich nur auf die Arbeitsfähigkeit oder die Leistungsfähigkeit im Beruf auswirken. Daher sollte dieses Argument bei der Antragstellung auch nicht benutzt werden. Diese Definition der Behinderung zieht sich durch das ganze Verfahren. Jeder Betroffene sollte sie bei seinen Entscheidungen, insbesondere der Frage, ob Klage oder Widerspruch erhoben oder eingelegt werden soll, im Hinterkopf haben.

Feststellung der Behinderung

Die Feststellung, ob eine Behinderung im Sinne des Gesetzes vorliegt oder nicht, trifft das örtlich zuständige *Versorgungsamt* (Landesamt für Versorgung usw., der Einfachheit halber künftig nur noch Versorgungsamt genannt). Eingeleitet wird das Feststellungsverfahren durch einen Antrag des Betroffenen, der formlos (Brief, Fax usw.) an die Behörde gerichtet werden kann. Zum Eingangsdatum dieser Mitteilung wird später – rückwirkend – die Feststellung des Grades der Behinderung (GdB) getroffen. Vom Eingang des Antrags an besteht der Kündigungsschutz des SGB IX (siehe unter „Nachteilsausgleiche"). Das Amt wird, nachdem es – wie es in einer deutschen Behörde üblich ist – eine Akte angelegt hat, die angegebenen Ärzte entweder alle oder teilweise anschreiben und um einen Bericht bitten.

Nach Eingang der angeforderten Stellungnahmen der behandelnden Ärzte legt ein Gutachter des Versorgungsamts unter Berücksichtigung aller festgestellten Erkrankungen einen (Gesamt-)Grad der Behinderung (GdB) fest. Als Hilfestellung existieren hierfür „Anhaltspunkte für die ärztliche Gutachtertätigkeit", in der für chronisch entzündliche Darmerkrankungen folgende Spannbreiten beim GdB vorgesehen sind:

- mit *geringen* Auswirkungen (keine oder geringe Beeinträchtigungen des Kräfte- und Ernährungszustands, seltene Durchfälle, keine nennenswerten Abweichungen in Laborbefunden): 20 bis 40
- mit *mäßigen* Auswirkungen (erhebliche Beeinträchtigungen): 50 bis 70
- mit *starken* Auswirkungen: 70 bis 100.

Bei der Festlegung des GdB erfolgt eine Gesamtbewertung aller festgestellten Beeinträchtigungen. Diese ist abhängig von den Verhältnissen und Auswirkungen der Erkrankung im jeweiligen Einzelfall. Bei der Festlegung ist der Gutachter weitgehend frei. Das Urteil hängt vor allem auch von seinen Kenntnissen über chronisch entzündliche Darmerkrankungen ab. Aus diesem Grunde lassen sich keine allgemeingültigen Aussagen treffen, wonach mit einer chronisch entzündlichen Darmerkrankung ein GdB in einer bestimmten Höhe erreichbar wäre.

Wenn sich ein Antragsteller durch den vom Versorgungsamt festgelegten GdB nicht ausreichend bewertet sieht, sollte er gegen den Bescheid *Widerspruch* einlegen. Dieser sollte ähnlich dem nachstehenden Muster formuliert sein. Die Widerspruchsfrist von einem Monat nach Eingang des Bescheids muss dabei unbedingt eingehalten werden. (Zum weiteren Verfahren beachten Sie bitte Abschnitt „Widerspruchsverfahren bei den Sozialbehörden".)

Fristen beachten

An das
Versorgungsamt XXXXXX

PLZ Stadt

Widerspruch gegen Ihren Bescheid vom XX. XX. XXXX
Geschäftszeichen XX – XX – XX – XXXX/X

Widerspruch (Muster)

Sehr geehrte Damen und Herren,

gegen Ihren Bescheid vom XX. XX. XXXX/X lege ich Widerspruch ein. Ich bitte gemäß § 25 Abs. 1 SGB X um Akteneinsicht – durch Übersendung von Kopien – der Ihrer Entscheidung zugrunde liegenden Verwaltungsakten, insbesondere die in dem Verfahren erstellten ärztlichen Gutachten.

Nach Eingang und Durchsicht dieser Unterlagen werde ich den Widerspruch begründen.

Mit freundlichen Grüßen

Unterschrift

Wenn eine Schwerbehinderung (mind. GdB von 50) festgestellt ist, können „Nachteilsausgleiche" in Anspruch genommen werden.

Nachteilsausgleiche

Die „Nachteilsausgleiche" haben zum Ziel, einen Teil der mit der Behinderung verbundenen Nachteile auszugleichen.

Steuerfreibetrag

Behinderte Menschen können einen Steuerfreibetrag geltend machen (§ 33b Einkommensteuergesetz). Dieser ist gestaffelt nach der Höhe des GdB und liegt zwischen 570 Euro (GdB 50) und 1 420 Euro (GdB 100). Da es sich um einen Steuerfreibetrag handelt, der vom Einkommen abgezogen wird, ist die tatsächliche Steuerersparnis beträchtlich geringer, sie richtet sich nach dem für den schwerbehinderten Menschen maßgebenden Steuersatz (Beispielrechnung siehe Abschnitt „Pro und Contra Schwerbehindertenausweis"). Daneben können unter bestimmten Bedingungen noch weitere Kosten steuerlich geltend gemacht werden (zum Beispiel für Haushaltshilfe).

Nähere Auskünfte erhalten Sie bei Ihrem *Finanzamt.*

Kündigungsschutz

Einen besonderen Kündigungsschutz genießen schwerbehinderte Menschen mit einem GdB von mindestens 50 sowie gleichgestellte Menschen, das sind Personen mit einem GdB von mindestens 30, die wegen drohenden Arbeitsplatzverlustes vom Arbeitsamt auf Antrag gleichgestellt wurden.

Kündigung eines
schwerbehinderten
Menschen

Der besondere Kündigungsschutz besteht auch dann, wenn zum Zeitpunkt der Kündigung erst ein Antrag auf Feststellung der Schwerbehinderung gestellt war, dieser aber noch nicht entschieden ist. Die Kündigung eines Behinderten/Gleichgestellten ist unwirksam, wenn zum Zeitpunkt des Ausspruchs keine Zustimmung des zuständigen *Integrationsamtes* (früher Hauptfürsorgestelle) vorliegt. Das Integrationsamt kann die Zustimmung zur Kündigung nur verweigern, wenn diese aus Gründen erfolgt, die mit der Behinderung zusammenhängen. In all jenen Fällen, in denen eine Kündigung mit besonderem Verhalten, das nicht mit der Behinderung in Zusammenhang steht, begründet wird, muss es die Zustimmung zur Kündigung erteilen. Allerdings hat es im Verfahren zu prüfen, ob die vom Arbeitgeber angeführten Gründe den Tatsachen entsprechen und unter Berücksichtigung der Schwerbehinderung eine Kündigung rechtfertigen oder ob es sich nur um vorgeschobene Gründe handelt. Sie soll die Zustimmung erteilen, wenn der Betrieb bei Weiterbeschäftigung des Schwerbehinderten wesentlich eingeschränkt würde oder wenn für den Behinderten ein angemessener und zumutbarer Arbeitsplatz gesichert ist.

Bei außerordentlichen Kündigungen, die ihren Grund nicht in der Behinderung haben, ist das Ermessen des Integrationsamtes noch weiter eingeschränkt, in der Regel wird es einer solchen Kündigung zustimmen.

Der Kündigungsschutz des SGB IX wirkt allerdings nicht, wenn

- ein Betrieb oder eine Dienststelle vorübergehend eingestellt oder aufgelöst werden,
- Betriebsteile eingestellt werden und die Gesamtzahl der verbleibenden Schwerbehinderten 5 % der Beschäftigten (Pflichtquote) ausmacht,

- ein Arbeitsverhältnis noch nicht länger als sechs Monate bestand,
- Personen nur informatorisch beschäftigt werden (z. B. Praktikanten)
- der Arbeitnehmer das 58. Lebensjahr vollendet hat und Anspruch auf eine Abfindung, Entschädigung oder ähnliche Leistungen aufgrund eines Sozialplans erhält,
- Entlassungen aus Witterungsgründen vorgenommen werden, sofern die Wiedereinstellung des Schwerbehinderten bei Wiederaufnahme der Arbeit gewährleistet ist.

Der besondere Kündigungsschutz besteht auch dann, wenn dem Arbeitgeber überhaupt nicht bekannt war, dass der Arbeitnehmer als Schwerbehinderter anerkannt war oder einen entsprechenden Antrag gestellt hat. In diesem Fall muss der Arbeitnehmer innerhalb von vier Wochen, nachdem die Kündigung ausgesprochen wurde, den Arbeitgeber darüber unterrichten. Die bereits ausgesprochene Kündigung wird damit nachträglich unwirksam. Der Arbeitgeber muss dann die Zustimmung des Integrationsamtes einholen.

Wenn das Integrationsamt die Zustimmung zur Kündigung erteilt hat, kann der Arbeitgeber nur innerhalb einer Frist von vier Wochen die Kündigung aussprechen. Eine später ausgesprochene Kündigung ist unwirksam. *Achtung:* Kündigungen sind nur wirksam, wenn sie vom Arbeitgeber oder Arbeitnehmer schriftlich erklärt worden sind. Gegen den Bescheid mit der Zustimmung zur Kündigung kann der Arbeitnehmer Widerspruch und gegebenenfalls Klage vor dem Verwaltungsgericht erheben. Allerdings kann der Arbeitgeber das Arbeitsverhältnis zunächst trotzdem kündigen. Der Arbeitnehmer sollte daher auf jeden Fall innerhalb von drei Wochen zusätzlich Kündigungsschutzklage vor dem Arbeitsgericht erheben.

Für den Fall, dass der Arbeitgeber das Arbeitsverhältnis kündigt, ohne dass eine Zustimmung des Integrationsamtes vorliegt, sollte man ebenfalls Klage vor dem Arbeitsgericht erheben mit dem Ziel, die Unwirksamkeit der Kündigung festzustellen.

Welche Verfahrensschritte sind bei Kündigungen zu beachten?

Mehrarbeit

Schwerbehinderte Menschen sind auf Verlangen von Mehrarbeit freizustellen (§ 124 SGB IX). Als Mehrarbeit gilt aber nur die Zeit, die über acht Stunden täglich bzw. 48 Stunden wöchentlich hinausgeht. Auch Teilzeitkräfte können Mehrarbeit erst jenseits dieser Grenze ablehnen. Eine Mehrarbeit kann allerdings nicht verweigert werden bei vorübergehenden Tätigkeiten in Notfällen oder in außergewöhnlichen Fällen, deren Eintritt der Arbeitgeber nicht beeinflussen kann.

Die Freistellung von Mehrarbeit muss rechtzeitig geltend gemacht werden. Der Arbeitnehmer darf keinesfalls ohne Genehmigung der Arbeit fernbleiben, da ansonsten der Arbeitgeber berechtigt ist, das Arbeitsverhältnis aufzulösen.

Mehrarbeit verweigern – nicht ohne Genehmigung!

Rechtsanspruch auf Teilzeitarbeit

Teilzeitarbeit

Wenn es wegen der Behinderung erforderlich ist, hat ein behinderter Mensch Anspruch auf einen Teilzeitarbeitsplatz. Der Arbeitgeber ist verpflichtet, einen solchen bereitzustellen, wobei der Lohn-/Gehaltsstand nicht erhalten bleibt, sondern entsprechend absinkt. Von daher dürfte für viele diese Möglichkeit nur eingeschränkt von Interesse sein, da viele Behinderte auf ihr volles Einkommen angewiesen sind.

Entschädigungsanspruch bei Nichteinstellung wegen der Behinderung

Nichteinstellung wegen Behinderung

Behinderte die nachweisen können, dass sie bei der Auswahl eines Bewerbers für einen freien Arbeitsplatz wegen ihrer Behinderung unangemessen benachteiligt worden sind, können eine finanzielle Entschädigung wegen Diskriminierung fordern und erhalten. Allerdings besteht kein Anspruch auf Begründung eines Arbeitsverhältnisses. Wäre der Bewerber auch ohne die Diskriminierung nicht eingestellt worden, beträgt die Entschädigung mindestens drei Monatsgehälter (§ 81 Abs. 1 SGB IX). In der Praxis dürfte diese Regelung allerdings keine besondere Wirkung entfalten, da es recht schwierig ist *nachzuweisen*, warum eine Einstellung nicht erfolgt ist bzw. ob der Bewerber behinderungsbedingt benachteiligt wurde.

Zusatzurlaub

Zusatzurlaub

Schwerbehinderte Menschen haben Anspruch auf einen zusätzlichen Urlaub von einer Woche. Dieser Urlaub bezieht sich auf die wöchentliche Arbeitszeit, das heißt, wer wöchentlich nur vier Tage arbeitet, hat einen Anspruch auf Zusatzurlaub von vier Tagen, bei einer Arbeitszeit von sechs Tagen besteht ein Anspruch auf sechs Tage. Besteht die Schwerbehinderteneigenschaft nur zeitweise, wird der Urlaub anteilig gewährt. Bei der Berechnung entstehende Bruchteile über 5 werden aufgerundet.

Schwerbehindertenvertretung

In Betrieben und Dienststellen, in denen mindestens fünf schwerbehinderte Menschen beschäftigt sind, werden eine Schwerbehindertenvertretung (Vertrauensperson der schwerbehinderten Menschen) sowie ein Vertreter gewählt. Die Schwerbehindertenvertretung fördert die Eingliederung schwerbehinderter Menschen, vertritt die Interessen der schwerbehinderten Menschen im Betrieb oder der Dienststelle und steht ihnen beratend zur Seite. Sie nimmt Anregungen und Beschwerden entgegen und bemüht sich in Verhandlungen mit dem Arbeitgeber eine Lösung zu finden.

Sonstiges

Neben den oben genannten gesetzlich festgelegten Nachteilsausgleichen gewähren eine Reihe weiterer Einrichtungen/Institutionen Schwerbehinderten bestimmte Beitragsnachlässe bzw. -reduzierungen, so Automobilclubs, Museen, öffentliche Einrichtungen usw.

Pro und Kontra Schwerbehindertenausweis

In der Praxis zeigt sich häufig, dass der Schwerbehindertenausweis ein großes Hindernis bei der Suche nach einem Arbeitsplatz ist. In vielen Fällen nehmen die Arbeitgeber von einer Einstellung Abstand, wenn sie erfahren, dass der Bewerber Schwerbehinderter ist. Mitunter dienen Hinweise in Stellenausschreibungen, wonach auch Schwerbehinderte – möglicherweise bevorzugt – eingestellt werden, nur dazu, frühzeitig die Bewerbungen von schwerbehinderten Menschen auszusortieren und nicht zu berücksichtigen. Dies gilt (leider) mitunter auch für den öffentlichen Dienst.

In den meisten Fällen ist es dem Arbeit suchenden behinderten Menschen kaum möglich, den Schwerbehindertenausweis zurückzugeben. Der Ausweis dient nur als Nachweis einer bestehenden Behinderung; nach Rückgabe des Ausweises besteht die Beeinträchtigung aber weiter. Die Rückgabe eines Ausweises an das Versorgungsamt hat daher nicht den Verlust der Schwerbehinderteneigenschaft zur Folge. Vor diesem Hintergrund sollte sich jeder Betroffene genau überlegen, ob er den besonderen Schutz des SGB IX in Anspruch nehmen will. Empfehlenswert ist dies in den Fällen, in denen der Arbeitsplatz gesichert und ein weiterer Arbeitsplatzwechsel nicht mehr beabsichtigt ist. Problematisch ist daher auch die Beantragung eines Schwerbehindertenausweises für Kinder oder Jugendliche. Die Anerkennung als Schwerbehinderter hat für die Eltern zwar den Vorteil, dass sie mit diesem Nachweis den entsprechenden Steuerfreibetrag in Anspruch nehmen können. Neben der psychologischen Belastung für das Kind (behördliche Bescheinigung einer Behinderung) kommen dann jedoch auch noch die erheblichen Probleme bei der Suche nach einer Ausbildungsstelle oder einem Arbeitsplatz hinzu.

Die Steuerersparnis, die sich aus der Behinderung ergibt, liegt zum Beispiel bei einem Jahreseinkommen von 35 000,– Euro (Steuerklasse III, ein Kind) und einem GdB von 50 bei 12,50 Euro monatlich. Inwieweit diese Ersparnis in Relation zu den zu erwartenden Nachteilen steht, muss jeder für sich selbst beantworten.

Die Anerkennung als schwerbehinderter Mensch bringt nicht nur Vorteile!

Arbeitsrecht

Was muss ich meinem Arbeitgeber über die Erkrankung sagen, was nicht?

Bei Bewerbungen – sowohl um Ausbildungsstellen als auch Arbeitsplätze – sollte keinesfalls ungefragt auf die Erkrankung oder eine Anerkennung als Schwerbehinderter hingewiesen werden.

Bei Einstellung besteht grundsätzlich keine Verpflichtung, den künftigen Arbeitgeber auf die Erkrankung bzw. mögliche Folgewirkungen hinzuweisen. Eine Ausnahme gilt lediglich dann, wenn es aufgrund der Erkrankung voraussichtlich unmöglich sein wird, den Arbeitsplatz auszufüllen.

Informations-
pflicht gegenüber
dem Arbeitgeber

Fragen vom Arbeitgeber, die bei Einstellungsgesprächen oder in Personalfragebögen gestellt werden, müssen aber wahrheitsgemäß beantwortet werden. Allerdings gehen ungenaue Fragestellungen zu Lasten des Arbeitgebers. Soweit sich aus der Fragestellung Interpretationsmöglichkeiten ergeben, sollten diese im eigenen Interesse genutzt und in der für den Betroffenen vorteilhaftesten Form verstanden werden. Allerdings muss bei der Frage nach einer Anerkennung als Schwerbehinderter in jedem Fall wahrheitsgemäß geantwortet werden, da ansonsten das Arbeitsverhältnis wegen arglistiger Täuschung angefochten werden kann.

Achtung: Eine Schwerbehinderung im Sinne des SGB IX liegt nur dann vor, wenn ein Grad der Behinderung von mindestens 50 festgelegt wurde.

Bei einem bestehenden Arbeitsverhältnis ist der Beschäftigte nicht verpflichtet, den Arbeitgeber über die Erkrankung/Anerkennung als Schwerbehinderter zu informieren.

Kündigung wegen Krankheit

Krankheits-
bedingte Kündigung

Nach den Regelungen des Kündigungsschutzgesetzes ist die Kündigung eines Arbeitsverhältnisses, außer aus betrieblichen Gründen, aus personenbedingten Gründen möglich. Zu diesen Gründen zählen u. a. mangelnde körperliche Eignung und Erkrankungen, welche die Verwendbarkeit des Arbeitnehmers im Betrieb erheblich herabsetzen.

An die Zulässigkeit einer Kündigung wegen Erkrankung des Arbeitnehmers werden sehr strenge Maßstäbe angelegt. Vor der Kündigung muss der Arbeitgeber alle Maßnahmen prüfen, durch die das Arbeitsverhältnis eventuell erhalten werden kann.

- Eine Kündigung ist zulässig, wenn die betrieblichen Interessen durch die Erkrankung unzumutbar beeinträchtigt werden. Dies ist bei lang andauernden

Erkrankungen anerkannt, wenn nicht absehbar ist, wann der Arbeitnehmer wieder arbeitsfähig sein wird *und* wenn der Arbeitsplatz aus betrieblichen Gründen wieder besetzt werden muss. Entscheidend sind hierbei die Verhältnisse im Einzelfall, das heißt, der Arbeitgeber muss genau nachweisen, worin die Beeinträchtigung besteht.

● Eine Kündigung ist auch möglich, wenn das Leistungsniveau des Arbeitnehmers erheblich unter den des Durchschnitts der Arbeitnehmer absinkt, *und* wenn der betriebliche Ablauf durch die Leistungsminderung konkret gefährdet ist.

● Schließlich ist eine Kündigung möglich im Zusammenhang mit häufigen Kurzerkrankungen des Arbeitnehmers, insbesondere wenn keine Feststellung der Arbeitsunfähigkeit durch einen Arzt erfolgt ist.

Soweit es um die Kündigung eines Schwerbehinderten geht, gelten besondere Vorschriften, auf die bereits eingegangen wurde.

Kündigungen sind inzwischen nur wirksam, wenn sie *schriftlich* erklärt worden sind. Dies gilt gleichermaßen für Arbeitgeber und Arbeitnehmer.

Gesetzliche Krankenversicherung (GKV)

Leistungen der Krankenkasse

Mitglieder der gesetzlichen Krankenversicherung haben Anspruch auf ambulante ärztliche und zahnärztliche Behandlung, stationäre Behandlung im Krankenhaus, Kosten für zahnprothetische Leistungen (allerdings nur als Festzuschuss zu einer festgelegten Regelversorgung), Krankengeld sowie verschiedene Leistungen im Bereich Gesundheitsförderung, Früherkennung von Krankheiten, Haushaltshilfen, die in den Satzungen der jeweiligen Krankenkasse unterschiedlich geregelt sein können.

Leistungsspektrum der gesetzlichen Krankenkasse

Alle Leistungen stehen unter dem Vorbehalt der Wirtschaftlichkeit, daher wird nicht jede Maßnahme in jeder Höhe von den Krankenkassen übernommen. Sollten Zweifel bestehen, ob eine bestimmte Leistung, Medikament, Heil- oder Hilfsmittel von der Krankenkasse übernommen wird, sollte der Versicherte vorher bei der Geschäftsstelle der Kasse nachfragen und sich eine entsprechende Zusicherung geben lassen. Leider weicht in diesem Bereich die Praxis der einzelnen Kassen mitunter stark voneinander ab. In fast allen Fällen ist es Voraussetzung für die Kostenübernahme, dass ein entsprechender Antrag im Vorhinein bei der Krankenkasse gestellt wird und eine besondere Begründung durch den behandelnden Arzt erfolgt. Von daher liegt es im eigenen Interesse des Patienten, *vor der Inanspruch-*

nahme bei der Krankenkasse nachzufragen. Grundsätzlich erbringen die Krankenkassen Sachleistungen, das heißt, sie haben Verträge mit den Verbänden der Leistungserbringer (Ärzte, Krankenhäuser, Apotheken, Krankengymnasten usw.), die Leistungen für die Kasse erbringen und mit ihr direkt abrechnen. Seit dem 1. Januar 2004 kann auch der Pflichtversicherte wählen, ob er statt der Sachleistung lieber die Kostenerstattung erhalten möchte. In diesem Fall wird er vom Leistungserbringer (Arzt, Zahnarzt, Krankenhaus, Apotheker usw.) behandelt wie ein Privatpatient, d. h., er kann auch Ärzte aufsuchen, die keine Kassenzulassung haben (z. B. Chefärzte). Allerdings muss er auch die negativen Konsequenzen hierfür in Kauf nehmen. Er erhält eine Rechnung, die auf der Basis der Gebührenordnung für Ärzte (Zahnärzte) erstellt ist. Die Gebührensätze für diese Leistungen liegen ungefähr doppelt so hoch wie die von der Krankenkasse an die Leistungserbringer gezahlten Beträge. Schuldner der Bezahlung ist der Patient und nicht die Krankenkasse, d. h. er muss hier im Regelfall vorleisten und kann erst später die Abrechnung zur Erstattung bei der Krankenkasse einreichen. Die Krankenkasse erstattet bei allen Rechnungen nur die Beträge, die von ihr zu zahlen wären, wenn die Sachleistung erbracht worden wäre und zieht zusätzlich noch Verwaltungskosten ab. In der Konsequenz bedeutet dies, dass der Patient im Regelfall mindestens die Hälfte der abgerechneten Kosten aus eigener Tasche bezahlen muss. Von daher ist dieses Instrument für chronisch Kranke nicht empfehlenswert.

Kostenerstattung

Mit dem GKV-Modernisierungsgesetz wurden zum 1. Januar 2004 die Zuzahlungen im Bereich der gesetzlichen Krankenversicherung neu geregelt. Grundsätzlich ist eine Zuzahlung in Höhe von 10 % der Kosten, jedoch mindestens 5 Euro und höchstens 10 Euro als Zuzahlung zu leisten. Eine Übersicht über die seit dem 1.1.2004 geltenden Zuzahlungen gibt Tabelle 1.

Zuzahlungen

Die jährliche Eigenbeteiligung darf 2 %, bei chronisch Kranken 1 %, der Jahresfamilienbruttoeinnahmen (nicht nur Einkünfte aus Erwerbstätigkeit, sondern auch aus Vermietung und Verpachtung, Vermögen usw.) nicht überschreiten. Wird diese Grenze überschritten kann der Versicherte für den Rest des Jahres von Zuzahlungen befreit werden. Ansonsten werden die Zuzahlungen nachträglich erstattet. Einbezogen sind alle Zuzahlungen, nicht jedoch die Mittel, die nicht (mehr) zum Leistungskatalog der gesetzlichen Krankenkasse gehören (z. B. nicht verschreibungspflichtige Arzneimittel). Für Versicherte, die Hilfe zum Lebensunterhalt nach Sozialgesetzbuch XII oder eine vergleichbare Leistung beziehen, gelten als Bruttoeinnahmen der Regelsatz des Haushaltungsvorstandes. Von den Familienbruttoeinnahmen wird zur Berechnung der Belastungsgrenze ein bestimmter Betrag abgezogen: Für den ersten Haushaltsangehörigen in Höhe von 4410 € (West) bzw. 3717 € (Ost) und für jeden weiteren Familienangehörigen in Höhe von 2940 € (West) bzw. 2478 € (Ost). Dieser Abzug gilt nicht für den Versicherten selbst, sondern nur für Familienangehörige. Die genannten Abzugsbeträge gelten für das Jahr 2006 und werden jährlich neu festgesetzt.

Belastungsgrenzen

Tab. 1: Übersicht über die geltenden Zuzahlungen im Bereich der gesetzlichen Krankenversicherung (nach Rechtslage des Jahres 2006).

Leistung	Höhe der Zuzahlung	Begrenzung
Verbandsmittel Arzneimittel (verschreibungspflichtig oder laut Ausnahmekatalog des Gem. Bundesausschuss, wenn Indikation gegeben ist)	10 % des Mittels; mindestens 5 €, höchstens 10 €	(Bei Mitteln, die unter 5 € kosten, höchstens die Kosten des Arzneimittels)
Arzneimittel (nicht verschreibungspflichtig, Lifestyle-Mittel, unwirtschaftliche Arzneimittel)	100 %	Ausnahmen: Kinder bis zur Vollendung des 12. Lebensjahres, bei entwicklungsverzögerten Jugendlichen bis zur Vollendung des 18. Lebensjahres
Heilmittel Häusliche Krankenpflege	10 % der Kosten und 10 € je Verordnung	Bei häuslicher Krankenpflege auf 28 Tage begrenzt
Hilfsmittel	10 % für jedes Hilfsmittel; mindestens 5 €, höchstens 10 €	(Bei Mitteln, die unter 5 € kosten, höchstens die Kosten des Hilfsmittels) Hilfsmittel, die zum Verbrauch bestimmt sind (z. B. Stoma-Artikel): 10 % je Verbrauchseinheit, aber maximal 10 € je Monat; Blutzuckerteststreifen sind zuzahlungsfrei
Praxisgebühr	10 € je Arztbesuch im Quartal und Versichertem bei Ärzten, Zahnärzten und Psychotherapeuten	Keine Praxisgebühr bei Vorsorgeuntersuchungen, Schutzimpfungen, Früherkennungsuntersuchungen, für Kinder unter 18. Lebensjahr und wenn eine Überweisung eines anderen Arztes vorliegt

Tab. 1: Übersicht über die geltenden Zuzahlungen im Bereich der gesetzlichen Krankenversicherung (nach Rechtslage des Jahres 2006) (Fortsetzung).

Leistung	Höhe der Zuzahlung	Begrenzung
Krankenhaus Rehabilitation	10 € je Kalendertag	Ausgenommen Kinder unter dem 18. Lebensjahr Bei stationärem Krankenhausaufenthalt begrenzt auf 28 Tage im Kalenderjahr
Fahrtkosten	Krankenwagen/ Rettungswagen: 10 % der Kosten; mindestens 5 €, höchstens 10 €	Fahrtkosten zur stationären Behandlung oder an Stelle oder zur Verkürzung des stationären Aufenthalts nur nach vorheriger Genehmigung der Krankenkasse in zwingenden medizinischen Gründen in besonderen Fällen
Soziotherapie[1] Haushaltshilfe	10 % der Kosten je Kalendertag; mindestens 5 €, höchstens 10 €	
Sehhilfen	100 %	Ausgenommen Kinder bis zur Vollendung des 18. Lebensjahres und Versicherte mit schweren Sehfehlern (nahe Blindheit)
Krankengeld	Keine Änderung im Leistungskatalog	
Zahnersatz	Festzuschuss zu einer Regelleisung (Wünsche nach verbesserten Leistungen müssen selbst bezahlt werden)	

---

[1] Soziotherapie: Besondere Therapieform, die den Patienten in die Lage versetzen soll, die ärztliche Therapie zu unterstützen bzw. überhaupt mitzuwirken.

Behandlung im EU-Ausland

Versicherte der gesetzlichen Krankenversicherung können sich nach § 13 Abs. 4 SGB V zur Behandlung auch ins EU-Ausland bzw. in Staaten des europäischen Wirtschaftsraumes begeben. Sie können dort grundsätzlich im Wege der Kostenerstattung Leistungen in Anspruch nehmen. Die Krankenkasse erstattet aber im Regelfall höchstens die Kosten, die bei einer Behandlung im Inland entstanden wären. Nähere Auskunft zu der Frage, für welche Leistungen in welchen Ländern eine entsprechende Vereinbarung besteht, gibt die jeweils zuständige Krankenkasse. Eine stationäre Krankenhausbehandlung wird aber nur bezahlt, wenn – ausgenommen in Notfällen – die Krankenkasse vorher zugestimmt hat (§ 13 Abs. 5 SGB V).

Behandlung im EU-Ausland

Leistungen der gesetzlichen Krankenkassen bei Erkrankungen im Ausland

In den meisten europäischen Ländern (außerhalb der EU) können Mitglieder der gesetzlichen Krankenversicherungen aufgrund von Sozialversicherungsabkommen Leistungen in Anspruch nehmen. Ob mit dem jeweiligen Urlaubsland ein solches Abkommen besteht, erfährt man bei der Krankenkasse. Von dieser werden Kosten für ärztliche Behandlungen im Ausland, die nicht aufgrund eines Auslandskrankenscheins oder einer europäischen Krankenversicherungskarte erbracht wurden, in den meisten Fällen nicht erstattet. Ausnahmen sind nur möglich, wenn die Inanspruchnahme der Leistung dem Versicherten nicht zuzumuten war (strenger Maßstab). In diesen Fällen können die Krankenversicherungen im Nachhinein die Kosten erstatten, allerdings erfolgt die Erstattung nur zu den Gebührensätzen, die für die gesetzliche Krankenversicherung im Urlaubsland gelten. Wenn die Behandlung im Ausland teurer ist als eine entsprechende Behandlung in Deutschland zahlt die Krankenkasse diese Kosten trotzdem, wenn diese höheren Kosten für die Mitglieder der gesetzlichen Krankenversicherung in dem Land üblich sind. Wenn die vom Arzt in Rechnung gestellten Kosten höher sind, als die üblichen Leistungen der gesetzlichen Krankenversicherung im Urlaubsland, so werden diese Kosten nicht von der gesetzlichen Krankenversicherung in Deutschland erstattet.

Behandlung außerhalb der EU-Staaten

Von daher ist der Abschluss einer privaten Auslandsreisekrankenversicherung empfehlenswert (s. Abschnitt „Auslandsreisekrankenversicherung").

Krankengeld

Ein Versicherter in der gesetzlichen Krankenversicherung hat Anspruch auf Krankengeld für einen Zeitraum bis maximal 78 Wochen je Krankheit. In diese Frist wird die Lohnfortzahlung durch den Arbeitgeber mit eingerechnet, ebenso Zeiten von Heilbehandlungen und medizinische Rehabilitationen, wenn in diesen Zeiten Krankengeld gewährt wurde. Der Krankengeldanspruch besteht für jede Erkrankung innerhalb einer Blockfrist von drei Jahren. In die Praxis umgesetzt bedeutet dies, dass innerhalb des Zeitraums von drei Jahren wegen der Erkrankung an Morbus Crohn oder Colitis ulcerosa ein Krankengeldanspruch (einschließlich Lohnfortzahlung) von insgesamt 78 Wochen besteht. Falls zwischenzeitlich wegen einer anderen Erkrankung Arbeitsunfähigkeit gegeben war, wird die Laufzeit des Krankengeldes entsprechend verlängert. Schließen allerdings Zeiten einer Arbeitsunfähigkeit auch aufgrund unterschiedlicher Krankheiten unmittelbar aneinander an, gelten diese als eine zusammenhängende Erkrankung. Gleiches gilt, wenn unterschiedliche Erkrankungen auf eine Ursache zurückgeführt werden (können). Es ist für den Patienten wichtig, dass der Arzt auf der Bescheinigung der Arbeitsunfähigkeit genaue Angaben zu der Erkrankung macht, die die Ursache der Arbeitsunfähigkeit bildet. Sie sollten gegebenenfalls den Arzt auf eine falsche Angabe hinweisen.

Anspruch auf Krankengeld

Das Krankengeld beträgt 70 % des Nettoeinkommens, jedoch höchstens 90 % des Bruttoeinkommens, abzüglich der Abgaben zur Sozialversicherung (Krankenversicherung, Pflegeversicherung, Arbeitslosenversicherung, Rentenversicherung).

Stufenweise Eingliederung (Hamburger Modell)

Hamburger Modell

Nach langer Arbeitsunfähigkeit kann eine Eingliederung nach dem Hamburger Modell erfolgen. Diese schrittweise Wiedereingliederung (durch besondere Maßnahmen begleitete stufenweise Erhöhung der Arbeitszeit) erfordert einen zwischen Arbeitgeber, Versicherten und Krankenkasse abgestimmten Eingliederungsplan. Während der stufenweisen Eingliederung bleibt der Versicherte weiter „krankgeschrieben" und erhält Krankengeld, auf das ein eventuell erzieltes Arbeitseinkommen angerechnet wird. Bei der Berechnung der 78-Wochen-Frist (Bezugsdauer für das Krankengeld) wird die Zeit einer stufenweisen Wiedereingliederung wie Arbeitsunfähigkeit bewertet. (Wenn der Krankengeldanspruch ausläuft, kann Arbeitslosengeld beantragt werden; siehe Abschnitt Arbeitslosenversicherung/Arbeitslosengeld nach § 105a AFG).

Bonus durch die Krankenkasse

Die Krankenkassen können in ihren Satzungen vorsehen, dass Versicherte, die sich besonders gesundheitsbewusst verhalten, indem sie sich z. B. an

● Programmen zur besonderen Betreuung von Patienten mit bestimmten chronischen Erkrankungen (Desease-Management-Programme, DMP),

- Modellen der integrierten Versorgung (Zusammenarbeit von Leistungserbringern verschiedener Fachrichtungen),
- dem „Hausarztmodell" (Facharztbesuch erst nach Überweisung durch den Hausarzt, der Hausarzt ist der Empfänger sämtlicher Arztberichte, Hausarztwechsel nur nach Genehmigung durch die Krankenkasse)
- oder Maßnahmen der betrieblichen Gesundheitsförderung

Durch Bonusregelungen Geld sparen

beteiligen, besondere Vergünstigungen, insbesondere die Reduzierungen oder den Wegfall von Zuzahlungen, erhalten können.

Besondere Behandlungsprogramme für chronisch Kranke

Die Krankenkassen bieten für bestimmte chronische Erkrankungen abgestimmte Behandlungsprogramme an, die neben der medizinischen Behandlung, die auf bestimmten, von der Krankenkasse mit den Ärzten vereinbarten Leitlinien beruht und ggf. bestimmte Untersuchungs- und Behandlungsmaßnahmen umfasst, auch sonstige Leistungen beinhalten (z. B. spezielle Gymnastik, Fortbildungsveranstaltungen usw.). Diese Programme bestehen bislang erst für einige wenige Erkrankungen, eine massive Ausweitung ist vorgesehen. Die Teilnahme an diesen Programmen kann von den Krankenkassen mit der Zusage bestimmter Beitrags- oder Zuzahlungsermäßigungen bei regelmäßiger Teilnahme „belohnt" werden.

Desease-Management-Programme

Elektronische Gesundheitskarte

Voraussichtlich ab dem Jahre 2007 werden die gesetzlichen Krankenkassen elektronisch lesbare, fälschungssichere Krankenversicherungskarten einführen. Diese Karten enthalten neben den persönlichen Daten die Möglichkeit für Ärzte, Arzneimittel- und Heilmittelverordnungen zu speichern. Die Karten werden damit, neben dem Ausweis zur Mitgliedschaft in der ausgebenden Krankenkasse, die bisherigen papiergebundenen Rezepte ersetzen. Dieser Teil der Krankenversicherungskarte ist verpflichtend, d. h. jeder Versicherte muss eine solche Karte mit dieser Möglichkeit erhalten. Freiwillig ist dagegen die Möglichkeit, auf der Karte weitere Informationen (z. B. Arztberichte, Laborergebnisse usw.) zu speichern. Diese Speichermöglichkeiten dürfen nur genutzt werden, wenn der Patient zustimmt. Gelesen werden können soll die Karte von Leistungserbringern sowie von der Krankenkasse und sonstigen Stellen, aber jeweils nur mit Zustimmung des Patienten.

Elektronische Gesundheitskarte

Schließlich soll die Karte auch Zugangsausweis für eine freiwillige elektronische Patientenakte sein, in der (auf einem zentralen Server) sämtliche krankheitsbezogene Daten gespeichert werden können. Zu diesem – kostenpflichtigen – Angebot sollen die Krankenkassen Zuschüsse an die Versicherten gewähren. Die in der „elektronischen Patientenakte" enthaltenen Informationen werden von den Stellen, bei denen die Informationen anfallen, z. B. Krankenhaus, Facharzt usw. an den zentralen Server übermittelt. Die Vorteile dieser Akte sind sicherlich die vollständige Speicherung aller krankheitsbezogenen Daten. Damit sollen Doppeluntersuchungen überflüssig und der Arzt in die Lage versetzt werden auf einem möglichst vollständigen Informationsstand Therapie- und Diagnoseentscheidungen treffen zu können. Nachteil ist sicherlich, dass auf einem elektronischen System die sensibelsten persönlichen Daten gespeichert sind. Jeder Betroffene muss für sich beurteilen, inwieweit die Vorteile die Nachteile aufwiegen.

Private Versicherungen

Private Krankenversicherung

Private Kranken-
versicherung
Der Abschluss einer privaten Krankenversicherung für Betroffene mit chronisch entzündlichen Darmerkrankungen ist im Regelfall nicht möglich, da die Versicherungen sich weigern, diese – auch gegen Risikozuschläge – aufzunehmen. Gleiches gilt auch für Zusatzversicherungen (zum Beispiel Kurkostenversicherung, Krankenhauszusatzversicherung usw.).

Manchmal werden Betroffenen private Krankenversicherungen angeboten, bei denen bestimmte Erkrankungen von der Kostenerstattung ausgeschlossen werden. Vor dem Abschluss einer solchen Versicherung kann nur gewarnt werden. Da chronisch entzündliche Darmerkrankungen häufig mit Begleiterkrankungen einhergehen, besteht die Gefahr, dass Leistungen unter Hinweis auf die ausgeschlossene Darmerkrankung verweigert werden. Lang andauernde Streitigkeiten sind in diesen Fällen die Folge.

Bei den Gesundheitsfragen müssen immer wahrheitsgemäße Angaben gemacht werden, da die Versicherungen rigoros die vertraglich vereinbarten Leistungen nicht erbringen, wenn bei Vertragsabschluss verschwiegene Erkrankungen später bekannt werden.

Auslandsreisekrankenversicherung

Vorsicht bei
Auslandsreisen
Bei privaten Auslandsreisekrankenversicherungen müssen Sie sich die Bedingungen, wonach Sie Ansprüche geltend machen können, sehr genau ansehen. Bei manchen Versicherungen sind generell Vorerkrankungen ausgeschlossen. Es sollte vorher grundsätzlich immer nach Leistungsausschlüssen gefragt werden. Die Kosten ärztlicher Behandlung werden z. B. nicht bezahlt, wenn sich der Versicherte zum Zwecke der Behandlung auf die Reise begeben hat (z. B. Reise in die USA zur Behandlung bei einem „Spezialisten").

Lebensversicherung

Es gibt Lebensversicherungsgesellschaften, die die Aufnahme von Personen, die an chronisch entzündlichen Darmerkrankungen leiden, verweigern. Andere fordern zum Teil erhebliche Risikozuschläge. Die Versicherungen sind bei der Aufnahme ihrer Mitglieder frei und können sich selbst Kriterien hinsichtlich der Vorerkrankungen ihrer neuen Mitglieder geben. Aus diesem Grund kann auch kein Anspruch bei einer privaten Versicherung auf den Abschluss einer Lebensversicherung geltend gemacht werden.

Probleme bei Abschluss einer Lebensversicherung

Bevor ein Versicherungsantrag gestellt wird, empfiehlt es sich, einen Probeantrag zu stellen, um die individuellen Einschränkungen, die das Unternehmen im konkreten Fall macht, bzw. Risikozuschläge, die gefordert werden, zu erfahren. Ein Interessent kann auf diese Weise abklären, ob er mit Einschränkungen rechnen muss, bevor ein Versicherungsantrag gestellt wird, da Versicherungen stets nach bei anderen Gesellschaften abgelehnten Anträgen fragen und diese – ebenso wie die sonstigen Gesundheitsfragen – immer wahrheitsgemäß beantwortet werden müssen. Ein von einer anderen Gesellschaft abgelehnter Antrag führt immer zu einer besonders intensiven Prüfung und häufig zu Problemen beim Vertragsabschluss. Die geschilderten Probleme betreffen nicht alle Lebensversicherungsgesellschaften. Eine Reihe von Unternehmen sind durchaus bereit, Verträge auch mit Betroffenen mit chronisch entzündlichen Darmerkrankungen abzuschließen.

Private Rentenversicherung

Als Alternative zur Alterssicherung kann eine private Rentenversicherung abgeschlossen werden. Diese Versicherung kann auf Gesundheitsfragen verzichten. Hier hat ein Betroffener mit chronisch entzündlichen Darmerkrankungen keine Probleme aufgenommen zu werden. Bei der privaten Rentenversicherung besteht grundsätzlich auch die Möglichkeit, sich gegen Erwerbsminderung zu versichern. Allerdings dürfte chronisch kranken Menschen der Zugang zu diesen Versicherungen verschlossen sein.

Private Rentenversicherung

Private, kapitalgedeckte Altersvorsorge

Angesichts der Absenkung des Rentenniveaus seit dem Jahre 2003 und den entsprechenden, den Anspruch reduzierenden Maßnahmen in anderen Alterssicherungssystemen sollten alle Betroffenen überlegen, welche ergänzenden Maßnahmen sie zur Absicherung des Lebensstandards im Alter aufbauen wollen. Diese sollte bei Vollendung des 65. Lebensjahres die reduzierten Renten oder sonstigen Altersvorsorgeleistungen ergänzen. Zum Aufbau dieses privaten Altersvorsorgevermögens erhalten die Versicherten in der gesetzlichen Rentenversicherung und

Riester-Rente

auch die Angehörigen des öffentlichen Dienstes eine öffentliche Förderung. Diese wird entweder in Form einer Zulage zu den Aufwendungen, die direkt auf den abgeschlossenen Vertrag überwiesen wird oder, wenn dies günstiger ist, als Sonderausgabenabzug steuerlich berücksichtigt. Voraussetzung ist allerdings, dass der Vertrag von einer „Zertifizierungsstelle" als förderungsfähiges Altersvorsorgeprodukt anerkannt worden ist. Damit die staatliche Förderung in Anspruch genommen werden kann, müssen bestimmte Eigenleistungen erbracht werden. Diese Eigenleistungen steigen von 2 % des Bruttoeinkommens (bis zur Beitragsbemessungsgrenze) im Jahr 2006 sowie 3 % in den Jahren 2007 und 2008 auf dauerhaft 4 % ab dem Jahre 2009 an.

Die staatliche Förderung muss zurückgezahlt werden, wenn

- der Vertrag vom Versicherten gekündigt wird (ausgenommen: er wird auf einen anderen förderungsfähigen Altersvorsorgevertrag übertragen) oder
- der Versicherte stirbt, bevor das Kapital aufgebraucht ist, und der verbleibende Rest des Kapitals an die Erben ausgezahlt werden soll oder
- dauerhaft die geforderte Eigensparleistung nicht erbracht wird oder
- der Berechtigte nicht mehr unbeschränkt steuerpflichtig ist, weil er beispielsweise seinen ständigen Wohnsitz außerhalb der Bundesrepublik Deutschland genommen hat. (Achtung, dies gilt auch bei einem Wohnsitz in einem EU-Staat.)

Arbeitsförderung

Arbeitslosengeld

Wer aufgrund einer Erkrankung arbeitslos geworden ist, erhält, wie auch in anderen Fällen der unverschuldeten Arbeitslosigkeit, Arbeitslosengeld nach den gesetzlichen Bestimmungen des Dritten Buches Sozialgesetzbuch (SGB III). Arbeitslosengeld erhält, wer arbeitslos wird und in den vorausgegangenen drei Jahren mindestens 12 Monate beitragspflichtig für mindestens 15 Stunden wöchentlich beschäftigt war und in dieser Zeit ein Arbeitsentgelt von 400 Euro erzielt hat. Seit dem 1.2.2006 wird Arbeitslosengeld längstens für 12 Monate, für Arbeitnehmer, die mindestens das 55. Lebensjahr erreicht haben, für 18 Monate gezahlt.

Bezug von Arbeitslosengeld

Der Arbeitslose muss sich persönlich rechtzeitig beim Arbeitsamt arbeitslos melden, Arbeitslosengeld beantragen und der Arbeitsvermittlung zur Verfügung stehen, sich selbst um Arbeit bemühen (Nachweispflicht) und für das Arbeitsamt ständig erreichbar sein. Die Dauer des Bezuges von Arbeitslosengeld ist im Rahmen der Höchstgrenze abhängig von den Zeiten, in denen Beiträge zur Arbeitslosenversicherung entrichtet wurden, und dem Lebensalter des Arbeitslosen.

Soweit ein Erkrankter im Zusammenhang mit dem Verlust seines Arbeitsplatzes eine Abfindung erhalten hat, wirkt sich diese in den meisten Fällen auf den Anspruch auf Arbeitslosengeld aus. Als Folge ruht der Anspruch auf Arbeitslosengeld bis die Abfindung aufgebraucht ist. Der Betroffene muss sich in dieser Zeit auch selbst weiter versichern (Renten- und Krankenversicherung). Nähere Auskünfte geben die Agenturen für Arbeit, die auch spezielle Merkblätter zu dieser Frage bereithalten.

Arbeitslosengeld II (früher Arbeitslosenhilfe/Sozialhilfe)

Im Anschluss an das Arbeitslosengeld stand früher der Anspruch auf Arbeitslosenhilfe. Seit dem 01. Januar 2005 ist die frühere Arbeitslosenhilfe mit der früheren Sozialhilfe zum neuen Arbeitslosengeld II zusammengeführt.

Hartz IV

Anspruch auf Arbeitslosengeld II hat, wer
- älter als 15 Jahre und jünger als 65 Jahre ist und
- erwerbsfähig und
- hilfebedürftig ist und
- seinen gewöhnlichen Aufenthalt in Deutschland hat (§ 7 SGB II).

Neben Arbeitslosengeld II besteht grundsätzlich kein ergänzender Anspruch auf Sozialhilfe (Hilfe zum Lebensunterhalt – nach SGB XII –) mehr.

Hilfebedürftig im Hinblick auf das Arbeitslosengeld II ist, wer
- seinen Lebensunterhalt und den der in seinem Haushalt lebenden Personen nicht oder nicht in ausreichendem Umfang
- durch Aufnahme einer zumutbaren Arbeit oder Einkommen oder Vermögen decken kann.

Der Berechtigte muss sein gesamtes (Netto-)Haushaltseinkommens, abzüglich der Werbungskosten und des Freibetrages wegen Erwerbstätigkeit nach § 30 SGB II, zum Lebensunterhalt einsetzen. Arbeitslosengeld II wird also erst gewährt, wenn der Leistungsanspruch höher ist als die Summe der Einkommen der Familienangehörigen abzüglich der Freibeträge.

Neben dem Familieneinkommen muss auch evtl. vorhandenes Vermögen, abzüglich der Freibeträge nach § 12 Abs. 2 SGB II, eingesetzt werden, bevor Arbeitslosengeld II gewährt werden kann.

Höhe des Arbeitslosengeldes II

Im Rahmen des Arbeitslosengeldes II werden folgende *Leistungen* gezahlt:
- *Regelleistung* – Hilfe zum Lebensunterhalt (West 345/Ost 331 Euro): Leben im Haushalt zwei Personen über 18 Jahre zusammen, wird für jeden 90 % des Betrages gewährt, bei anderen Personen (unter 18 Jahren) 80 %
- *Zuschlag zur Regelleistung* in den ersten 24 Monaten nach Ende des Bezuges von Arbeitslosengeld (§ 24 SGB II)
- *Mehrbedarfszuschläge für:*
  - *werdende Mütter* (17 % der Regelleistung)
  - *Kinder, die im Haushalt leben*
  - *behinderte Menschen,* die Leistungen zur Teilhabe am Arbeitsleben nach SGB IX erhalten (35 % der Regelleistung)
  - Personen mit Bedarf nach *aufwändiger Ernährung* aus medizinischen Gründen.

  Die Zuschläge dürfen alle zusammen nicht den Regelleistungsbetrag übersteigen. Das bedeutet, dass die höchstmögliche Leistung, die gewährt werden kann, dem doppelten Regelleistungsbetrag (West 690/Ost 662 Euro) entspricht.
- *Kosten* einer angemessenen *Unterkunft* und *Heizung*
- *Eingliederungshilfe,* einschließlich *Schuldnerberatung*
- *Zuschuss zu den Rentenversicherungsbeiträgen.*

Im Fall der *Arbeitsunfähigkeit* wird das *Arbeitslosengeld 6 Wochen* weitergewährt, anschließend wird *Krankengeld* gezahlt.

Sozialgeld/Einstiegsgeld

Nicht erwerbsfähige Angehörige, die mit einem Anspruchsberechtigten in einem Haushalt zusammen leben, erhalten ein Sozialgeld.

Das Sozialgeld beträgt für Personen bis zum 15. Geburtstag 60 % und ab dem 15. Geburtstag 80 % der Regelleistung.

Längstens für 24 Monate kann bei Aufnahme einer Berufstätigkeit ein „Einstiegsgeld als Zuschuss zum Arbeitslosengeld II" gewährt werden.

Absenkung/Wegfall des Arbeitslosengeldes II

Das Arbeitslosengeld II kann schrittweise gemindert werden, bis hin zum fast völligen Wegfall des Anspruchs auf Arbeitslosengeld, wenn

- keine zumutbare Arbeit ausgeübt/aufgenommen wird oder
- der Abschluss/die Durchführung einer Eingliederungsvereinbarung verweigert wird oder

Wegfall des Arbeitslosengeldes II

- die Voraussetzungen für eine Sperrzeit des Arbeitslosengeldes gegeben sind, beispielsweise bei schuldhaftem Verlust des Arbeitsplatzes, oder

● ein unwirtschaftliches Verhalten trotz Belehrung fortgesetzt wird, um durch gezielte Verminderung des Einkommens/Vermögens Arbeitslosengeld II erhalten zu können.

Bei Wegfall des Arbeitslosengeldes II werden die Aufwendungen für Unterkunft und Heizung direkt an den Vermieter gezahlt. Bei Wegfall/Absenkung des Arbeitslosengeldes II besteht kein Anspruch auf das Sozialgeld.

Zuständige Stellen
Die Regelleistung (Hilfe zum Lebensunterhalt) wird von der *Bundesagentur für Arbeit* gewährt. Die Kosten für Unterkunft und die Beratung im Rahmen der Eingliederungshilfe werden von den *Kommunen* gewährt. Die Kommunen können die Übertragung der Zuständigkeit von der Bundesagentur für Arbeit im Rahmen des Arbeitslosengeldes II beantragen. Durch Vereinbarung können auch gemeinsame Bearbeitungszentren von Bundesagentur für Arbeit und den Kommunen errichtet werden. Bei der Kommune erhalten Sie Auskunft, wo sich das zuständige Bearbeitungszentrum befindet.

Arbeitslosengeld nach § 125 Sozialgesetzbuch III

Eine besondere Form des Arbeitslosengeldes ist die Leistung, die aufgrund des § 125 Sozialgesetzbuch III (SGB III) gewährt wird. Während grundsätzlich Voraussetzung für den Erhalt von Arbeitslosengeld der Verlust des Arbeitsplatzes ist, kann ein Arbeitnehmer auch Arbeitslosengeld erhalten, obwohl das Arbeitsverhältnis weiter besteht, wenn kein Krankengeldanspruch besteht, er arbeitsunfähig/krank ist und ein Antrag auf Erwerbsminderungsrente gestellt wird/wurde oder eine Rehabilitationsmaßnahme beantragt wird/wurde.

Arbeitslosengeld trotz eines bestehenden Arbeitsverhältnisses

Die Bundesagentur für Arbeit lässt dann zunächst den Gesundheitszustand prüfen, ob der Antragsteller in der Lage ist zu arbeiten und dem Arbeitsmarkt zur Verfügung steht. Nur wenn dieses verneint wird, kann Arbeitslosengeld nach § 125 SGB III gewährt werden.

Diese Regelung ist für viele Betroffene, deren Krankengeldanspruch ausläuft, ein wichtiger „Rettungsanker", der verhindert, dass nach der Aussteuerung durch die Krankenkasse automatisch der Bezug von Arbeitslosengeld II folgen muss. Besonders wichtig ist, dass nach dem Ende des Krankengeldanspruchs *keinesfalls* der Arbeitsplatz gekündigt werden darf.

Als Grundsatz gilt: Nach der Krankenkasse folgt immer der Weg zum Arbeitsamt!

Rentenversicherung

Irgendwann in der „Karriere" eines Crohn- oder Colitis-Kranken kann sich die Erkrankung so massiv auswirken, dass eine Berufstätigkeit nicht mehr möglich ist. Niemand wird sich die Entscheidung, Erwerbsminderungsrente (früher Berufs- oder Erwerbsunfähigkeitsrente) zu beantragen, leicht machen. Als Betroffener sollte man wissen, unter welchen Voraussetzungen von dieser – letzten – Möglichkeit Gebrauch gemacht werden kann. Der Rentenantrag kann entweder direkt beim Rentenversicherungsträger oder aber bei der Krankenkasse gestellt werden.

Erwerbsminderungsrente

Seit dem Jahre 2001 sind die ehemalige Berufs- und Erwerbsunfähigkeitsrente durch eine Erwerbsminderungsrente ersetzt worden, die in zwei unterschiedlichen Stufen bewilligt werden kann:

Voraussetzungen für Erwerbsminderungsrente

- Eine volle Erwerbsminderungsrente erhält, wer unter den Bedingungen des allgemeinen Arbeitsmarktes (d. h. nicht im ausgeübten Beruf, sondern in irgendeiner Tätigkeit des allgemeinen Arbeitsmarktes) weniger als drei Stunden täglich arbeiten kann.
- Eine halbe Erwerbsminderungsrente erhält, wer unter den Bedingungen des allgemeinen Arbeitsmarktes mehr als drei, aber weniger als sechs Stunden täglich arbeiten kann.

Sonderfälle:
- Eine volle Erwerbsminderungsrente erhält auch, wer unter den Bedingungen des allgemeinen Arbeitsmarktes zwar mehr als drei und weniger als sechs Stunden arbeiten kann, für den aber mit seinem verbliebenen Leistungsvermögen voraussichtlich auf dem allgemeinen Arbeitsmarkt keine Beschäftigungsmöglichkeit besteht oder gefunden werden kann.
- Eine halbe Erwerbsminderungsrente erhalten auch Versicherte, die vor dem 02. Januar 1961 geboren sind und die in ihrem Beruf oder in einem nach ihrer Ausbildung noch zumutbaren Beruf nur noch weniger als sechs Stunden täglich regelmäßig arbeiten können (§ 43 SGB VI). Eine zumutbare angemessene Verweisungstätigkeit ist eine Betätigung, die den Kräften und Fähigkeiten des Antragstellers entspricht und ihm zugemutet werden kann. Dabei wird von einer Tätigkeit ausgegangen, die im Regelfall eine Stufe – in Ausnahmefällen auch mehrere Stufen – unter dem Niveau der zuletzt ausgeübten Beschäftigung liegt. So kann beispielsweise bei der Beurteilung der Berufsunfähigkeit

eines Meisters in einem Handwerksbetrieb die Tätigkeit als Geselle als Maßstab herangezogen werden. Hierbei handelt es sich, den Voraussetzungen nach, um die frühere Berufsunfähigkeitsrente. Während aber die frühere Berufsunfähigkeitsrente $^2/_3$ der Erwerbsunfähigkeitsrente, die der heutigen vollen Erwerbsminderungsrente entspricht, betrug, beträgt die nach dem 01.01.2001 bewilligte entsprechende Rente nur noch die Hälfte der vollen Erwerbsminderungsrente.

Voraussetzung für einen Anspruch auf Erwerbsminderungsrente ist, dass der Versicherte in den letzten 60 Monaten, bevor er den Antrag auf Rente gestellt hat, grundsätzlich mindestens 36 Monate Pflichtbeiträge in die Rentenversicherung eingezahlt hat. In bestimmten Fällen verändern sich diese Fristen, z. B. bei jungen Versicherten, wenn kurz nach dem Eintritt ins Berufsleben eine Erwerbsminderung eintritt. Liegen die geforderten Beitragszeiten nicht vor, so kann, auch wenn tatsächlich eine Erwerbsminderung vorliegt, eine Rente nicht gezahlt werden.

Versicherungszeiten für Erwerbsminderungsrenten

Die Höhe der Rente ergibt sich aus den rentenrechtlichen Zeiten, die bei einer Altersrente zu berücksichtigen wären, insbesondere den Zeiten mit Pflichtbeiträgen (Zeiten in denen wegen einer versicherungspflichtigen Beschäftigung Beiträge zur gesetzlichen Rentenversicherung entrichtet wurden). Seine Rentenansprüche kann sich jeder Versicherte von jeder Beratungsstelle eines Rentenversicherungsträgers (es muss nicht der eigene Versicherungsträger sein) ausrechnen lassen (Versicherungsnummer mitnehmen).

Damit insbesondere jüngere Versicherte im Falle der Erwerbsminderung nicht mit zu niedrigen Renten auskommen müssen, werden den tatsächlichen rentenrechtlichen Zeiten noch weitere hinzugerechnet. Hierbei handelt es sich um die so genannte „Zurechnungszeit", dies ist der Zeitraum vom Beginn der Erwerbsminderungsrente bis zur Vollendung des 60. Lebensjahres. Diese Zeiten werden so berücksichtigt, als wenn während dieser Zeit der Durchschnitt des vorigen Verdienstes erzielt worden wäre. Von der Rente werden allerdings für jedes Jahr, in dem die Rente vor Vollendung des 63. Lebensjahres bezogen wird, 3,6 %, jedoch höchstens 10,8 % insgesamt abgezogen.

Zusätzlich werden noch weitere Zeiten ohne eigene Beitragsleistungen angerechnet, z. B. Wehrdienstzeiten, Kindererziehungszeiten oder (nur noch eingeschränkt) Ausbildungszeiten.

Hinzuverdienstmöglichkeiten/befristete Renten/ Kündigung des Arbeitsvertrages

Neben einer vollen Erwerbsminderungsrente dürfen höchstens (im Jahr 2006) 350 € monatlich bzw. zweimal jährlich 700 € monatlich hinzuverdient werden. Bei einem höheren Hinzuverdienst wird die Rente zunächst automatisch in eine

Hinzuverdienst- halbe Erwerbsminderungsrente umgewandelt und fällt dann bei Überschreitung
möglichkeiten der dortigen Höchstgrenzen weg. Diese Grenze ($1/_7$ der Bezugsgröße) wird jährlich
neu bestimmt.

Der Hinzuverdienst bei einer halben Erwerbsminderungsrente ist abhängig vom Verdienst in den letzten drei Jahren vor Beginn der Erwerbsminderung. Unabhängig von der individuellen Hinzuverdienstgrenze gibt es Mindesthinzuverdienstmöglichkeiten. Diese werden jeweils zum 1. Juli eines Jahres angepasst.

Wenn eine Rente befristet gewährt wird, bleibt das Arbeitsverhältnis weiter bestehen und ruht lediglich für die Zeit der Rentengewährung. Wenn die Rente nach Ablauf der Befristung wegfällt, lebt das Arbeitsverhältnis automatisch wieder auf. Man sollte auf keinen Fall mit Bewilligung der Rente einen Abfindungs- oder Aufhebungsvertrag schließen oder gar das Arbeitsverhältnis kündigen. Häufig wird von Seiten des Arbeitgebers entsprechender Druck ausgeübt. Dem sollte man sich aber nicht beugen. Wenn ein Arbeitgeber das Arbeitsverhältnis eines Erwerbsminderungsrentners beenden will, gelten dieselben Regelungen wie bei der Beendigung eines aktiven Arbeitsverhältnisses. Für die Kündigung benötigt der Arbeitgeber eine entsprechende Begründung. Insbesondere gilt für anerkannte schwerbehinderte Menschen auch hier der Schutz des SGB IX. Das Integrationsamt muss vor der Kündigung seine Einwilligung erteilen. Letzteres gilt auch, wenn Tarif-/Arbeitsverträge vorsehen, dass mit Gewährung der Rente das Arbeitsverhältnis automatisch endet.

Befristete Renten Erwerbsminderungsrenten werden seit dem 01.01.2001 im Regelfall zunächst nur noch zeitlich befristet gewährt.

Wichtig ist, bei einer befristeten Rente rechtzeitig den Verlängerungsantrag zu stellen. Die Rente fällt nach Ablauf des Zeitraums ersatzlos weg, ohne dass der Versicherungsträger den Rentner hierüber informieren muss.

Wenn ein Rentenantrag abgelehnt wird, kann dagegen Widerspruch eingelegt werden.

Widerspruchsverfahren bei den Sozialbehörden

Allgemein

Keine Angst vor Wer mit einem Bescheid einer Sozialbehörde nicht einverstanden ist, sollte dagegen
dem Widerspruchs- einen Rechtsbehelf (Widerspruch) einlegen. Dabei muss darauf geachtet werden,
verfahren! dass die Widerspruchsfrist (einen Monat nach Eingang des Bescheids) eingehalten wird. Wird diese Frist auch nur um einen Tag versäumt, ist das Verfahren beendet und es besteht meist keine Möglichkeit mehr, gegen den Bescheid vorzugehen.

Der Widerspruch sollte zunächst nicht begründet werden. Es sollte lediglich nach § 25 Abs. 1 SGB X Akteneinsicht in die der Entscheidung zugrunde liegenden Unterlagen verlangt und die anschließende Begründung angekündigt werden.

In der Begründung kann auf Fehler, Unvollständigkeit oder unzutreffende Bewertungen sowie auch auf inzwischen eingetretene Änderungen des Gesundheitszustandes oder sonstige Sachverhaltsänderungen hingewiesen werden. Änderungen, die sich bis zum Abschluss des Verfahrens – auch im Widerspruchsverfahren – ergeben, müssen von der Behörde berücksichtigt werden. Auf entsprechende Veränderungen kann/sollte die Behörde auch bereits vor Erteilung des Bescheides hingewiesen werden.

Besonderheiten beim Versorgungsamt

In der Widerspruchsbegründung sollte gezielt auf mögliche Versäumnisse im Verfahren eingegangen (z. B. nicht alle maßgebenden Ärzte beteiligt), unvollständige ärztliche Berichte (z. B. nur Angabe der Diagnose) sollten ergänzt werden. Außerdem sollte der Betroffene aus seiner subjektiven Sicht die Beeinträchtigungen schildern, denen er im Vergleich zu einem gleichaltrigen Gesunden ausgesetzt ist, und auf Verschlechterungen des Gesundheitszustands seit Antragstellung bzw. letzter dem Versorgungsamt vorliegender ärztlicher Stellungnahme hinweisen.

Widerspruch beim Versorgungsamt

In den meisten Fällen wird das Versorgungsamt nach der Begründung des Widerspruchs eine Untersuchung durch einen Arzt veranlassen und die getroffene Entscheidung überprüfen. Anschließend wird ein (Teil-)Abhilfebescheid erlassen und gefragt, ob der Widerspruch aufrechterhalten wird. Gegebenenfalls wird der Widerspruch zurückgewiesen. Falls der Antragsteller mit dem angekündigten neuen Bescheid nicht einverstanden ist, sollte er den Widerspruch aufrechterhalten und gegebenenfalls Klage vor dem Sozialgericht erheben.

Klage vor dem Sozialgericht

Entspricht der endgültige Widerspruchsbescheid mit seiner Festlegung nicht den Erwartungen, kann hiergegen Klage vor dem Sozialgericht erhoben werden. Hierbei muss – wie auch beim Widerspruch – auf die Einhaltung der Frist von einem Monat peinlich genau geachtet werden. In der Klagebegründung, die gegebenenfalls nachgereicht werden kann, sollte auf die Widerspruchsbegründung verwiesen und darüber hinaus weitere Aspekte, die wichtig sind, angeführt werden. Das Verfahren vor dem Sozialgericht ist kostenfrei, eventuell erforderliche Gutachten werden – wenn vom Gericht angeordnet – auch von dort bezahlt. Ein Anwaltszwang besteht nicht, so dass der Betroffene sich im Rahmen dieses Verfahrens durchaus auch selbst vertreten kann. Versicherte einer Rechtsschutzversicherung können – falls der Versicherungsschutz entsprechende Verfahren beinhaltet – die

Sozialgericht

Dienste eines Rechtsanwalts in Anspruch nehmen. Dann sollte am besten ein Fachanwalt, der besondere Kenntnisse im Bereich des Arbeits- und Sozialrechts besitzt, beauftragt werden. Entsprechende Anschriften sind entweder beim örtlichen Anwaltsverein, in Anwaltsverzeichnissen (die in öffentlichen Bibliotheken eingesehen werden können) oder durch kostenlose Anwaltssuchdienste (deren Erreichbarkeit dem Telefonbuch entnommen werden kann, siehe auch Sondertelefonnummer: 0800) erhältlich. Auch über das Internet kann mit diesen Diensten Kontakt aufgenommen werden. Natürlich hilft auch die DCCV e. V., Leverkusen, weiter. Wer Mitglied im „Sozialverband VdK" bzw. „Reichsbund" ist, kann auch dort Rechtsschutz erhalten. Darüber hinaus kann, wer sich nicht selbst vertreten kann, Prozesskostenhilfe erhalten, sofern bestimmte Einkommensgrenzen nicht überschritten werden. Auskunft hierüber erteilen die Geschäftsstellen der Sozialgerichte. Allerdings wird vor der Gewährung von Prozesskostenhilfe die Erfolgsaussicht der Klage geprüft.

Rehabilitation

Im Folgenden sollen einige rechtliche Aspekte zum Thema „Rehabilitation" kurz umrissen werden. Eine ausführliche Darstellung der gesamten Thematik findet sich im Kapitel 23 „Rehabilitation bei chronisch entzündlichen Darmerkrankungen".

Berufliche Rehabilitationsleistungen

Berufliche Reha

Kostenträger für Leistungen im Bereich der beruflichen Rehabilitation sind die Rentenversicherungsträger sowie die Agenturen für Arbeit. In den verschiedenen Bereichen der beruflichen Rehabilitation gibt es eine Vielzahl von Maßnahmen und Möglichkeiten. Um hier die Betroffenen in die Lage zu versetzen, die richtige Maßnahme herauszufinden, haben die Rehabilitationsträger besondere Stellen eingerichtet, die die Aufgabe haben, die in Frage kommenden Personen umfassend zu beraten. Diese Reha-Berater erstellen jeweils einen individuellen Rehabilitationsplan, der das persönliche Leistungsvermögen und auch die Wünsche des Hilfe Suchenden berücksichtigt und auf seine speziellen Beeinträchtigungen eingeht.

Medizinische Rehabilitationsleistungen (umgangssprachlich: Kurmaßnahmen)

Die medizinische Reha-Behandlung (s. hierzu auch Kap. 23) dient der Sicherung bzw. Wiederherstellung der Arbeitskraft. Kostenträger können sowohl die Rentenversicherungen als auch die gesetzliche Unfallversicherung und Krankenkasse sein, letztere aber nur dann, wenn kein anderer Kostenträger zur Verfügung steht. Unabhängig von der Frage, wer die Kosten übernimmt oder zuletzt übernommen hat, gilt grundsätzlich, dass eine medizinische Rehabilitationsbehandlung nur alle 4 Jahre möglich ist. Allerdings kann auch in kürzeren Abständen eine Maßnahme bewilligt werden, wenn dies aus medizinischen Gründen erforderlich ist. Der Teilnehmer muss eine Eigenbeteiligung in Form einer Zuzahlung von 10 € täglich leisten, jedoch anders als bei einem stationären Krankenhausaufenthalt für die gesamte Zeit. Eine medizinische Reha soll im Regelfall eine Dauer von drei Wochen nicht überschreiten. Vor der Bewilligung sind zunächst eine ärztliche Stellungnahme und gegebenenfalls eine Begutachtung durch einen vom Kostenträger beauftragten Arzt notwendig. Von diesem wird dann auch eine Empfehlung sowohl hinsichtlich der Art der Maßnahme (z. B. psychosomatische Reha) als auch des Orts gegeben. Bei der Entscheidung, an welchem Ort die Maßnahme durchgeführt wird, soll sich der Kostenträger darum bemühen, die Wünsche des Betroffenen zu berücksichtigen. Allerdings ist dies nicht immer möglich oder der Fall. Über Rehabilitationskliniken, die ein Angebot für Patienten mit chronisch entzündlichen Darmerkrankungen bereithalten, informiert eine Broschüre der DCCV e. V.

Medizinische Reha

Häufig wird im Zusammenhang mit einer beantragten Erwerbsminderungsrente oder der Weiterbewilligung einer solchen Rente eine entsprechende Maßnahme entweder zur Wiederherstellung der Arbeitsfähigkeit oder zur Belastungserprobung durchgeführt. Wenn einer solchen Maßnahme nicht zugestimmt wird, kann das dazu führen, dass die beantragte Leistung (Rente) wegen fehlender Mitwirkung verweigert wird. Allerdings muss der Kostenträger den Versicherten, bevor diese negative Wirkung eintritt, auf die möglichen Konsequenzen einer Weigerung hinweisen. Nähere Auskünfte erteilen die jeweiligen Kostenträger.

Anschlussheilbehandlung

Eine besondere Form der medizinischen Rehabilitation ist die so genannte „Anschlussheilbehandlung", die sich im Regelfall an einen stationären Krankenhausaufenthalt anschließt. Eine Anschlussheilbehandlung dient dazu, im Anschluss an den unmittelbaren medizinischen Heilungsprozess die Arbeitsfähigkeit wiederherzustellen. Sie schließt an den Krankenhausaufenthalt an und muss spätestens 21 Tage nach Entlassung aus der Klinik angetreten werden. Die Kosten für eine entsprechende Maßnahme trägt im Regelfall die Krankenkasse. Unter bestimmten Voraussetzungen ist auch eine spätere Wiederholung einer Anschlussheilbehandlung möglich, wobei hierfür besondere Fristen gelten. Nähere Auskünfte hierzu erteilt die zuständige Krankenkasse.

Anschlussheilbehandlung nach Krankenhausaufenthalt

Schlussbemerkungen

Die vorstehenden Ausführungen können keine vollständige Darstellung aller bestehenden Möglichkeiten und Ansprüche sein. Dazu gibt es zu viele Detailregelungen, die den Rahmen dieses Buches sprengen würden. Außerdem unterliegen die Bestimmungen einem ständigen Wandel und Veränderungen. Ziel ist es, im großen Rahmen über zustehende Rechte sowie Ansprüche zu informieren und den Betroffenen in die Lage zu versetzen, diese selbstständig wahrzunehmen. Detaillierte Auskünfte sind jeweils von den zuständigen Leistungsträgern oder aus der einschlägigen Fachliteratur erhältlich.

Nutzen Sie Ihre Rechte!

Grundsätzlich gilt: Nutzen Sie Ihre Rechte, fragen Sie nach, denn Sie haben einen Rechtsanspruch auf Information. Wer unsicher ist, sollte sich an Patienten- bzw. Selbsthilfeverbände wenden. Für DCCV-Mitglieder steht der *Arbeitskreis Sozialrecht* zur Verfügung, der versucht, im Rahmen des Möglichen zu helfen, Informationen zu beschaffen und Ansprechpartner zu benennen. Letztlich kann aber auch das nur eine *Hilfe zur Selbsthilfe* sein.

Abdomen	Bauch
abdominal/abdominell	Den Bauchraum/Unterleib betreffend
Abdominalraum	Bauchraum
Abszess	Abgekapselte Eiteransammlung bei einer Entzündung
Abusus	Missbrauch, z. B. von Medikamenten
Adenom	Polyp der Darmschleimhaut, gutartige Geschwulst
Adoleszenz	Jugendalter, Lebensabschnitt zwischen Pubertätsbeginn und Erwachsenenalter
Advancement-Flap-Rekonstruktion	Schonende Operation einer Fistel durch sparsame Entfernung oder Reinigung des Fistelkanals, Verschluss der Muskelanteile im Schließmuskel und Abdeckung der inneren Fistelöffnung im Darm durch einen möglichst gesunden Schleimhautanteil, der durch Verschieben der Schleimhaut über die innere Öffnung gedeckt wird.
aerob	Sauerstoff zum Leben brauchend
Ätiologie	(Lehre von den) Krankheitsursachen
Affinität	Neigung eines Stoffes, mit einem anderen eine Verbindung einzugehen
After	Austrittsöffnung des Enddarms
AIDS	„Acquired-Immuno-Deficiency-Syndrome"; erworbene Abwehrschwäche des Körpers
Akne	Entzündungen der Haut-Talgdrüsen („Pickel")
Aktivität	Die Zusammenfassung aller Beschwerden einer Grunderkrankung
Aktivitätsindex	Maßstab für die Aktivität einer (chronisch entzündlichen Darm-)Erkrankung

Akupressur	Wie bei Akupunktur, jedoch mit leichtem Druck der Finger auf die Körperpunkte
Akupunktur	Anbringen von Nadeln in bestimmten Hautstellen, die Organen zugeordnet sind. Methode aus der Traditionellen Chinesischen Medizin.
akute Alveolitis	Entzündliche Reaktion der Lungenbläschen; Nebenwirkung von 5-Aminosalicylsäure auf die Lunge
Akute-Phase-Proteine	Eiweißstoffe, die bei einer frischen Entzündung in der Leber vermehrt gebildet werden und im Blut nachweisbar sind (z. B. C-reaktives Protein [CRP], Orosomukoid)
akuter Schub	Phase deutlich erhöhter Krankheitsaktivität
ALAT	Alaninaminotransferase; Leberenzym, dessen Höhe Rückschlüsse auf bestimmte Erkrankungen ermöglicht
Albumin	In der Leber gebildete wasserlösliche Proteine (Eiweißstoffe); Hauptbestandteil der Bluteiweiße
alkalisch	Basisch; Gegensatz von sauer
Alkalische Phosphatase	Leberenzym, dessen Höhe Rückschlüsse auf bestimmte Erkrankungen ermöglicht
Allergie	Durch bestimmte Stoffe ausgelöste krankhafte Reaktionen (z. B. Heuschnupfen), „Überempfindlichkeit" des Immunsystems
Alteration	Krankhafte Veränderung
Amenorrhöe	Ausbleiben der Monatsblutung
Aminosäure	Gut verdaulicher kleinster Eiweißbaustein
5-Aminosalicylsäure (5-ASA)	Wirkstoff zur Behandlung chronisch entzündlicher Darmerkrankungen
Amnesie	Ausfall des Erinnerungsvermögens, Erinnerungslücke
Amyloidose	Produktion und Ablagerung von Eiweißkörpern (Amyloid) in der Wand des Magen-Darm-Trakts bei chronischen Entzündungen. Diese Ablagerung kann zu Wandverdickung und gestörter Motorik führen.
Anämie	Blutarmut; Verminderung des Blutfarbstoffs und der roten Blutkörperchen
anaerob	Keinen Luftsauerstoff benötigend
Anästhesie	Unempfindlichkeit, Schmerzausschaltung, Narkose

Analabszess	Eiteransammlung im Bereich des Darmausgangs
Analfissur	Veränderungen im Bereich des Schließmuskels (geschwürige, längliche Risse in der Darmwand)
Analmanometrie	s. Sphinkter-Manometrie
Analsphinkter	Darmschließmuskel
Anamnese	Vorgeschichte der Erkrankung; allgemeine Krankengeschichte; frühere Erkrankungen bis zum Beginn der jetzigen Erkrankung
Anastomose	Durch operativen Eingriff neu geschaffene Verbindung, z. B. die chirurgische Verbindung der verbleibenden Darmanteile nach Entfernung eines Teilstückes
ANCA	s. Antineutrophile zytoplasmatische Antikörper
anorektal	Im Bereich des Mast- und Enddarms und des Afters
Anorexia nervosa	Nervös bedingte Magersucht
Anorexie	Appetitlosigkeit
Anthroposophische Medizin	Berücksichtigung von Leib, Seele und Geist als Ganzes; nach Rudolf Steiner (1861 – 1925)
Antibiotika	Sammelbegriff für Stoffe, die zur Entwicklungshemmung oder Abtötung bestimmter Erreger führen
Antidiarrhoika	Arzneimittel gegen Durchfall
Antigen	Artfremder Eiweißstoff (z. B. von Bakterien, Viren), der im Körper die Bildung von Antikörpern auslöst
antiinflammatorisch	Entzündungshemmend
Antikörper	Körpereigene Abwehrstoffe. Sie binden an bestimmte Oberflächenstrukturen (Antigene) und aktivieren somit das Immunsystem, um Krankheitserreger unschädlich zu machen.
Antikonzeptiva, orale	Antibabypille
Antineutrophile zytoplasmatische Antikörper (ANCA)	Bestimmte Abwehrstoffe (Antikörper) gegen weiße Blutkörperchen. Eine besondere Form von ANCAs findet sich bei vielen Colitis-ulcerosa-Patienten.
Anus	Austrittsöffnung des Enddarms, After
Anus praeter	Künstlich angelegter Darmausgang (Stoma)

Aorta	Große Körperarterie, Hauptschlagader
AP	s. Alkalische Phosphatase
Apathie	Teilnahmslosigkeit
Aphthe	Entzündete, z.T geschwürig veränderte Schleimhautstellen (im Mund)
Appendektomie	Operative Entfernung des Wurmfortsatzes
Appendix	„Anhängsel", Wurmfortsatz des Blinddarms im rechten Unterbauch
Appendizitis	Entzündung des Wurmfortsatzes („Blinddarmentzündung")
applizieren	Verabreichen
Arterie	Schlagader; Blutgefäß, welches das Blut vom Herzen fort in den Körper führt
Arteriosklerose	Arterienverkalkung
Arthralgie/Arthropathie	Gelenkschmerzen im gesamten Skelettbereich
Arthritis	Entzündung mit Anschwellung und Rötung der Gelenke
5-ASA	s. 5-Aminosalicylsäure
ASAT	Aspartataminotransferase; Leberenzym, dessen Höhe Rückschlüsse auf bestimmte Erkrankungen ermöglicht
ASCA	Antikörper gegen Saccharomyces cerevisiae (= Brauereihefe); gehäuftes Vorkommen bei Morbus Crohn, seltener bei Colitis ulcerosa
Ascorbinsäure	Vitamin C (wasserlöslich)
Astronautenkost	Elementardiät: flüssige, sehr kalorienreiche Nahrung (synthetisch hergestellt), die vollständig im oberen Dünndarm aufgenommen (resorbiert) wird (z. B. zur vorübergehenden Entlastung eines entzündeten Dickdarms)
Atrophie	Gewebeschwund; Abnahme der Zahl oder der Größe von Zellen
Autoantikörper	Gegen körpereigene Substanzen gerichtete Abwehrstoffe
autogenes Training	Körperliche und geistige Entspannungsübungen
Autoimmunerkrankung	Erkrankung des Immunsystems; krankhafte Reaktion auf körpereigene Stoffe
Azathioprin	Zellhemmende Substanz; zur Unterdrückung bzw. Drosselung der körpereigenen Immunabwehr
Azidose	Übersäuerung

Bakterien	Kleinstlebewesen, Erreger von Krankheiten
Bauhin'sche Klappe	Nach dem Schweizer A.L. Bauhin benannter Übergang vom Dünn- in den Dickdarm; verhindert den Rückfluss des Darminhalts
Becherzellen	Schleim bildende Drüsenzellen
BIA	Bioelektronische Impedanzanalyse: Messung der Körperzusammensetzung aus Muskulatur-, Fett- und Wassergehalt des Körpers
Bilirubin	Gallenfarbstoff/gelber Blutfarbstoff
Biopsie	Entnahme von Gewebeproben
BKS/BSG	Blutkörperchensenkungsgeschwindigkeit (Blutsenkung)
Blutkörperchen	Gesamtheit der Erythrozyten, Leukozyten und Thrombozyten
Blutmenge	Beträgt ca. $1/12$ bis $1/13$ des Körpergewichts oder ca. 80 ml pro kg Körpergewicht
Blutserum	Nicht mehr gerinnbarer, flüssiger Teil des Blutes
Blutstatus	Zusammenstellung der notwendigen Blutuntersuchungen
Body-Mass-Index	Parameter zur Beurteilung des Körpergewichtes
Boswellia-Säuren	Entzündungshemmende Inhaltsstoffe des Gummiharzes von Boswellia serrata (Indischer Weihrauch)
bougieren	Aufdehnen einer Verengung
Briden-Ileus	Darmverschluss durch Verwachsungen im Bauchraum
Budesonid	Entzündungshemmendes, dem Cortison ähnliches Medikament
Bypass	Kurzschluss, Umgehung, Verbindung; z. B. bei Blutgefäßen, Organsystemen (Darm)
Calprotectin	Entzündungsparameter im Stuhl
CDAI	Crohns Disease Activity Index: Summe von Einzelbefunden zur Bestimmung der Aktivität von Morbus Crohn und Colitis ulcerosa
Cheilitis	Lippenentzündung
Cholestase	Gallestau
Cholesterin (Cholesterol)	Blutfettwert (LDL: Low Density Lipoproteins, hauptverantwortlich für Arteriosklerose, und HDL: High Density Lipoproteins)

chologene Diarrhöe	Durch Gallensäure verursachter Durchfall
Cholsäure	Gallensäure
Chorioiditis	Entzündung der Augenaderhaut
Chromoendoskopie	Spiegelung des Darms unter farbiger Hervorhebung verdächtiger Schleimhautstellen
chronisch	Lebenslang, begleitend (im Gegensatz zu: akut)
Chylomikronen	Kleinste Fetttröpfchen im Blut
Chymotrypsin	Bauchspeicheldrüsenenzym zur Eiweißverdauung
Ciclosporin (Cyclosporin)	Immunsuppressiver Wirkstoff
Ciprofloxacin	Medikamentenwirkstoff: wird bei Fisteln eingesetzt
Coecum (Zökum)	Blinddarm
Colitis	Entzündung des Dickdarms
Colitis ulcerosa	Entzündliche Erkrankung des Dickdarms mit geschwürartigem Befall der Darmschleimhaut
Colon (Kolon)	Dickdarm
Colon ascendens	Aufsteigender Dickdarm
– descendens	Absteigender Dickdarm
– irritabile	Reizdarm
– transversum	Quer verlaufender Dickdarm
Computertomographie (CT)	Schichtaufnahmeverfahren mittels Röntgenstrahlen, das zum Bildaufbau einen Computer einsetzt
Coping	Krankheitsbewältigung
Cortison	Körpereigene, entzündungshemmende Substanz; Medikament zur Behandlung von Entzündungen
Crohn, Burrill	Amerikanischer Arzt, geboren 1884, beschrieb mit anderen die entzündliche Krankheit „Ileitis regionalis" ausführlich. Namensgeber des Morbus Crohn.
CRP (C-reaktives Protein)	Körpereiweiß, das bei Entzündungen vermehrt gebildet wird. Wichtiger Marker zur Bestimmung der Entzündungsaktivität.
CT	s. Computertomographie

Cushing-Syndrom	Typisches Krankheitsbild, das bei langer hochdosierter Verabreichung von Kortikosteroiden entstehen kann
Cyclosporin	s. Ciclosporin
Darmepithel	Oberste Deckschicht der Darmwand
Defensine	Kleine antibakteriell wirksame Enzyme im Darm
Dekubitus	Druckwunden und -geschwüre als Folge langen Liegens; wundliegen
Desensibilisierung	Den Körper unempfindlich machen gegenüber Stoffen, auf die er vorher allergisch reagiert hat
Desinfektion	Abtötung von Bakterien, Viren und Pilzen
Dextrose	Traubenzucker
DGE	Deutsche Gesellschaft für Ernährung
Diabetes mellitus	Zuckerkrankheit
Diät	Versuch, über eine spezielle Form der Ernährung Einfluss auf eine Erkrankung oder auf den Stoffwechsel zu nehmen
–, bilanzierte	Diät, die alle notwendigen Stoffe in ausgewogener Form enthält
–, elementare	s. Elementardiät
Diätetik	Diätlehre
Diagnose	Feststellung, Erkennung einer Krankheit
Diagnostik	Alle auf die Erkennung einer Erkrankung gerichteten Maßnahmen
Dialyse	Verfahren zur Blutreinigung bei Nierenversagen
Diarrhöe	Durchfall
Differenzialdiagnostik	Unterscheidung und Abgrenzung ähnlicher Erkrankungen
digital	Untersuchung mittels Finger
Dilatation	Das Weiten von Verengungen in Hohlorganen
Dipeptid	Aus zwei Aminosäuren bestehender Eiweißstoff
Disaccharid	Zuckerart, bestehend aus zwei Einfachzuckern
diskret	Kaum wahrnehmbar, schwach ausgeprägt, nur angedeutet (z. B. Krankheitszeichen)

distal	Weiter entfernt von der Körpermitte liegend (im Gegensatz zu: proximal)
Diurese	Harnausscheidung
Divertikel	Ausstülpung der Darmwand
Divertikulitis/Divertikulose	Entzündung der Darmausstülpungen
DNA/DNS	Erbgut
Doppler-Sonographie	s. Farbdoppler-Sonographie
dorsal	Zum Rücken hin gelegen
Dosis	Menge eines Medikamentes
Dragee	Tablette mit hartem Überzug
Drüse	Organ, das nach innen oder außen „Säfte" oder Hormone abgibt (Leber, Bauchspeicheldrüse u. a.)
Duodenum	Zwölffingerdarm
Dysplasie	Verändertes Zellwachstum, z. B. der Darmschleimhautzellen
Dyspnoe	Erschwerte Atmung, Kurzatmigkeit
Dystrophie	Ernährungsstörung
Edukation	Veralteter Begriff für: Erziehung
EEG	Elektroenzephalogramm, Gehirnstrommessung
Einschussfistel	Fistel, die von einem erkrankten Darmabschnitt ausgeht und in einen gesunden Darmabschnitt mündet
Ejakulation	Samenerguss
EKG	Elektrokardiogramm, Herzstrommessung
elektive Operation	Geplante, sorgfältig vorbereitete Operation (OP zum Zeitpunkt der Wahl, im Gegensatz zur Notfalloperation)
Elektrolyte	In den Körperflüssigkeiten gelöste Mineralstoffe (z. B. Calcium, Magnesium, Natrium)
Elektrophorese	Untersuchungsmethode zum Nachweis von Eiweiß in Blut und Urin
Elementardiät	Flüssige, ballaststofffreie Diät aus essenziellen chemischen Bestandteilen, die im oberen Dünndarm aufgenommen wird

Embolie	Verstopfung eines Blutgefäßes
Embolus	Pfropfen, der mit dem Blutstrom verschleppt wird
Emulgation	Feinste Verteilung eines unlöslichen Stoffes in einer Flüssigkeit (z. B. Öl/ Fett in Wasser)
Endoskopie	Möglichkeit, innere Organe mit Hilfe eines Glasfiberinstrumentes zu untersuchen, z. B. Dünndarmspiegelung, Magenspiegelung
enteral	In Bezug auf den Darm
enterale Ernährung	Ernährung über eine Sonde
enterale Spülung	Darmspülung zur Reinigung
Enteritis	Entzündung des Darmes, meist des Dünndarmes
Enteroklysma	Verfahren zum Einbringen von z. B. Kontrastmitteln in den Dünndarm
enteropathische Arthritis	Gelenkentzündung, die mit einer Darmstörung bzw. -erkrankung im Zusammenhang steht
Enzyme	Körpereigene Eiweiße, die z. B. die Aufgabe haben, bestimmte Nährstoffe im Körper aufzuspalten und für den Organismus verfügbar zu machen
Epiphysenfugen	Wachstumsfugen (der Knochen)
Episkleritis	Entzündung der Augenlederhaut bzw. des „Weißen" im Auge
Epithelzellen	Oberste Zellschicht der Darmschleimhaut
Epitop	Abschnitt eines Antigens; wichtig für die Erkennung durch spezifische Antikörper
ERC	Endoskopische retrograde Cholangiographie: Röntgenkontrastdarstellung der Gallenblase und der Gallenwege nach endoskopischer Einbringung des Kontrastmittels
ERCP	Endoskopische retrograde Cholangio-Pankreatikographie: Röntgenkontrastdarstellung der Gallenwege (evtl. auch der Gallenblase) und des Pankreasgangsystems nach endoskopischer Einbringung des Kontrastmittels
Ergometer	Gerät (z. B. Fahrrad) zur Messung der Arbeitsleistung, Belastung
Ergotherapie	Zusammenfassende Bezeichnung für Beschäftigungs- und Arbeitstherapie

Erythema nodosum	Hautveränderung, die mit schmerzhafter, knötchenförmiger Rötung einhergeht
Erythrozyten	Rote Blutkörperchen
Escherichia coli (E. coli)	Darmbakterien; ein bestimmter nichtpathogener Bakterienstamm (Nissle 1917) wird zur Vermeidung von Rückfällen bei chronisch entzündlichen Darmerkrankungen eingesetzt
essenziell	Lebensnotwendig
et al.	In Literaturverweisen gebräuchliche Abkürzung für: „und Mitarbeiter" (z. B.: Müller et al. = Müller und Mitarbeiter)
Eudragit S	Kunstharzummantelung (Hüllstoff) für Medikamentenwirkstoffe; „S" steht für „schwer löslich"
Exazerbation	Erneute Verschlimmerung einer bekannten Krankheit
exogen	Von außen kommend, äußerlich
Explantat	Aus dem Körper entnommene Gewebe oder Organe
Exstirpation	Entfernung eines erkrankten Organs
exsudative Enteropathie	Eiweißverlustsyndrom
extraintestinale Manifestation	Begleiterscheinung, Nebenwirkung außerhalb des Verdauungstraktes
Exulzeration	Geschwürbildung
exzidieren	Entfernen, herausschneiden
fäkal	Den Stuhl betreffend
familiäre Polyposis	Gehäuftes Auftreten von Dickdarmpolypen in Familien (durch erbliche Veranlagung)
Farbdoppler-Sonographie	Spezielles Ultraschallverfahren, mithilfe dessen farbkodierte Darstellungen, z. B. der Durchblutungsverhälnisse eines Organs, möglich sind
febril	fieberhaft, fiebrig
Ferment	Enzym
Ferritin	Wichtige Speicher- und Transportform des Eisens im Körper
Fertilität	Fruchtbarkeit
Fettsäuren	Grundbausteine vieler Fettarten; wichtige Energiespeicher

Fibrinkleber	Im medizinischen Bereich benutzter „Kleber"
Fibrose	Vermehrung des Bindegewebes
Fissur	Hautriss, Schleimhautriss
Fistel	Entzündlich bedingte röhrenförmige Verbindung (Tunnel) im Gewebe (von inneren Organen untereinander bzw. von inneren Organen nach außen reichend)
Fistel, blind endende	Fistel in die Weichteile des Rückens
–, enterogenitale	Fistel zwischen Darm und Geschlechtsorganen
–, enterokutane	Fistel zwischen Darm und Haut
–, enterovaginale	Fistel zwischen Darm und Scheide
–, enterovesikale	Fistel zwischen Darm und Harnblase
–, interenterische	Fistel zwischen verschiedenen Darmabschnitten
–, perianale	Fistel in der Afterregion
Fixation	Befestigung
Flatulenz	Aufblähung von Magen und Darm durch Gase
Flexur	Biegung, gebogener Abschnitt (z. B. des Dickdarms)
Folsäure	An der Blutbildung beteiligtes wasserlösliches Vitamin. Wird im Dünndarm aus der Nahrung in den Organismus aufgenommen.
fulminante Colitis ulcerosa	Schwerer Verlauf der Erkrankung mit Fieber, blutigem Durchfall und Eiweißverlust
Funnadel-Katheter-jejunostomie (FKJ)	Methode zur Platzierung einer Ernährungssonde
Gallensäuren	In der Leber aus Cholesterin gebildete Säuren, die in die Gallenflüssigkeit abgegeben und in der Gallenblase gespeichert werden. Im Zwölffingerdarm (Duodenum) wichtig zur Aufnahme von Fetten und fettlöslichen Vitaminen in den Körper.
Gallensteine	Steinbildung in Gallenblase oder Gallengängen
Gastritis	Magenschleimhautentzündung
Gastroenterologe	Arzt für Erkrankungen des Verdauungstraktes

Gastrointestinaltrakt	Magen-Darm-Kanal
Gastroskopie	Magenspiegelung; endoskopisches Verfahren zur Untersuchung von Speiseröhre, Magen und Zwölffingerdarm
Genese	Entstehung, Entwicklung, Ursprung
genetisch	Erblich bedingt
Glaukom	Erhöhter Augeninnendruck, „grüner Star"
GLDH	Glutamatdehydrogenase; Enzym, dessen Höhe Rückschlüsse auf bestimmte Erkrankungen ermöglicht
Globin	Eiweißanteil des Hämoglobins
Glomerulonephritis	Bestimmte Form der Nierenentzündung
Glucose	Traubenzucker
Glukokortikoide	Klasse von Nebennierenrindenhormonen; z. B. Cortison
Gluten	Klebereiweiß der Getreidekörner
Glycerin (Glycerol)	Grundbestandteil der Nahrungsfette (Triglyzeride)
Glyzeride	Fette und fettähnliche Verbindungen
Granulome	Mikroskopisch nachweisbare Zellanhäufung im Darm
Granulozyten	Große weiße Blutkörperchen
γ-GT (Gamma-GT)	γ-Glutamyltransferase; Leberenzym, dessen Höhe Rückschlüsse auf bestimmte Erkrankungen ermöglicht
Häm	Vorsilbe für: „das Blut betreffend"
Hämatokrit	Anteil der roten Blutkörperchen (Erythrozyten) am Volumen des Blutes, (Gesamtblut)
Hämatom	Blutansammlung außerhalb der Blutgefäße; Bluterguss
Hämaturie	Ausscheidung roter Blutkörperchen mit dem Urin
Hämoglobin	Farbstoff der roten Blutkörperchen
Hämokkulttest	Nachweis von nicht sichtbarem Blut im Stuhl durch Teststreifen
Hämolyse	Zerstörung der roten Blutkörperchen
Hämorrhagie	Blutung innerhalb des Körpers

Hämorrhoiden	Im Bereich des Darmausgangs auftretende erweiterte Blutgefäße
Haptoglobulin	Transportprotein des roten Blutfarbstoffes
Harnsäure	Stoffwechselprodukt der Eiweiße
Haustren	Halbkugelige Ausbuchtungen in der Wand des Dickdarms
HAV	Hepatitis-A-Virus
HBV	Hepatitis-B-Virus
HCV	Hepatitis-C-Virus
Heparin	Substanz, die die Blutgerinnung verzögert
Hepatitis	Leberentzündung
Hernie	Bruch im Gewebe (z. B. „Nabelbruch", „Leistenbruch")
Hickmann-Katheter	Venenkatheter im Bereich des Halses; er dient meist der intravenösen/parenteralen Ernährung
Histologie	Mikroskopische Untersuchung von Gewebeproben
HIV	„Human-Immunodeficiency-Virus"; Virus, der eine Abwehrschwäche auslöst (AIDS)
HLA-Proteine	In die Membranen von Körperzellen eingebaute Antigene, die z. B. bei der Unterscheidung zwischen „körpereigen" und „körperfremd" eine Rolle spielen. Verschiedene Typen von HLA-Proteinen (z. B. HLA-B27) sind mit bestimmten Krankheiten assoziiert.
Homöopathie	Behandlung mit Mitteln in hoher Verdünnung (Potenzierung), die in großen Mengen bei gesunden Personen ähnliche Krankheitsbilder auslösen würden
Homöostase	Aufrechterhaltung eines Gleichgewichtzustandes
Hormone	Körpereigene Botenstoffe zur Steuerung von Körperfunktionen, z. B. des Stoffwechsels
Hydrotherapie	Behandlung mit warmem und kaltem Wasser
hyper	Vorsilbe für: „über", „hoch"
Hyperalimentation	Krankheiten aufgrund von chronischer Überernährung
Hyperoxalurie	Erhöhter Oxalsäurewert im Urin
Hyperperistaltik	Verstärkte Darmtätigkeit

hypertone Krise	Blutdruckkrise, sprunghafter Anstieg des Blutdrucks
Hypertrichose	Vermehrte Körperbehaarung
Hyperurikämie	Erhöhte Harnsäurekonzentration im Blut
hypo	Vorsilbe, die einen verminderten Zustand ausdrückt
Hypoalbuminämie	Verminderung des Albumins im Blut als Folge vermehrter Ausscheidung, beschleunigten Abbaus oder verminderter Synthese
Hypokalziurie	Erniedrigter Calciumwert im Urin
Hypomagnesiämie	Erniedrigter Magnesiumwert im Blut
idiopathisch	Ohne erkennbare Ursache
Ikterus	Gelbsucht
ILCO	Deutsche Ileostomie-Colostomie-Urostomie-Vereinigung. Selbsthilfevereinigung von Betroffenen und Interessenten mit künstlichem Darm- und Blasenausgang
Ileitis terminalis	Entzündung des unteren, letzten Dünndarmabschnitts (terminales Ileum)
ileoanale Anastomose	Künstliche Verbindung von unterem Dünndarm (Ileum) und Anus
ileocoecal (ileozökal)	Im Bereich des Übergangs vom Dünn- zum Dickdarm
Ileocolitis	Gleichzeitige Entzündung von Ileum (unterer Dünndarm) und Kolon (Dickdarm)
Ileostoma	Künstlicher Ausgang des Dünndarms durch die Bauchdecke
Ileostomie	Anlegen eines künstlichen Darmausgangs des unteren Dünndarms durch die Bauchhaut
Ileozökalklappe	Übergangsklappe vom Dünn- in den Dickdarm
Ileozökalregion	Übergangsbereich vom Dünn- in den Dickdarm
Ileozökalresektion	Chirurgische Entfernung des Übergangsbereiches vom Dünn- in den Dickdarm
Ileum	Unterer (in den Dickdarm übergehender) Abschnitt des Dünndarms im rechten Mittel- und Unterbauch
Ileus	Darmverschluss, Darmlähmung

Iliosakralgelenk	Gelenk zwischen Kreuz- und Darmbein
Immunantwort	Körperliche Reaktion auf körperfremde Stoffe
Immunmodulatoren	Substanzen, die die Aktivität des Immunsystems entweder erhöhen oder erniedrigen
immunmodulierend	Die körpereigene Abwehr verändernd
immunstimulierend	Die körpereigene Abwehr anregend
Immunsuppression	Abschwächung bzw. Unterdrückung einer Immunreaktion
Immunsystem	Körpereigenes Abwehrsystem gegenüber Fremdsubstanzen des Organismus, z. B. Krankheitserregern
Implantation	Einpflanzung
Indikation	Notwendigkeit einer Behandlung
Infarkt	Absterben eines Organs oder Organteiles infolge mangelnder Blutversorgung
infektiös	Durch Erreger ansteckend
Infektion	Ansteckung
Infertilität	Verminderte oder mangelhafte Samenproduktion beim Mann
Influenza	(Echte) Grippe (im Gegensatz zum grippalen Infekt)
Infusion	Einbringen einer Flüssigkeit in den Organismus, meist durch eine Vene oder Arterie
Injektion	Verabreichen eines Medikaments durch eine Hohlnadel in den Organismus
Inkontinenz	Unkontrollierte Entleerung der Blase oder des Darms
Inkubationszeit	Zeitraum zwischen dem Eindringen des Krankheitserregers und dem Ausbruch der Krankheit
Inspektion	Äußerliche Untersuchung
Insuffizienz	Funktionsstörung von Organen oder Organsystemen
Insulin	Hormon der Bauchspeicheldrüse bzw. Medikament zur Regulierung des Blutzuckerspiegels
Interleukine (IL)	Entzündungshormone, die die Entzündung fördern (IL-1, -8, -12) oder hemmen (IL-4, -10, -13)

intestinal	Zum Darmkanal gehörend, den Darmkanal betreffend
Intoxikation	Vergiftung
intramuskulär	In den Muskel
intravenös	In eine Körpervene
Intrinsic factor	Körpereigener Eiweißstoff, der in der Magenschleimhaut gebildet wird. Notwendig zur Resorption (Aufnahme) von Vitamin B_{12} aus dem Dünndarm.
Inzidenz	Häufigkeit von Neuerkrankungen in einem bestimmten Zeitraum (pro 100 000 Einwohner pro Jahr)
Iritis	Entzündung der Regenbogenhaut des Auges
irreversibel	Endgültig, nicht mehr veränderbar
Irrigation	Darmspülmethode, nur anwendbar bei Kolostomie
Irrigator	Gerät zur Durchführung eines Darmeinlaufes
irritables Kolon	Reizdarm
Ischämie	Örtliche Blutleere, mangelnde Blutversorgung (z. B. von Organen)
Jejunum	Mittlerer Dünndarmabschnitt, auf den Zwölffingerdarm folgend
Joule	Maßeinheit für Arbeit, Energie und Wärmemenge sowie den chemischen Nährwert, 1 Joule = 1 J = 0,2389 cal
Kalorie (cal)	Maßeinheit für den Energiewert von Lebensmitteln, 1 Kilokalorie = 1 Kcal = 4185,5 Joule
Kapillaren	Haargefäße; kleine und kleinste Blutgefäße
Kapselendoskopie	Verfahren zur Untersuchung der Darmoberfläche. Der Patient schluckt dabei eine Kapsel, die Kamera, Sender, Lichtquelle und Batterie enthält.
Karzinom	Bösartige Zellveränderung, Krebsgeschwulst
Katheter	Dünner Schlauch für medizinische Zwecke, z. B. Venenkatheter, Blasenkatheter, Herzkatheter
Kernspintomographie	Spezielles Untersuchungsverfahren, ähnlich der Computertomographie, statt Röntgenstrahlen werden jedoch Magnetfelder eingesetzt
KG	Abkürzung für: Körpergewicht

Klimatherapie	Aufenthalt in besonderen Klimazonen (Meer, Gebirge) aus medizinischen Gründen
Klysma	Einlauf in den Enddarm
Knochennekrose	Schwere Durchblutungsstörung des Knochens mit Zerstörung des Knochengewebes
Koagulation	Gerinnung
Kock'sche Tasche/ Kock-Pouch	Nach Kock benanntes Verfahren zum Anlegen eines aus Dünndarm bestehenden Reservoirs (Pouch, „Vorratsbehälter"), das zur Aufnahme des Stuhls dient
Kohlenhydrate	Zuckerstoffe, Hauptenergielieferant der Nahrung neben Fetten und Eiweißstoffen
Kolektomie	Operative Entfernung des Dickdarms
Kolik	Anfallsartig auftretende, krampfartige Schmerzen
Kolon (Colon)	Dickdarm
Koloskopie	Dickdarmspiegelung
Kolostoma	Künstlicher Darmausgang
kompetitive Absorptionshemmung	Verdrängung einer Substanz von ihren Bindungstellen
Komplementärmedizin	Ergänzende (unkonventionelle) Therapiemethoden
Kompressionsverband	Druckverband
Konglomerattumor	„Knäuel" aus Dünndarm, der sich um die Entzündung herum miteinander verklebt hat
Konjunktivitis	Entzündung der Augenbindehaut
Konkrement	Nieren- und Gallengries; es handelt sich um gebundene Salze
konservativ	„Erhaltende" Behandlung
Konstipation	Verzögerte oder unvollständige Darmentleerung
konstitutionell	Anlagebedingt; die Gesamtverfassung eines Menschen betreffend
Kontinenz	Fähigkeit, Stuhl bzw. Urin durch den Schließmuskel zurückzuhalten
Konzeption	Zeitpunkt der Befruchtung, Empfängnis

Korpusgastritis	Chronische Schleimhautentzündung im Magenkorpus (= Hauptteil des Magens)
Korrigenzien	Medikamentenzusatzstoffe
Kortikosteroide (Kortikoide)	Klasse von Hormonen, die aus der Nebenniere freigesetzt werden
kranio-sakral	Den Bereich Schädel-Kreuzbein betreffend
Kreatin	Körpereigene Substanz, Abfallprodukt von Aminosäuren
Kreatinin	Stoffwechselprodukt, Ausscheidungsform des Kreatins
Kreuzprobe	Prüfung der Verträglichkeit von Spender- und Empfängerblut vor einer Blutübertragung
Kryochirurgie	Operative Gewebezerstörung durch Kälte
kurativ	Heilend
Kurzdarmsyndrom	Zustand nach radikalen Darmoperationen, wenn mehr als 70 % des Dünndarms reseziert (entfernt) sind
Lactose	Milchzucker
Lactoseintoleranz	Milchzuckerunverträglichkeit
Läsion	Verletzung
Laktase	Enzym, das Milchzucker spaltet
Laktoferrin	Entzündungsparameter im Stuhl
Laparoskopie	„Schlüsselloch-" bzw. „Knopfloch"-Chirurgie
Laser	Gerät zur Erzeugung eines scharf gebündelten Lichtstrahls, mit dem z. B. krankhaftes Gewebe verdampft werden kann
Latenzzeit	Zeit zwischen Ansteckung und Ausbruch einer Krankheit
Laxanzien	Abführmittel
LCT-Fette	Langkettige Triglyzeride; zur Resorption sind Gallensäuren und enzymatische Spaltung notwendig (vgl. MCT-Fette)
Leberzirrhose	Veränderung der Leber durch Narbenbildung
letal	Tödlich
Letalität	Sterbewahrscheinlichkeit, Todesrate

Leukotriene	Hormone, die in den weißen Blutkörperchen produziert werden und u. a. eine Rolle bei Entzündungsvorgängen spielen
Leukozyten	Weiße Blutkörperchen
Leukozytenapherese	Entfernung von weißen Blutkörperchen aus dem Blut („Blutwäsche")
Leukozytenszintigraphie	Durch die Einwirkung der Strahlung radioaktiv markierter weißer Blutkörperchen (Leukozyten) erzeugtes Bild von Körperorganen, z. B. des Darms. Kann eingesetzt werden zum Auffinden entzündeter Stellen im Darm.
Leukozytose	Krankhafte Vermehrung der weißen Blutkörperchen
Lipase	Enzym zur Fettverdauung
Lipide	Fette und fettähnliche Stoffe
Lumen	Lichte Weite (Innenraum) eines Hohlorgans, z. B. des Darms
luminal	Vom Innenraum eines Hohlorgans aus gesehen; den Innenraum eines Hohlorgans betreffend
Lymphe	Körperflüssigkeit, sehr wichtig für den Stoffaustausch im Gewebe
Lymphom	Lymphknotenvergrößerungen
Lymphozyten	Weiße Blutkörperchen, die hauptsächlich über die Lymphbahnen ins Blut gelangen
Magnetresonanztomographie (MRT, MRI)	Bildgebendes Untersuchungsverfahren unter Anwendung starker Magnetfelder
Magnifikationsendoskopie	Siehe Vergrößerungsendoskopie
Makrophagen	„Fress-Zellen", die in den Organismus eingedrungene Bakterien, Fremdstoffe etc. unschädlich machen
Malabsorption	Störung der Resorption (Aufnahme) von Nahrungsstoffen aus dem Darm
Malignität	Bösartigkeit, zerstörendes Wachstum
Malignom	Bösartige Geschwulst
Mangelerscheinungen	Mangel an Vitaminen, Spurenelementen oder Mineralien, z. B. bei chronischem Durchfall
Manifestation	Zutagetreten bzw. Erkennbarwerden (der Symptome) einer Erkrankung

Mannitol	Zuckerlösung; wird als Kontrastmittel bei der Magnetresonanztomographie verwendet
Manschettenresektion	Sparsame, operative Entfernung eines ringförmigen Abschnitts („Manschette") des Darms
Mariske	Um den After herum gelegene Hautfalten, Analfalten
MCT-Fette	Mittelkettige Triglyzeride; gut verwertbare Fette, die ohne Beteiligung der Galle resorbiert werden
Mediatoren	Überträgerstoffe
Menopause	Aufhören der Regelblutungen in den Wechseljahren der Frau
6-Mercaptopurin	Medikament zur Behandlung chronisch entzündlicher Darmerkrankungen
Meridiane	Energiebahnen (Leitbahnen) im Körper; Begriff aus der Traditionellen Chinesischen Medizin
Mesalazin	Medikament zur Behandlung chronisch entzündlicher Darmerkrankungen (5-Aminosalicylsäure, 5-ASA)
Mesenterium	Aufhängeband/Gekröse des Dünndarms (Bauchfell, Nerven und Gefäße für den Dünndarm)
Metaanalyse	Systematische Auswertung mehrerer Studien zum gleichen Thema
Metabolismus	Stoffwechsel
Metabolit	Stoffwechselprodukt
Metastasen	Tochtergeschwülste
Meteorismus	Blähungen, Blähsucht im Magen-Darm-Kanal (Gasbildung)
Methotrexat	Medikamentenwirkstoff, der die Aktivität des körpereigenen Immunsystems drosselt
Metronidazol	Antibiotikum
Milchunverträglichkeit	Durch das Fehlen von Laktase-Enzymen kann im Dünndarm der Milchzucker nicht aufgespaltet werden
Mineralstoffe	Bestandteile der Nahrung, die an vielen Stoffwechselprozessen im Körper beteiligt sind. Wichtige Mineralstoffe sind z. B. Calcium, Magnesium, Phosphor und Eisen.
Molekül	Kleinstes Teilchen einer chemischen Verbindung

Morbidität	Zahlenmäßiges Verhältnis zwischen erkrankten und gesunden Personen innerhalb einer Bevölkerung
Morbus	Krankheit, Leiden
Morbus Bechterew	Chronisch entzündliche Wirbelsäulenerkrankung, nach dem Erforscher benannt
Morbus Crohn	Chronisch entzündliche Erkrankung des Verdauungstraktes, nach dem Erforscher benannt
Morphologie	Gestalt und Bau von Organismen
MRI/MRT	s. Magnetresonanztomographie
Mukosa	Schleimhaut
Mutation	Veränderungen des Erbguts
Myokarditis	Herzmuskelentzündung
Myom	Gutartige Geschwulst aus Muskelgewebe
Nanismus	Kleinwuchs
Narkose	Allgemeine Betäubung des Organismus mit zentraler Schmerz- und Bewusstseinsausschaltung durch Zufuhr von Betäubungsmitteln (Narkotika)
Nausea	Brechreiz, Übelkeit
Nekrose	Lokaler Gewebetod, Folge einer Stoffwechselstörung
Neoplasmen/Neoplasien	Bösartige Zellen, Gewebsneubildung
nephro	Vorsilbe: „die Niere betreffend"
Nephrolithiasis	Vermehrte Bildung von Nierensteinen
Nephropathie	Allgemeiner Ausdruck für Nierenerkrankung
Neuritis	Nervenentzündung
Neuropathie	Nervenleiden, Nervenkrankheit
Neutropenie	Krankhafte Verminderung der sog. neutrophilen weißen Blutkörperchen
Niereninsuffizienz	Nierenversagen
Obstipation	Verstopfung

Ödem	Ansammlung von Gewebewasser
Ösophagogastro-duodenoskopie	Spiegelung von Speiseröhre, Magen und Zwölffingerdarm
okkultes Blut	Nicht sichtbares Blut (z. B. im Stuhl)
Oligospermie	Verminderung der Zahl der Samenzellen (Spermien) beim Mann
Olsalazin	Medikament zur Behandlung chronisch entzündlicher Darmerkrankungen
oral	Durch/über den Mund
Orosomukoid	Saures Alpha-1-Glykoprotein, gehört zur Gruppe der sog. Akute-Phase-Proteine
osmotische Diarrhöe	Starker Durchfall bei Überforderung des Darmsystems
osteoartikulär	Knochen und Gelenke betreffend
Osteopathie	Allgemein für: Knochenerkrankungen
Osteopenie	Abnahme an Knochengewebe; Vorstufe zur Osteoporose
Osteoporose	Verlust bzw. Verminderung von Knochensubstanz und -struktur mit erhöhter Frakturanfälligkeit
Oxalatsteine	Nierensteinart
Ozon	Besondere Form des Sauerstoffs (Gas)
Pädiatrie	Kinderheilkunde
palliativ	Die Krankheit mildernd, nicht heilend
Palpation	Tastuntersuchung der Körperoberfläche oder der zugänglichen Körperhöhlen
pANCA	Antineutrophile zytoplasmatische Antikörper (s. dort) vom peripheren Typ; gehäuftes Vorkommen bei Colitis-ulcerosa-Patienten
Pancolitis	Entzündung des gesamten Dickdarms
Pankreas	Bauchspeicheldrüse
Pankreatitis	Bauchspeicheldrüsenentzündung
Parästhesie	Empfindungsstörungen, Sensibilitätsstörungen (z. B. Kribbeln, Taubheitsgefühl)

Parameter	Messwert
Parathyreoidea	Nebenschilddrüse
parenterale Ernährung	Ernährung über die Blutbahn unter Ausschluss des Magen-Darm-Trakts
Pathogenese	Gesamtheit der an der Entstehung und Entwicklung einer Krankheit beteiligten Faktoren
Pathologe	Facharzt, der z. B. entnommene Gewebeproben bewertet
pathologisch	Krankhaft
Peptid	Verbindungen aus miteinander verknüpften Aminosäuren (AS). Ketten bis ca. 10 AS = Oligopeptide, bis ca. 100 AS = Polypeptide, ab ca. 100 AS = Proteine.
Perforation	Durchbruch bzw. Reißen (der Darmwand)
perianal	In der Afterregion
Perikarditis	Herzbeutelentzündung
perioperativ	Um den Zeitpunkt der Operation herum
Peristaltik	Natürliche, wellenförmige Eigenbewegung des Darmes
Peritoneum	Bauchfell
Peritonitis	Bauchfellentzündung
perkutan	Durch die Haut hindurch
Perlèche	„Faulecken" in den Mundwinkeln
Permeabilität	Durchlässigkeit
peroral	Schlucken von Medikamenten
persistieren	Bestehen bleiben, Fortdauern von z. B. Krankheitszuständen
Pharmakon	Arzneimittel
Physiologie	Lehre von den normalen Lebensvorgängen
Physiotherapie	Physikalische Therapie, Krankengymnastik
Placebo	Scheinmedikament
Plasma	Bestandteil des Blutes
Pleuritis	Rippenfellentzündung

Polyethylenglykol	Abführmittel
Polyp	Wucherung der Schleimhaut
Polyposis coli	Erbliche Erkrankung, gekennzeichnet durch die Bildung zahlreicher (bis zu 1000) Polypen im Darm
Polysaccharide	Langkettige Zuckerstoffe (z. B. Stärke)
post	Vorsilbe im Sinne von: „nach"
postoperativ	Zustand nach der Operation
postprandial	Nach dem Essen auftretend
Potenz	Verdünnungsgrad eines homöopathischen Arzneimittels
Pouch	Tasche/Reservoir, z. B. aus mehreren seitlich miteinander vernähten Dünndarmschlingen; s. auch Kock'sche Tasche
Pouchitis	Entzündung des Pouches (Reservoirs)
Prädisposition	Veranlagung zum Auftreten einer bestimmten Erkrankung
Prämedikation	Medikamente, die kurz vor oder während einer Untersuchung bzw. eines Eingriffs verabreicht werden (z. B. Schmerz- oder Beruhigungsmittel)
Prävalenz	Häufigkeitsrate einer Erkrankung innerhalb der Bevölkerung
präventiv	Vorbeugend, verhütend
Prednisolon	Cortisonähnliches Medikament
primär biliäre Zirrhose	Von den kleinen Gallengängen ausgehende Form der Leberzirrhose, die zu einem chronischen Gallestau führt
primär sklerosierende Cholangitis	Chronisch entzündliche narbige Verengung der Gallenwege, die zu einem Aufstau der Galle und zu Gelbsucht führt
Probiotika	Bakterienstämme mit positiver Wirkung auf das Darmmilieu (pro: für, bios: Leben)
Prognose	Voraussichtlicher Verlauf einer Erkrankung
progressiv	Fortschreitend
Proktitis	Mastdarmentzündung, Enddarmentzündung
Proktokolektomie	Entfernung von Dick- und Mastdarm
Proktoskopie	Spiegelung des Mastdarms

Prolaps	(Darm-)Vorfall
prophylaktisch	Vorbeugend
Prophylaxe	Vorbeugung, Verhütung
Prostaglandine	Gruppe hormonähnlicher Substanzen, die u. a. eine Rolle bei der Entstehung von Entzündungsprozessen spielen
Protein	Eiweiß, aufgebaut aus vielen Aminosäuren. Grundbausteine der Zellen.
proximal	Zur Körpermitte hin gelegen (Gegensatz: distal)
Pruritus	Juckreiz
PSC	s. primär sklerosierende Cholangitis
Pseudopolyp	Vorstülpung der Darmschleimhaut in das Innere des Darmes
Psoriasis	Schuppenflechte
Psychosomatik	Lehre von der Beziehung zwischen der Seele (Psyche) und dem Körper (Soma)
Pyelitis	Nierenbeckenentzündung
Pyelonephritis	Nierenentzündung
Pyoderma gangraenosum	Schmerzhafte eitrige Hautentzündung, z. T. mit Abszessen und Geschwürbildung
pyogen	Eiterungen erregend
Radiologe	Facharzt für Strahlenkunde
Reflux	Rückfluss
Rehabilitation	Wiederherstellung
Reiztherapie	Anregung von Selbstheilungskräften
Rekonvaleszenz	Zeit der gesundheitlichen Besserung, Genesung
Rektoskopie	Enddarmspiegelung
Rektum	Letzter Abschnitt des Dickdarms, Enddarm
Remission	Phase ohne Krankheitsaktivität; Zustand der Beschwerdefreiheit
Resektion	Operative Entfernung von (kranken) Organteilen
Reservoir	(franz.) Sammelbecken, Behälter

Resistenz	Widerstandsfähigkeit, z. B. gegen Krankheitserreger
resorbieren	In den Körper aufnehmen
Resorption	Aufnahme von Wasser und gelösten Stoffen aus der Nahrung durch die Darmschleimhaut
Respiration	Atmung
Retardierung	Verlangsamung, Verzögerung, Zurückbleiben (z. B. der körperlichen Entwicklung)
Retension	Zurückhaltung
retroperitoneal	Hinter dem Bauchfell (Peritoneum) liegend
retrospektiv	Rückblickend, rückschauend
Rezidiv	Akute Verschlimmerung der Erkrankung, Krankheitsschub, Rückfall
rezidivierend	Periodisch wiederkehrend
Rezidivprophylaxe	Vermeidung eines Krankheitsrückfalles (Rezidiv), z. B. durch eine medikamentöse Therapie
Rhagaden	Sog. „Schrunden", z. B. an Lippen, Mundwinkeln, Gelenkbeugen
Rheumafaktor (RF)	Autoantikörper gegen bestimmte Teile körpereigener Immunglobuline; vermehrtes Vorkommen bei bestimmten rheumatischen Erkrankungen
Rückfluss-Ileitis	„Backwash"-Ileitis bei Colitis ulcerosa: Durch den Rückfluss von Darminhalt aus dem Dickdarm in den Dünndarm kann es zu einer Entzündung des letzten Dünndarmabschnitts kommen
Saccharomyces cerevisiae	Brauereihefe
Sakroileitis	Entzündliche Veränderung der unteren Wirbelsäule (Kreuz-/Darmbein)
Schilling-Test	Dient zur Feststellung der Aufnahmefähigkeit von Vitamin B_{12}
Sedierung	Medikamentöse Dämpfung von Schmerzen bzw. Beruhigung eines Patienten, z. B. vor Untersuchungen oder Operationen
Sekret	Absonderung, Ausscheidung
Sellink	Röntgenkontrastmitteluntersuchung durch eine Sonde
Sepsis	„Blutvergiftung"; der Organismus wird über den Blutweg mit Bakterien eines Infektionsherdes im Körper überschwemmt

Sequestration	Entzündliche Abgrenzung bzw. Ablösung krankhaften Gewebes vom gesunden
Serum	Bestandteil des Blutes
SGOT/SGPT	Serum-Glutamat-Oxalacetat-Transaminase/Serum-Glutamat-Pyruvat-Transaminase: Enzyme, deren Höhe Rückschlüsse auf bestimmte Erkrankungen ermöglichen
Sigma	Krummdarm
Sigmoidoskopie	Endoskopische Untersuchung des Dickdarms (ca. 30 bis 60 cm) mit einem flexiblen Endoskop
sistieren	Aufhören von z. B. Krankheitssymptomen, Beschwerden
Skelett	Gerippe, Knochengerüst
Skip lesion	Wechsel von betroffenen und nicht betroffenen Darmabschnitten
Sklera/Skleren	Lederhaut des Auges
Skleritis	Entzündung der Lederhaut des Auges
Sklerose	Krankhafte Verhärtung von Gewebe und Organen
Soma	Der Körper
somatisch	Den Körper betreffend
Sonde	Dünner, beweglicher Schlauch für medizinische Zwecke
Sonographie	Ultraschalluntersuchung
Soor	Pilzinfektion der Mundschleimhaut
Spasmus	Krampfartiges Zusammenziehen der Muskeln
Spermatogenese	Entwicklung der männlichen Samenzellen (Spermien)
Sphinkter	Schließmuskel
Sphinkter-Manometrie	Technisches Verfahren zur Messung der Schließmuskelfunktion
Sprue, einheimische	Das der Zöliakie entsprechende Krankheitsbild bei Erwachsenen
Stase	Stauung, z. B. von Darminhalt
Steatohepatitis	Fettleberentzündung
Steatorrhöe	Stuhlfettausscheidung
Stenose	Verengte Stelle (im Darm)

Stent	Technische Überbrückung einer Engstelle (Stenose), z. B. von Gallengängen, Blutgefäßen etc.
steril	Keimfrei
Steroidakne	Nach langer Anwendung von Steroiden auftretende Akne („Pickel")
Steroide	s. Kortikosteroide
steroidrefraktär	Patienten, bei denen eine Behandlung mit Cortison-Präparaten die Krankheitsaktivität nicht beeinflusst
Stoma	Künstlich geschaffene Öffnung eines Hohlorgans zur Körperoberfläche, z. B. Anus praeter
Stomatitis aphthosa	Entzündliche Veränderung der Mundschleimhaut
Striae	Dehnungsstreifen (der Haut)
Striktur	Kurzstreckige hochgradige Verengung (des Darmes)
Strikturoplastik	Verfahren zur Beseitigung einer Darmenge (Stenose)
Stuhlinkontinenz	Unfähigkeit, die Stuhlentleerung willentlich zu beeinflussen
subfebril	Leicht erhöhte Körpertemperatur, die noch nicht als Fieber bezeichnet wird (37,4 bis 38,0 °C)
Subileus	(Noch) nicht ganz vollständiger Darmverschluss durch Stenosen bzw. Verwachsungen
subkutan	Injektion unter die Haut
sublingual	Unter der Zunge liegend
submukös	Unter der Schleimhaut
Substitution	Medikamentöser Ersatz einer im Organismus fehlenden lebensnotwendigen Substanz
Sulfasalazin	Medikament zur Behandlung chronisch entzündlicher Darmerkrankungen; Kombination aus dem Antibiotikum Sulfapyridin und dem Wirkstoff 5-Aminosalicylsäure (5-ASA)
Suppositorium	Zäpfchen
Suppression	Unterdrückung, Hemmung
Symbiose	„Lebensgemeinschaft" zum gegenseitigen Nutzen
Symptom	Krankheitszeichen

symptomatisch	Anzeigend, warnend, bezeichnend
Syndrom	Summe von Beschwerden, die für ein Krankheitsbild typisch sind
Tacrolimus	Immunsuppressiver Wirkstoff
TCM	Traditionelle Chinesische Medizin
temporär	Vorübergehend, zeitweilig
Tenesmen	Dickdarmkrämpfe, die meist bei der Stuhlentleerung auftreten
terminales Ileum	Unterster Dünndarmabschnitt
Therapie	Behandlung zur Heilung oder Linderung einer Krankheit
therapierefraktär	Auf Therapie nicht ansprechend, nicht therapierbar
Thermotherapie	Wärme- oder Kältebehandlung
Thorax	Brustkorb
Thrombose	Teilweiser oder völliger Verschluss eines Blutgefäßes durch ein Blutgerinnsel
Thrombozyten	Für die Blutgerinnung notwendige Blutplättchen
Thrombus	Blutgerinnsel, Blutpfropfen in einem Blutgefäß
Thymusdrüse	Wichtiges Immunorgan
totale Colitis ulcerosa	Gesamtbefall des Dickdarms mit Colitis ulcerosa
Toxin	Gift
toxisches Megakolon	Krankhafte Ausweitung des Dickdarms mit Darmlähmung (Verlust der Eigenbeweglichkeit des Darms)
transdermal	Durch die Haut hindurch erfolgend/verabreicht
Transferrin	Notwendiger Eiweißstoff für den Transport von Eisen im Blut
Transfettsäuren	Spezielle Art von Fettsäuren; enthalten in gehärteten und stark erhitzten Fetten
Transfusion	Blutübertragung
transkutan	Über die Haut erfolgend, durch die Haut hindurch verabreicht
transmural	Alle Wandschichten eines Organs betreffend
Tremor	Muskelzittern

Triglyzeride	Nahrungsfette, aufgebaut aus Glycerin und drei Fettsäuren
Troikare	Arbeitsgeräte für die Laparoskopie
Trypsin	Enzym zur Verdauung von Eiweiß
Tumor	Geschwulst
Tumor-Nekrose-Faktor (TNF)	Entzündungshormon, das die Entzündung fördert und bei der Infektabwehr wichtig ist. Antikörper, die den TNF hemmen, werden zur Behandlung des Morbus Crohn eingesetzt.
Ulkus	Geschwür
Urämie	Vergiftung des Körpers durch Harnstoffe
Urate	Salze der Harnsäure
Urea	Harnstoff
Ureter	Harnleiter
Ureteritis	Harnleiterentzündung
Ureterstenose	Harnleiterenge
Urethra	Harnröhre
Urethrozystoskopie	Harnblasenspiegelung
Urographie	Röntgenuntersuchung der Nieren und der ableitenden Harnwege
Ursodeoxycholsäure	Natürlich vorkommende Gallensäure, die z. B. als Medikament zur Behandlung der primär sklerosierenden Cholangitis (PSC) eingesetzt wird
Uveitis	Entzündung der Äderchen des Auges
Vagina	Scheide
Vaskulitis	Entzündung von Blutgefäßen
Venen	Blutadern
venös	Zu den Venen gehörend
Vergrößerungsendoskopie	Spiegelung des Darms bei gleichzeitiger optischer Vergrößerung
Villi	Darmzotten
Viren	Kleinstorganismen

viszeral	Die Eingeweide betreffend
Vitamine	Lebensnotwendige Substanzen, die im Stoffwechsel des Körpers wichtige Funktionen erfüllen
–, fettlösliche	Vitamine A, D, E und K. Diese Vitamine sind nur in fetthaltigen Substanzen enthalten und werden unter Beteiligung von Gallensäure im oberen Dünndarm aufgenommen.
–, wasserlösliche	Vitamine der B-Gruppe, Folsäure und Vitamin C. Sie werden im Bereich des Zwölffingerdarms aufgenommen.
Zerebral	Das Gehirn betreffend
Zirrhose	Zerstörung von Gewebe mit Narbenbildung
Zökum (Coecum)	Blinddarm
Zöliakie	Gluteninduzierte Erkrankung der Dünndarmschleimhaut
Zottenatrophie	Schwund der Darmzotten
Zystitis	Entzündung der Harnblase
Zystoskopie	Spiegelung der Harnröhre
Zytokine	Botenstoffe; „Entzündungshormone", die eine Entzündung fördern oder hemmen können (Entzündungsmediatoren)

Die Deutsche Morbus Crohn/Colitis ulcerosa Vereinigung – DCCV e. V. – ist der Bundesverband von und für Menschen, die an Morbus Crohn oder Colitis ulcerosa erkrankt sind. In Deutschland wird ihre Zahl auf 300 000 geschätzt. Die DCCV e. V. wird ausschließlich von Betroffenen organisiert und ist eine der größten Patientenvereinigungen Deutschlands.

Wie ist die DCCV e. V. organisiert?

Die Vereinigung wird vertreten durch einen ehrenamtlich tätigen Vorstand. Landesbeauftragte in den Bundesländern sind eingesetzt, um Nähe zu Betroffenen und Ärzten zu schaffen. Viele Kontaktpersonen stehen für Gespräche oder zur Mithilfe beim Aufbau neuer Selbsthilfegruppen zur Verfügung.

Die Arbeit der DCCV e. V. wird durch einen Beirat aus Ärzten, Wissenschaftlern und anderen Experten unterstützt.

Durch kontinuierliche Aufbauarbeit hat sich die DCCV e. V. seit ihrer Gründung im Jahre 1982 einen zunehmenden Bekanntheitsgrad erworben. Mehr als 18 000 Mitglieder und eine breite Akzeptanz bei Ärzten, Industrie und Trägern der Gesundheitsvorsorge sind das Ergebnis dieser Arbeit.

Was leistet die DCCV?

Angebote der DCCV

Die DCCV unterstützt einzelne Betroffene, setzt sich ein für die Verbesserung der Gesamtsituation der Betroffenen, vertritt deren Interessen und wirbt um Verständnis in der Öffentlichkeit.

- Die Hauptaufgabe der DCCV liegt in der *persönlichen Beratung und Unterstützung von Betroffenen und ihren Angehörigen*. Die DCCV *vermittelt Kontakte* zu Selbsthilfegruppen, Ärzten und anderen Spezialisten, Pflegepersonal, Krankenhäusern und Rehabilitationskliniken. Sie hilft bei Fragen und Problemen mit Krankenkassen, Sozial- und Versorgungsämtern, Rentenversicherungsträgern und Arbeitgebern. Hierfür steht den Mitgliedern der *„Arbeitskreis Sozialrecht"* zur Verfügung.

- Die *Kind-/Elterninitiative* der DCCV nimmt sich der besonderen Probleme von betroffenen Kindern an und vermittelt Kontakte zwischen Eltern, die Rat suchen oder Rat geben können. In weiteren Arbeitskreisen finden sich junge Erwachsene, Studenten, Betroffene mit Pouch, Stoma, PSC oder mit Fragen zur Ernährungstherapie.
- Die DCCV unterstützt örtliche *Selbsthilfegruppen* und fördert den Aufbau von Selbsthilfegruppen betroffener Jugendlicher, Eltern und Erwachsener.
- Die DCCV organisiert *Fortbildungsveranstaltungen* für Betroffene, Angehörige, Ärzte und Pflegepersonal sowie weitere Angebote zur Gesundheitsförderung für ihre Mitglieder.
- Die DCCV bemüht sich um eine Erweiterung und Verbesserung der ambulanten und klinischen Versorgung. Durch gezielte *Öffentlichkeitsarbeit* informiert die DCCV über die Krankheitsbilder und macht auf die besonderen Probleme der Betroffenen aufmerksam. In Zusammenarbeit mit Wissenschaftlern und Pharmaunternehmen sowie durch eigene Forschungsförderung bemüht sich die DCCV um die *Intensivierung der Forschung* und gibt Anregungen für neue Forschungsschwerpunkte.
- Die DCCV *vertritt die Interessen der Betroffenen* gegenüber der Politik mit dem Ziel der Verbesserung der Lebensqualität, der Rechte und der Versorgung chronisch Kranker.

Informationsangebote

„Bauchredner"

Das viermal jährlich erscheinende Mitgliederjournal „Bauchredner" ist ein „Muss" für Betroffene und Ärzte. Es informiert auf ca. 150 Seiten über den aktuellen Stand der wissenschaftlichen Forschung und ist ein wichtiges Instrument der Beratung und Unterstützung. Der Bezugspreis ist im Mitgliedsbeitrag enthalten.

Über Einzelthemen wie beispielsweise Ernährung, Schwangerschaft, Schmerzen, Begleiterkankungen und Komplementärmedizin informieren DCCV-eigene Broschüren.

Bundesgeschäftstelle der DCCV e. V.

Informationsmaterial, Broschüren, Literaturlisten sowie weitere Auskünfte und Hilfestellungen erhalten Sie von der Geschäftsstelle der DCCV:

Deutsche Morbus Crohn/Colitis ulcerosa Vereinigung – DCCV e. V.
Geschäftsstelle
Paracelsusstraße 15
D-51375 Leverkusen
Tel.: 0214–87608–0
Fax: 0214–87608–88
E-Mail: info@dccv.de

Internet

Kontaktmöglichkeiten und aktuelle Informationen bieten auch die Internet-Seiten der DCCV e. V.:

http://www.dccv.de

Weitere Selbsthilfevereinigungen

Die DCCV e. V. ist Mitglied im Dachverband der europäischen Crohn/Colitis-Selbsthilfeverbände:

European Federation of Crohn's and Ulcerative Colitis Associations – EFCCA
Mr. Micke Lindholm
Gropmorsvagen 28
10520 Tenala
Finland

Die DCCV e. V. ist außerdem Mitglied in der

Bundesarbeitsgemeinschaft Selbsthilfe von Menschen mit Behinderung und chronischer Erkrankung und ihrer Angehörigen e. V. – BAG Selbsthilfe e. V.
Kirchfeldstraße 149
D-40215 Düsseldorf
Tel.: 0211–31006–0
Fax: 0211–31006–48
E-Mail: info@bag-selbsthilfe.de
http://www.bag-selbsthilfe.de

Die Deutsche ILCO, die Solidargemeinschaft von Stomaträgern, ist die Vereinigung für Menschen mit künstlichem Darmausgang oder künstlicher Harnableitung:

Deutsche ILCO e. V.
Thomas-Mann-Str. 40
D-53111 Bonn
Tel.: 0228–338894–50
Fax: 0228–338894–75
E-Mail: info@ilco.de
www.ilco.de

Eine Doppelmitgliedschaft in der DCCV e. V. und der Deutschen ILCO e. V. wird zu besonderen Konditionen angeboten.

Vorstellung und Erfahrungsberichte von Elsbeth Twelenkamp und Bettina Holzgrewe anlässlich eines Arzt-Patienten-Seminars im März 2004

Elsbeth: In der DCCV engagieren sich ca. 70 Menschen ehrenamtlich, unentgeltlich in ihrer Freizeit für uns Betroffene, zwischen Familie, Beruf und eigener Betroffenheit. Sie tun dies, um die Gesamtsituation der Menschen mit diesen nicht heilbaren Krankheiten zu verbessern. Durch Beratungsgespräche und Arzt-Patienten-Seminare bieten sie Gelegenheit zur Information. Sie unterstützen Mitbetroffene bei der Gründung von Selbsthilfegruppen und halten Kontakt zu Institutionen des Gesundheitswesen und der Politik.

Bettina: Die Kaiserswerther Schwestern vom Detmolder Krankenhaus schafften es um 1849 trotz der enorm schlechten Arbeitsbedingungen, ihren Patienten bei der Entlassung einen Weg zur Selbsthilfe mitzugeben. Es war früher viel selbstverständlicher, für sich selbst, z. B. mit Hausmitteln, etwas zu tun. Ein Buch über die Kaiserswerther Schwestern hat mich, was die Führung der Patienten mit Eigeninitiative zur Selbsthilfe angeht, beeindruckt. Es gibt auch heute viele Möglichkeiten, sich selbst zu helfen.

Ein Arzt sagte vor kurzem seinen Kollegen: „Gehen Sie Ihren Crohn-Patienten so lange auf den Wecker, bis sie aufhören zu rauchen. Ich schaffe es bei zweien im Jahr. – Die Studien zeigen deutlich, wie viel besser der Crohn wird, wenn der Patient aufhört zu rauchen und wie viele Medikamente er einspart."

Elsbeth: „Alles tut mir weh!", klagt der Patient, „Die Beine, der Bauch, der Rücken." – „Sie sehen eigentlich ganz gesund aus", sagt der Arzt. „Na ja, im Gesicht fehlt mir ja auch nichts!" Oft kämpfen wir mit Unverständnis, wenn wir, besonders durch die Einnahme von Cortison, gut aussehen.

Ich lebe seit 30 Jahren mit der Diagnose Morbus Crohn. Die ersten zwei Jahre verbrachte ich fast nur im Krankenhaus. Im ersten Jahr mehr tot als lebendig. Im zweiten sagte ein Arzt zu meinem Mann: „Wenn wir Ihre Frau nicht operieren, wird sie sterben. Und wenn wir operieren, wissen wir nicht ob sie diese OP überlebt." – Wie Ihr seht, habe ich überlebt und mein Crohn wird mich nicht mehr beherrschen. – Danke, dass ich lebe!

Begleiterscheinungen des Crohn wie Gelenkbeschwerden und Nierensteine waren jahrelang gegenwärtig. Ich habe oft gebrochen vor Schmerzen, konnte mich nicht bewegen, der Notarzt musste kommen.

Viele Orthopäden, letzte Diagnose: drei Wirbel steif, Prognose: irgendwann im Rollstuhl. Panik – gekämpft und jeden Tag trotz Schmerzen Wirbelsäulengymnastik, dann Gymnastik nach Video und heute Fitnessstudio, keinen steifen Wirbel – und: Nie im Rollstuhl!

Verwachsungsschmerzen durch drei Narben. Weder Gynäkologen noch Urologen konnten helfen. Mit der Gymnastik sind auch die Verwachsungsschmerzen verschwunden. Meine Periode hörte auf als ich 38 Jahre war. Östrogene habe ich immer abgelehnt und habe keine Anzeichen einer Osteoporose.

Körperlich bin ich dank meines Kampfgeistes topfit und meinem Darm geht es gut, wenn ich ausschließlich Bananen esse, das ist meine wichtigste Medizin und außer Loperamid auch die einzige.

Ich habe Euch das erzählt, damit Ihr hört, ich habe in einem tiefen dunklen Loch gesteckt, und Ihr seht: Es gab eine Leiter!

Bettina, Du hast Colitis. – Was tust Du, damit es Dir gut geht?

Bettina: Im Wartezimmer meines Zahnarztes, es war April 1992, las ich in einer Zeitschrift etwas über die DCCV und rief mutig ein paar Wochen später bei Dir an. Ich wollte mal mit einer Betroffenen über meine Colitis quatschen und etwas über die DCCV erfahren.

Daraufhin entstand bei mir das Bedürfnis, Austausch mit Betroffenen hier vor Ort zu bekommen und so entstand im November 1992 die Detmolder Selbsthilfegruppe. Für mich habe ich gelernt, dass nur ich selbst etwas wirklich ändern kann [...] und auch muss – unter der Mithilfe ärztlicher Behandlung und eventuell anderer Therapeuten – und nicht umgekehrt. Für einen positiven Krankheitsverlauf ist Vertrauen und eine gute Zusammenarbeit mit dem Hausarzt, sehr viel Geduld, das Wissen um sich selbst und CED, eine gesunde, der Darmflora entsprechende Ernährung und die Bereitschaft zur eigenen Selbsthilfe unerlässlich und wichtig.

Wenn man dann, wie ich, den anderen Weg mit komplementären Behandlungsmethoden vorzieht, sollte Teamarbeit, Ehrlichkeit und Vertrauen zwischen Arzt und Patient selbstverständlich sein. Dies wirkt sich letztendlich positiv auf den Heilungsprozess aus. Man muss die Tücken der Colitis und sich selbst schon gut kennen und bedenken, dass dieser Behandlungsweg unter Umständen etwas mühseliger und zeitaufwändiger ist – und eine gesunde Ernährungsweise mit wirklicher Rücksicht auf Unverträglichkeiten verlangt. Aber es ist auch ein schönes Gefühl mit eigener Kraft die körperliche Gesundheit wieder zu erlangen und dann sagen zu können: „Hier habe ich mit meiner Energie etwas Positives für mich erreicht, was ich nur mit Tabletten nicht hätte schaffen können."

Den eigenen Körper wahrnehmen!

Mein dreckiges Auto und manches andere ist mir egal – der Austausch aber mit Euch Betroffenen war und ist mir sehr, sehr wichtig. In den 11 Jahren Selbsthilfegruppen-Arbeit habe ich viel von Betroffenen erfahren und gelernt; aber auch gemerkt, dass sich in Sachen Zusammenarbeit von Patient-Hausarzt-Klinik noch einiges ändern muss.

Betroffene müssen lernen, schon im Krankenhaus mehr zu fragen. Sagt man nichts, so kann der Arzt annehmen, der Patient hat alles verstanden, und er wird infolgedessen unzureichend informiert entlassen. Manche trauen sich nicht, in der Klinik zu fragen oder den Hausarzt um eine Kopie vom Bericht zu bitten. Die Bitte über Informationen von Hilfsmöglichkeiten und verschiedene Behandlungsalternativen fällt oft besonders schwer. Auch Zuhause, bei Angehörigen, Freunden und Bekannten, um Hilfe bitten zu müssen, will gelernt sein. Und was ist, wenn ich keine Hilfe bekomme oder vielleicht nicht weiß, wie und wo ich Hilfe bekommen kann? Kein guter Start für einen Behandlungsbeginn und auch kein guter Anfang, das Leben mit CED in Griff zu bekommen.

Patienten müssen selbst aktiv werden, unter Mithilfe ihrer behandelnden Ärzte!

Gut übrigens, dass wir nicht zu Zeiten von Sokrates gelebt haben. Er sagte einmal: „Wenn jemand Gesundheit sucht, frage erst, ob er bereit sei, künftighin die Ursachen der Krankheit zu meiden, erst dann darfst du ihm helfen!"

Elsbeth: Die DCCV hält vielfältige Informationen bereit: z. B. Adressen von Selbsthilfegruppen und Ärzten, Informationen über den Euro-Toilettenschlüssel für die Behindertentoiletten, zur Parkerleichterung für bestimmte Personengruppen und spezielle Angebote für Mitglieder, wie z. B. Beratung durch den „Arbeitskreis Sozialrecht".

Ich freue mich, wenn ich Folgendes lese und wünsche mir, dass alle mit ähnlichen Gedanken nach Hause gehen:

Ein Vater nahm mit seinem neunjährigen Sohn an einem Kind/Eltern-Wochenende der DCCV teil. Er schrieb danach einen Artikel für das Mitgliederjournal „Bauchredner". Daraus zwei Sätze: „Für unseren Sohn bedeutet die Mitgliedschaft in der DCCV, dass er ist nicht mehr allein mit seiner Colitis ist. Und vielleicht noch unbewusst war das Gefühl, das er von diesem Wochenende mit nach Hause nahm, mit seiner Krankheit in einer starken Gemeinschaft, auch von Gleichaltrigen, seinen Weg gehen zu können."

Bettina: Die DCCV bemüht sich intensiv um die Forschung und auch um die Forschungsförderung im Bereich Komplementärmedizin. Auch über die Vergabe von Stipendien wird regelmäßig im „Bauchredner" berichtet.

Erstmalig wurde ein Stipendium zur Gesundheitsförderung aufgenommen. Wir möchten auf diese Weise neben Fragen, die sich um die Ursache und Behandlung der Erkrankung drehen auch solche Fragen untersuchen lassen, die sich an der Verbesserung der Gesundheit orientieren und somit Wege aufzeigen, wie Betroffene durch aktive Stärkung ihrer eigenen Ressourcen zu einer Steigerung ihrer Lebensqualität beitragen können.

Elsbeth:

Wir fragen uns, kann die Forschung nicht endlich einen Durchbruch bringen? Wenn schon nicht zur Heilung, so doch bei natürlichen Stoffen mit nebenwirkungsfreier, wirksamer Unterdrückung der Entzündung. Viele Forscher arbeiten intensiv an diesen Fragen.

Bettina:

Etwa 130 Experten haben sich im Beirat zusammengefunden, um die DCCV ehrenamtlich zu unterstützen (Grundlagenforschung, Chirurgie, Öffentlichkeitsarbeit, Rehabilitationsmedizin, Alternativmedizin, Kinder- und Jugendmedizin usw.). Geschäftsstelle, Vorstand, Landesbeauftragte und die Arbeitskreise der DCCV sind bemüht das Bestmögliche für uns Mitglieder zu erreichen.

Elsbeth:

Ich sage Euch, ohne die Arbeit der DCCV wäre vieles in der Behandlung von CED und im Umgang mit Betroffenen nicht so, wie es heute ist. Ein Professor sagte einmal, der „Bauchredner" sollte Pflichtlektüre für jeden Arzt sein, der Patienten mit CED behandelt, damit nicht der Patient mehr weiß als sein Arzt.

Je mehr Menschen Mitglied in der DCCV sind, umso mehr vermag der Verband zu leisten zum Wohle von uns allen. Wenn Ihr helfen wollt und wenn Ihr wollt, dass Euch geholfen wird, dann lege ich Euch ans Herz, werdet Mitglied. Zurzeit sind wir mehr als 17 000.

Das Mitgliederjournal „Bauchredner" ist die wichtigste Broschüre für Menschen mit CED. Es erscheint viermal im Jahr und ist dadurch immer aktuell. Mitglieder bekommen den „Bauchredner" zugeschickt. Was die DCCV für uns leistet, wäre in unserem Gesundheitssystem nicht bezahlbar, und Leistung kostet und darum sind wir auf Euch angewiesen.

Ihr könnt euch eine Mitgliedschaft auch schenken lassen oder über das Internet Mitglied werden. Der Jahresbeitrag beträgt zurzeit € 44,–.

Auch wer sich im Dschungel der Gesundheitsreform besser zu Recht finden will, sollte den „Bauchredner" lesen, der immer aktuell berichtet. Schwerpunktthemen wie z. B. zur Ordnungstherapie, sind hochinteressant und motivieren zur Selbsthilfe. Aber auch Artikel, wie die Suche nach Betroffenen und Interessierten, die am Inliner-Marathon teilnehmen möchten oder die Briefe im Leserforum machen Mut.

Bettina:

Elsbeth: Ich möchte Euch ans Herz legen, tut etwas für Euren Körper und die Gelenke, nach Euren Möglichkeiten. – Denn:

Wer kämpft, kann verlieren.
Wer nicht kämpft, hat schon verloren!

Ich habe gelernt, dass ich mich gegen ein passives Hinnehmen des Schicksals wehren muss und den Kampf gegen die Krankheit aufnehmen kann. Aktiv am therapeutischen Prozess für die Heilung sorgen, nicht die Verantwortung an den Arzt abgeben. Einstellungsänderungen, emotionale Reaktionen und Verhaltensänderungen spielen für den Heilungsprozess eine bedeutsame Rolle. Wenn wir an den Placebo-Effekt denken, ist diese Erkenntnis nicht überraschend.

Denkt an die Macht, die die Gedanken über den Körper haben! –
Ihr seid hier, weil Ihr Hilfe sucht. – Bitte sucht sie auch bei Euch!

Gesundheit ist etwas Aktives, das in jedem Augenblick des Lebens neu errungen werden muss.

Autorenverzeichnis

Prof. Dr. Tilo Andus
Krankenhaus Bad Cannstatt
Klinik für Allgemeine Innere Medizin
Prießnitzweg 24
D-70374 Stuttgart

Prof. Dr. Stephan C. Bischoff
Ernährungsmedizin
und Prävention
Universität Hohenheim
D-70593 Stuttgart

Prof. Dr. Heinz J. Buhr
Charité-Universitätsmedizin Berlin
Campus Benjamin Franklin
Chirurgische Klinik I
Hindenburgdamm 30
D-12200 Berlin

Prof. Dr. Wolfgang F. Caspary
Klinikum der Johann Wolfgang Goethe-Universität
Medizinische Klinik I
Theodor-Stern-Kai 7
D-60596 Frankfurt

Prof. Dr. Christoph F. Dietrich
Caritaskrankenhaus
Innere Medizin 2
Uhlandstr. 7
D-97980 Bad Mergentheim

Prof. Dr. Axel Dignass
Medizinische Klinik I
Markus-Krankenhaus
Wilhelm-Epstein-Str. 2
D-60431 Frankfurt am Main

Anne Eceterski
DCCV e. V.
Paracelsusstraße 15
D-51375 Leverkusen

Norbert Engelmann
DCCV e. V.
Paracelsusstraße 15
D-51375 Leverkusen

Prof. Dr. Wolfgang E. Fleig
Universitätsklinikum Leipzig
Philipp-Rosenthal-Straße 27
D-04103 Leipzig

Priv.-Doz. Dr. Angela Geissler
Robert-Bosch-Krankenhaus
Radiologie und Nuklearmedizin
Auerbachstr. 110
D-70376 Stuttgart

Dr. Klaus Herrlinger
Robert-Bosch-Krankenhaus
Zentrum für Innere Medizin
Auerbachstr. 110
D-70376 Stuttgart

Prof. Dr. Volker Keim
Universität Leipzig
Med. Klinik u. Poliklinik II
Philipp-Rosenthal-Str. 27
D-04103 Leipzig

Prof. Dr. Klaus-Michael Keller
Dt. Klinik für Diagnostik
Aukammallee 33
D-65191 Wiesbaden

Dr. Ralf Kießlich
Johannes Gutenberg Universität Mainz
I. Med. Klinik und Poliklinik
Langenbeckstr. 1
D-55131 Mainz

Priv.-Doz. Dr. Anton J. Kroesen
Charité-Universitätsmedizin Berlin
Campus Benjamin Franklin
Chirurgische Klinik I
Hindenburgdamm 30
D-12200 Berlin

Dr. Annette Krummenerl
Martin-Luther-Universität
Klinik und Poliklinik für Innere Medizin I
Ernst-Grube-Str. 40
D-06120 Halle

Prof. Dr. Bernhard Lembcke
St. Barbara Hospital
Barbarastr. 1
D-45964 Gladbeck

Ditmar Lümmen
DCCV e. V.
Paracelsusstraße 15
D-51375 Leverkusen

Prof. Dr. Helmut Malchow
Kartoffelweg 13
D-70599 Stuttgart

Dr. Harald Matthes
Gemeinschaftskrankenhaus Havelhöhe
Med. Klinik/Gastroenterologie
Kladower Damm 221
D-14089 Berlin

Gudrun Möller
DCCV e. V.
Paracelsusstraße 15
D-51375 Leverkusen

Prof. Dr. Gabriele Moser
Klinik für Innere Medizin
Innere Medizin IV – Gastroenterologie
Währinger Gürtel 18–20
A-1090 Wien

Sven-David Müller-Nothmann
Diätassistent und Diabetesberater DDG
Zentrum für Ernährungskommunikation
und -beratung
Viktoriastr. 8
D-52066 Aachen

Prof. Dr. Andreas Raedler
Asklepios Westklinikum Hamburg
Abt. für Innere Medizin/Gastroenterologie
Suurheid 20
D-22559 Hamburg

Prof. Dr. Richard Raedsch
St.-Josefs-Hospital
Medizinische Klinik II
Solmsstr. 15
D-65189 Wiesbaden

Prof. Dr. Jürgen Schölmerich
Klinikum der Universität Regensburg
Klinik und Poliklinik für Innere Medizin I
D-93042 Regensburg

Prof. Dr. Guido Schürmann
Klinikum Itzehoe
Klinik für Allgemein-, Gefäß- und Viszeralchirurgie
Robert Koch-Str. 2
D-25524 Itzehoe

Prof. Dr. Andreas Stallmach
Innere Medizin II
Universitätsklinikum Jena
Erlanger Allee 101
D-07747 Jena

Prof. Dr. Eduard F. Stange
Robert-Bosch-Krankenhaus
Zentrum für Innere Medizin
Auerbachstr. 110
D-70376 Stuttgart

Prof. Dr. Karl-Heinz Vestweber
Klinikum Leverkusen
Abt. Allgemeine Chirurgie
Dhünnberg 60
D-51375 Leverkusen

Dr. Eberhard Zillessen
Klinik Niederrhein
Hochstr. 13–19
D-53474 Bad Neuenahr-Ahrweiler